D1641589

Weißbuch Demenz

Versorgungssituation relevanter Demenzerkrankungen in Deutschland

Herausgegeben
von Johannes F. Hallauer und Alexander Kurz

Mit Beiträgen von

Karin Berger
Horst Bickel
Uwe Brucker
Jens Bruder
Joachim Demling
Oskar Diener
Richard Dodel
Ingo Füsgen
Martin Haupt
Johannes F. Hallauer
Eberhard Hesse
Rolf Horn
Sabine Jansen
Reiner Kasperbauer
Johannes Kornhuber
Alexander Kurz
Jörg Lohse
Heike von Lützau-Hohlbein
Beate Niehoff
Ulrike Reder
Cornelia Reinwarth
Manfred Richter-Reichhelm
Stephan Ruckdäschel
Wolfgang Ingenhag
Gabriela Stoppe
Sabine Tschainer
Ulrich Vorderwülbecke

14 Abbildungen
24 Tabellen

Georg Thieme Verlag
Stuttgart · New York

Bibliografische Information Der Deutschen Bibliothek

Die Deutsche Bibliothek verzeichnet diese Publikation in der Deutschen Nationalbibliografie; detaillierte bibliografische Daten sind im Internet über <http://dnb.ddb.de> abrufbar.

Wichtiger Hinweis: Wie jede Wissenschaft ist die Medizin ständigen Entwicklungen unterworfen. Forschung und klinische Erfahrung erweitern unsere Erkenntnisse, insbesondere was Behandlung und medikamentöse Therapie anbelangt. Soweit in diesem Werk eine Dosierung oder eine Applikation erwähnt wird, darf der Leser zwar darauf vertrauen, dass Autoren, Herausgeber und Verlag große Sorgfalt darauf verwandt haben, dass diese Angabe **dem Wissensstand bei Fertigstellung des Werkes** entspricht.

Für Angaben über Dosierungsanweisungen und Applikationsformen kann vom Verlag jedoch keine Gewähr übernommen werden. **Jeder Benutzer ist angehalten**, durch sorgfältige Prüfung der Beipackzettel der verwendeten Präparate und gegebenenfalls nach Konsultation eines Spezialisten festzustellen, ob die dort gegebene Empfehlung für Dosierungen oder die Beachtung von Kontraindikationen gegenüber der Angabe in diesem Buch abweicht. Eine solche Prüfung ist besonders wichtig bei selten verwendeten Präparaten oder solchen, die neu auf den Markt gebracht worden sind. **Jede Dosierung oder Applikation erfolgt auf eigene Gefahr des Benutzers.** Autoren und Verlag appellieren an jeden Benutzer, ihm etwa auffallende Ungenauigkeiten dem Verlag mitzuteilen.

Rüdigerstraße 14
D-70469 Stuttgart
Unsere Homepage: http://www.thieme.de

Printed in Germany

Umschlaggestaltung: Thieme Verlagsgruppe
Umschlagfoto: Copyright 1999 PhotoDisc, Inc
Satz und Druck: Sommer Druck, 91555 Feuchtwangen

ISBN 3-13-132821-5 1 2 3 4 5 6

Geschützte Warennamen (Warenzeichen) werden **nicht** besonders kenntlich gemacht. Aus dem Fehlen eines solchen Hinweises kann also nicht geschlossen werden, dass es sich um einen freien Warennamen handelt.

Verzeichnis der Autoren

Dipl.-Kffr. Karin Berger
MERG – Forschungsgruppe Medizinische Ökonomie
Paul-Gerhardt-Allee 42
81245 München

Dr. Horst Bickel
Klinik für Psychiatrie und Psychotherapie
Technische Universität München
Ismaninger Str. 22
81675 München

Uwe Brucker
Fachgebietsleiter Pflege II beim Medizinischen Dienst der Spitzenverbände (MDS)
Lützowstr. 53
45141 Essen

Dr. med. Jens Bruder
Nervenarzt und Gerontologe
Heilwigstr. 120
20249 Hamburg

Prof. Dr. med. Joachim Demling
Klinik für Psychiatrie und Psychotherapie
Uniklinik Erlangen
Schwabachanlage 6
91054 Erlangen

Oskar Diener
Schweizerische Alzheimer Vereinigung
Rue des Pecheurs 8
CH-1400 Yverdon - les Bains

PD Dr. med. Richard Dodel
Klinik für Neurologie der Rheinischen Friedrich-Wilhelm Universität Bonn
Sigmund-Freud-Str. 25
53105 Bonn

Prof. Dr. med. Ingo Füsgen
Ärztlicher Direktor Zentrum f. Geriatrie der Kliniken St. Antonius Wuppertal
Lehrstuhl für Geriatrie der Universität Witten/Herdecke
Carnaperstr. 60
42283 Wuppertal

PD Dr. med. Martin Haupt
Hohenzollernstr. 1–5
40211 Düsseldorf-Stadtmitte

Dr. med. Johannes F. Hallauer
Gesundheitssystemforschung
Universitätsklinikum Charité
Schuhmannstr. 20–21
10117 Berlin

Dr. med. Eberhard Hesse
Arzt für Allgemeinmedizin
Bahnhofstr. 27
28816 Stuhr

Dr. med. Rolf Horn
FA für Neurologie und Psychiatrie
Girardetallee 7
53604 Bad Honnef

Dr. Wolfgang Ingenhag
Bundesverband Betriebskrankenkassen
Kronprinzenstr. 4–6
45128 Essen

Sabine Jansen
Deutsche Alzheimer Gesellschaft
Friedrichstr. 236
10969 Berlin

Reiner Kasperbauer
Vorstand der Innungskrankenkassen Bayern
Meglingerstr. 7
81477 München

Prof. Dr. med. Johannes Kornhuber
Direktor der Psychiatrie
Uniklinik Erlangen
Schwabachanlage 6
91045 Erlangen

Prof. Dr. med. Alexander Kurz
Klinik für Psychiatrie und Psychotherapie
Alzheimer Zentrum
Technische Universität München
Möhlstr. 26
81675 München

Dr. med. Jörg Lohse
Gerontopsychiatrie
BKH Haar
85540 Haar

Heike von Lützau-Hohlbein
1. Vorsitzende der Deutschen Alzheimer Gesellschaft
Friedrichstr. 236
10969 Berlin

Beate Niehoff
Universitätsklinikum Charité CVK
Westring 6
13353 Berlin

Ulrike Reder
Münchner Förderkreis
Jochbergweg 12
85435 Erding

Dipl.-Med.-Pädagogin Cornelia Reinwarth
Universitätsklinikum Charité CVK
Augustenburger Platz 1
13353 Berlin

Dr. med. Manfred Richter-Reichhelm
Vorsitzender der KBV
Reinhardtstr. 12 – 16
10117 Berlin

Dr. Stephan Ruckdäschel
Pfizer GmbH
Healthcare Management
Pfizerstr. 1
76139 Karlsruhe

Prof. Dr. med. Gabriela Stoppe
Klinik für Psychiatrie und Psychotherapie
von-Siebold-Str. 5
37075 Göttingen

Dipl.-Psych.-Geront. Sabine Tschainer
auf schwung alt GbR
Auenstr. 60
80469 München

Dr. Ulrich Vorderwülbecke
Geschäftsführer Marktordnung/Gesundheitssystem
Verband Forschender Arzneimittelhersteller e. V. (VFA)
Hausvogteiplatz 13
10117 Berlin

Inhalt

Vorwort

Unser Wissen über die Behandlungsmöglichkeiten der Demenz hat in den letzten Jahren deutlich zugenommen. Vielfältige nicht medikamentöse Behandlungsformen und neu entwickelte Arzneimittel, die das Fortschreiten kognitiver Störungen verzögern und dem Verlust an Alltagskompetenz entgegenwirken, stehen heute zur Verfügung. Therapeutischer Nihilismus ist daher nicht mehr angebracht. In der Wirklichkeit werden Patienten mit demenziellen Erkrankungen jedoch häufig nur unzureichend versorgt.

Die Zahl von gegenwärtig ca. 1,2 Mio. betroffenen Patienten, die überwiegende Mehrzahl von ihnen leidet an der Alzheimer-Krankheit, wird sich aufgrund der demografischen Entwicklung in den nächsten 30 Jahren mehr als verdoppeln. Dies macht demenzielle Erkrankungen heute und in Zukunft zu einem erstrangigen Thema für das deutsche Gesundheitswesen. Die erheblichen ökonomischen Anforderungen, insbesondere für die gesetzliche Pflegeversicherung und die pflegenden Angehörigen, erfordern eine integrierte Behandlung und Versorgung der Patienten. In der gegenwärtigen, von inakzeptablen Versorgungsdefiziten gekennzeichneten Situation halten es die Herausgeber für geboten, die Bedeutung der Demenzerkrankung, ihre Herausforderungen an Medizin und Ökonomie im Gesundheitswesen darzustellen, die Versäumnisse der gegenwärtigen Versorgung aufzuzeigen und Lösungswege zu weisen, die für eine adäquate Versorgung von Patienten mit Demenzerkrankungen in Deutschland erforderlich sind.

Das „Weißbuch Demenz“ beschreibt die Möglichkeiten und Notwendigkeiten sowie die Anforderungen an alle Professionen und Gruppierungen im Gesundheitswesen, die Aufgaben in der Versorgung von Demenzpatienten wahrnehmen. Es soll denjenigen Hilfe und Orientierung bieten, die sich für eine Verbesserung der Versorgung von Demenzerkrankten einsetzen. Im Wettbewerb der Krankheiten um die Ressourcen des Gesundheitswesens muss die Benachteiligung von Patienten mit (Alzheimer-)Demenz aufgehoben werden.

Der Dank der Herausgeber gilt den Autoren, die ihre Beiträge im eher ungewohnten Spannungsfeld von Wissenschaft und Sozialpolitik zur Verfügung gestellt haben. Frau Karin Berger und Frau Arielle Thürmel danken wir für die organisatorische und redaktionelle Unterstützung sowie Frau Angelika Rückle für die verlegerische Betreuung im Hause Thieme.

Widmen möchten wir dieses Buch den betroffenen Patienten und ihren Angehörigen.

Berlin und München im Juli 2002

Johannes F. Hallauer
Alexander Kurz

1 Einleitung

Johannes F. Hallauer, Alexander Kurz

Die Versorgung der Patienten mit Demenzerkrankungen in Deutschland ist von der Situation gekennzeichnet, dass zwar die Kenntnisse aus Medizin, Epidemiologie und Ökonomie über den Charakter und die Auswirkungen dieser Erkrankungen in detaillierter Weise vorliegen, aber die Umsetzung dieser Erkenntnisse in Diagnostik, Therapie und Versorgung von Patienten mit Demenz vielfach dem Stand des Wissens nicht gerecht wird. Neben einem verzögerten Transfer von Wissen zu den für Behandlung und Betreuung Verantwortlichen fehlt häufig die vernetzte übergreifende Struktur, um eine integrierte Versorgung in der Praxis wirksam werden zu lassen. Die der Demenz eigenen Krankheitserscheinungen bedingen, im Gegensatz zu vielen rein somatischen Erkrankungen, die erhebliche Mitbetroffenheit der Lebenspartner und Angehörigen der Patienten. Die Versorgung muss deshalb auf die Einbeziehung von Partnern und Angehörigen gleichermaßen abzielen. Dazu bedarf es erweiterter Versorgungsstrukturen, die über die reine medizinische Behandlung der Erkrankten hinausgehen. Eine integrierte Versorgung, die sowohl Patienten und Angehörige als Zielgruppe als auch alle an der Versorgung beteiligten Leistungserbringer einschließt, erfordert auch ein Zusammenwirken der verantwortlichen Kostenträger im Gesundheitswesen.

Um die Versorgung der Demenzerkrankten im Sinne eines Disease-Managements weiterzuentwickeln, werden im vorliegenden „Weißbuch" der Stand des Wissens, die Versorgungspfade und die einzufordernden Lösungen zur Beseitigung erkannter Defizite in kurzen zusammenfassenden Beitragen dargestellt. Ausgangspunkt ist dabei die Übersicht über den heutigen Kenntnisstand von Ursachen, Symptomen und Verlauf der wichtigsten Demenzerkrankungen. Angaben über die Häufigkeit und Verbreitung aus der Epidemiologie sowie die zu erwartende Entwicklung von Patientenzahlen für Deutschland bis zum Jahr 2050 ermöglichen eine Einschätzung der Bedeutung dieser Diagnosegruppe für die medizinische Versorgung. Eine Analyse der gesundheitsökonomischen und sozialmedizinischen Aspekte verdeutlichen die überragende wirtschaftliche Bedeutung der Demenz für die Ressourcenallokation der gesetzlichen Kranken- und Pflegeversicherung. Dabei dürfen die erheblichen Aufwändungen der pflegenden Angehörigen und Familien nicht außer Acht gelassen werden. Zweifelsfrei stellen Demenzerkrankungen eine der größten Herausforderungen für unser Gesundheitswesen dar.

Nach der Beschreibung von Demenzerkrankungen aus medizinischer, epidemiologischer und ökonomischer Sicht werden die Möglichkeiten der medizinischen Interventionen durch Diagnose und Therapie der Demenzerkrankungen beschrieben. Bei den therapeutischen Optionen werden neben der Pharmakotherapie die unverzichtbar hinzukommenden Möglichkeiten der nicht medikamentösen Therapie aufgeführt. Die Darstellung des therapeutischen Handlungsarsenals, das zurzeit arzneimittelrechtlich zugelassene und über einen Wirksamkeitsnachweis verfügende Präparate bzw. Methoden aufzeigt, belegt die vielfältigen Chancen, Demenzerkrankungen nicht tatenlos gegenüberstehen zu müssen. Therapeutischer Nihilismus ist nicht mehr verantwortbar.

Die Versorgungsaufgaben sind in Deutschland vielfach nach Leistungserbringern getrennt, organisiert und aufgeteilt. Sowohl die Trennung von stationärer und ambulanter medizinischer Versorgung als auch die gestaffelte ärztliche Versorgung durch eine Reihe von Facharztgruppen sowie die separat gegliederte ambulante und stationäre Pflege machen es für den Patienten vielfach schwierig, eine ganzheitliche Behandlung und Betreuung zu erlangen, die Elemente aus den verschiedenen Versorgungsbereichen erfordert. Um eine Übersicht über die Aufgaben der verschiedenen Arztgruppen und Betreuungsprofessionen zu geben, sind die besonderen Aufgaben und Aspekte der für die Versorgung von Demenzpatienten relevanten Ansprechpartner dargestellt worden. Neben der klassischen Inanspruchnahme von Hausärzten und Fachärzten für Neurologie, Psychiatrie und Geriatrie sind für die Versorgung von Demenzkranken insbesondere neuentwickelte nicht ärztliche Versorgungsformen von großer Bedeutung. Eine Zusammenstellung dieser Formen und erste Erfahrungsberichte sind daher für die künftige Ausdifferenzierung eines Betreuungs- und Behandlungsangebots über die verschiedenen Stadien der Demenz wichtig. Die spezifischen Anforderungen an die Pflege von Demenzkranken, die in herkömmlichen Pflegeeinrichtungen oft nicht erfüllt werden können, wird ebenso thematisiert wie die Einstufung in die Pflegeversicherung. Da der richtige Umgang mit den gesetzlichen Vorgaben für Patient und Angehörige von unmittelbarer Bedeutung für die Pflegequalität und die materielle Situation ist, wurde diesem Abschnitt entsprechend Raum eingeräumt. Dabei konnten die neuesten Änderungen nach dem zum 1.1.2002 in Kraft getretenen Pflegeleistungsergänzungsgesetz berücksichtigt werden.

Für die Angehörigen und die Patienten sind neben den professionellen medizinischen und pflegerischen institutionalisierten Angeboten die Unterstützungsmöglichkeiten durch Selbsthilfegruppen essenzieller Bestandteil in der Bewältigung von Demenzerkrankungen. Schulungsangebote für pflegende Angehörige stellen einen zentralen Arbeitsbereich der Selbsthilfegruppen dar. Da Patienten aufgrund der Demenzerkrankungen ihre Interessen selbst nur in immer geringer werdendem Maße wahrnehmen können, kommt den Selbsthilfegruppen neben der Rolle der direkten Unterstützung der Angehörigen auch die Aufgabe der Lobbyarbeit für Demenzkranke zu. Im Wettbewerb der Krankheiten um die Ressourcen sind die Selbsthilfegruppen für Demenzkranke von kritischer Bedeutung.

Die aktuelle Forschung auf dem Gebiet der Demenz hat zwar auf die heutige Versorgung keine unmittelbare Wirkung, jedoch ist es wichtig zu erkennen, auf welchem Stand die medizinische Forschung auf dem Gebiet der Demenzkrankheiten ist. Aus einem besseren Verständnis der Krankheitsabläufe lassen sich für die Zukunft sowohl Möglichkeiten einer früheren Diagnose als auch weiterer Therapieprinzipien erhoffen. Der Stand der Entwicklungen wird deshalb in einem eigenen Beitrag vorgestellt.

Die Qualität von medizinischer und pflegerischer Betreuung und Versorgung ist unmittelbar abhängig vom Stand der Ausbildung der Gesundheitsberufe. Die gegenwärtigen Ausbildungscurricula für Ärzte und nicht-ärztliche Berufsgruppen tragen der Bedeutung von Demenzkrankheiten nicht ausreichend Rechnung. Eine Synopse über den gegenwärtigen Stand der Berücksichtigung von Demenzerkrankungen in Lehre, Weiter- und Fortbildung sowie Forderungen für die notwendige Aufnahme entsprechender Lerninhalte stellen ein wichtiges Glied in der Verbesserung der Versorgungsbedingungen dar.

Letztlich ist die Umsetzung der Kenntnis von Betreuungs- und Behandlungsmöglichkeiten für Demenzerkrankte in Deutschland eine gesundheitspolitische Fragestellung. Deshalb wird am Ende des „Weißbuchs" wichtigen Gruppierungen im Gesundheitswesen die Möglichkeit gegeben, aus ihrer Sicht die Voraussetzungen und Anforderung an eine adäquate Versorgung Demenzkranker darzustellen. Diese Beiträge stellen insofern eine Besonderheit dar, als sie nicht den wissenschaftlichen Stand des jeweiligen Themas beschreiben, sondern die Auffassungen der jeweiligen Gruppierung repräsentieren. Diese durchaus auch unterschiedlichen Betrachtungsweisen von Vertragsärzten, Krankenkassen, pharmazeutischer Industrie und Patienten zeigen den unmittelbaren Diskussionsbedarf zwischen diesen Gruppen, aber auch den Handlungsbedarf der Gesundheitspolitik auf dem Gebiet der Demenzversorgung auf. Im Schlusskapitel ziehen die Herausgeber aus ihrer Sicht ein Fazit zur Situation und zu den im Interesse der Patienten und Angehörigen notwendigen Entscheidungen.

2 Demenzerkrankungen – Ursachen, Symptome und Verlauf

Alexander Kurz

Überblick

Die Vielzahl der möglichen Ursachen einer Demenz lassen sich vier großen Gruppen zuordnen. Der Häufigkeit nach an erster Stelle stehen neurodegenerative Prozesse, bei denen ohne sonstige systemische oder zerebrale Störungen bestimmte Nervenzellpopulationen zugrunde gehen. Die häufigste ist die Alzheimer-Krankheit, gefolgt vom Parkinson / Lewy-Körper-Spektrum und den frontotemporalen Degenerationen. Am zweithäufigsten sind zerebrovaskuläre Erkrankungen. Neurodegenerative und zerebrovaskuläre Erkrankungen erklären zusammen mehr als 90 % aller Demenzzustände. Im Vergleich dazu sind infektiöse Ursachen wie Prionen-Krankheiten oder HIV selten. Daraus geht hervor, dass nahezu alle zur Demenz führenden Krankheiten chronisch und irreversibel sind. Potenziell rückbildungsfähige Ursachen machen nur einen verschwindend geringen Anteil aller schweren Hirnleistungsstörungen aus [37]. Demenzzustände können ein sehr unterschiedliches klinisches Bild bieten, das wesentlich von der Lokalisation der zugrunde liegenden zerebralen Erkrankung bestimmt wird. Auch der Verlauf von Demenzen ist höchst unterschiedlich. Der vorliegende Beitrag konzentriert sich auf die wichtigsten Demenzursachen.

Neurodegenerative Krankheiten

Alzheimer-Krankheit

Definition: Die Alzheimer-Krankheit ist ein neurodegenerativer Prozess mit bevorzugter Lokalisation im Temporal- und Parietallappen. Die morphologischen Kennzeichen sind Nervenzellverlust, Ablagerungen von β-Amyloid und Neurofibrillenveränderungen.

Ursachen: Eine zentrale Bedeutung hat die Ablagerung von β-Amyloid, die vermutlich die Entstehung von Neurofibrillenveränderungen durch eine übermäßige Phosphorylierung des Tau-Proteins nach sich zieht. Bei den seltenen autosomal dominanten Frühfällen rufen deterministische Mutationen (Amyloidvorstufe, Chromosom 21; Präsenilin 1, Chromosom 14; Präsenilin 2, Chromosom 1) eine Überproduktion von β-Amyloid hervor [34]. Die Ursachen der weitaus häufigeren sporadischen Spätfälle ist noch immer unklar. Genetische Risikofaktoren wie Apolipoprotein ε4 begünstigen die Ablagerung oder beeinträchtigen den Abtransport von β-Amyloid. Zusätzlich bestehende zerebrovaskuläre Läsionen fördern die klinische Manifestation. Die Amyloidablagerungen und die Neurofibrillenveränderungen führen zur Vernichtung von Nervenzellen, bevorzugt im temporalen und parietalen Kortex.

Symptome: Das Frühstadium ist durch eine fortschreitende Minderung des Kurzzeitgedächtnisses, der Orientierungsfähigkeit und des sprachlichen Ausdrucksvermögens gekennzeichnet; komplizierte Alltagsaufgaben können nicht mehr bewältigt werden. Im mittleren Stadium treten Störungen des Langzeitgedächtnisses und des Denkvermögens hinzu, ferner entstehen nicht kognitive Symptome wie Unruhe, Reizbarkeit, emotionale Labilität oder Aggressivität. Dazu kommt meist eine Harninkontinenz; die Patienten brauchen auch bei einfachen Alltagstätigkeiten Hilfe und können nicht mehr selbständig leben. Im Spätstadium besteht ein hochgradiger intellektueller Abbau und vollständige Pflegebedürftigkeit; die körperlichen Krankheitszeichen umfassen vollständige Inkontinenz, Gehstörung, Unfähigkeit zur Kontrolle der Körperhaltung, zerebrale Krampfanfälle und Schluckstörungen [18].

Verlauf: Die Symptome setzen schleichend ein und schreiten allmählich fort. Ein Stillstand über mehrere Monate ist auch ohne Behandlung möglich, jedoch kommt es zu keinen wesentlichen Zustandsbesserungen. Die durchschnittliche Überlebensdauer gerechnet vom Auftreten der ersten Krankheitszeichen beträgt rund 8 bis 9 Jahre [14], vom Zeitpunkt der klinischen Diagnose rund 6 Jahre [10].

Parkinson / Lewy-Körper-Spektrum

Definition: Bei diesen beiden neurodegenerativen Prozessen treten rundliche intraneuronale Einschlusskörper auf, die aus α-Synuklein und Ubiquitin bestehen [35]. Das klinische Bild hängt von der Lokalisation dieser Einschlusskörper und dem damit zusammenhängenden Nervenzellverlust ab. Bei einer vorwiegend subkortikalen Ausbreitung entsteht die *Parkinson-Krankheit*; wenn Lewy-Körper in größerer Zahl auch in der Hirnrinde vorkommen, spricht man von der *Demenz mit Lewy-Körpern*. In diesen Fällen liegen in der Regel auch gleichzeitig die morphologischen Veränderungen der Alzheimer-Krankheit vor [32].

Ursachen: Die Parkinson-Krankheit tritt meist sporadisch auf, es gibt aber auch familiäre Formen mit teils autosomal-dominantem, teils autosomal rezessivem Erbgang. Ursächliche Mutationen wurden bisher in 3 Genen nachgewiesen (α-Synuklein, Chromosom 4; Parkin, Chromosom 6; Ubiquitin-C-Terminal-Hydrolase-L1, Chromosom 4). Die veränderten Genprodukte bewirken eine Störung des axonalen Transports sowie Ubiquitin-vermittelter Stoffwechselvorgänge, die dem Abbau und Abtransport von Proteinen dienen [22]. Die Frequenz des Apolipoprotein-E-e4-Allels ist nur dann erhöht, wenn gleichzeitig die neuropathologischen Anzeichen der Alzheimer-Krankheit vorliegen. Bei der Demenz mit Lewy-Körpern betrifft der Zelluntergang zahlreiche neuronale Systeme, vor allem die dopaminergen nigrostriatalen Verbindungen, den noradrenergen Locus coeruleus, die serotonergen dorsalen Raphekerne, die cholinergen Kerne des basalen Vorderhirns, die Amygdala und das limbische System in Verbindung mit der kortikalen Schädigung durch die pathologischen Veränderungen der Alzheimer-Krankheit [13].

Symptome: Die kognitiven Einschränkungen von Patienten mit *Parkinson-Krankheit* betreffen vor allem Aufmerksamkeit, optisch-räumliche Fähigkeiten und die kognitive Geschwindigkeit [8]; bei einem Viertel der Betroffenen erreichen sie den Grad einer Demenz [5]. Diese ist gekennzeichnet durch kognitive Verlangsamung, verminderte Umstellungsfähigkeit und Beeinträchtigung des planenden und organisierenden Denkens (dysexekutives Syndrom) bei relativ leichtgradigen Gedächtnisstörungen [1]. Aphasische oder apraktische Störungen treten nicht auf. Die kognitiven Krankheitszeichen der *Demenz mit Lewy-Körpern* ähneln jenen der Alzheimer-Krankheit, auffällig sind jedoch starke Schwankungen der Aufmerksamkeit und lebhafte optische Halluzinationen. Körperliche Symptome sind leichtgradiger Parkinsonismus, unerklärliche Stürze und Überempfindlichkeit gegen Neuroleptika (Rigor, Sedierung, Delir) [23].

Verlauf: Der klinische Beginn der *Parkinson-Krankheit* liegt durchschnittlich bei 64 Jahren, die mittlere Überlebenswahrscheinlichkeit nach Auftreten der ersten Symptome beträgt 9 Jahre. Die Demenz ist nicht in allen Fällen progredient. Der klinische Beginn der *Demenz mit Lewy-Körpern* liegt meist jenseits des 70. Lebensjahrs, das Fortschreiten der klinischen Symptome ähnelt der Alzheimer-Krankheit. Die Überlebenswahrscheinlichkeit vom Zeitpunkt der ersten Symptome an wird mit 2 bis 5 Jahren angegeben [9].

Frontotemporale Degenerationen

Definition: Die frontotemporalen Degenerationen sind umschriebene neurodegenerative Prozesse des Frontal- und Temporallappens. Ihre morphologischen Merkmale lassen mehrere Typen erkennen, die sich durch bestimmte Einschlusskörper voneinander unterscheiden. Das klinische Bild ist nicht von der Histologie abhängig, sondern von der Lokalisation des degenerativen Prozesses.

Ursachen: Als Hinweis auf eine erhebliche Bedeutung genetischer Faktoren finden sich bei 30 bis 50 % der Patienten gleichartige Sekundärfälle in der Familie [2]. Einige seltene familiäre Krankheitsfälle, bei denen die klinischen Zeichen der Frontallappenschädigung mit Parkinson-Symptomen verknüpft sind, werden durch Mutationen im Tau-Gen (Chromosom 17) hervorgerufen [12]. Diese Mutationen verändern das Bindungsverhalten von Tau an Mikrotubuli und begünstigen seine Ablösung und Zusammenlagerung. Darüber hinaus sind die Ursachen der Frontotemporalen Degenerationen noch unbekannt. Apolipoprotein ε4 spielt als genetischer Risikofaktor keine Rolle.

Symptome: Je nach der Lokalisation des degenerativen Prozesses entstehen drei charakteristische klinische Bilder. Ein beidseitiger Befall des Frontal- und Temporallappens erzeugt die *frontotemporale Demenz*. Frühsymptome sind Antriebsminderung, Gleichgültigkeit, Interesselosigkeit, gehobene Stimmungslage, Überschreitung von sozialen Konventionen, Enthemmung, Rücksichtslosigkeit und fehlende

Krankheitseinsicht [16]. Gedächtnisleistung, Orientierungsfähigkeit und Bewältigung von routinemäßigen Alltagsaufgaben sind dagegen anfangs kaum eingeschränkt und bleiben im Verlauf lange erhalten. Im weiteren Verlauf kommt es zu einer fortschreitenden Reduktion des Sprechantriebs bis zum völligen Mutismus sowie zu schweren Defiziten der exekutiven Funktionen. Eine Harninkontinenz tritt vergleichsweise früher auf als bei der Alzheimer-Krankheit; außer Primitivreflexen fehlen weitere körperliche Krankheitszeichen. Im Endstadium werden die Patienten pflegebedürftig. Wenn sich die Neurodegeneration auf den sprachdominanten Temporallappen beschränkt, entsteht die *primär progressive Aphasie*. Ihr klinisches Kennzeichen ist eine nicht flüssige, mühevolle Sprachstörung bei weitgehend erhaltenem Sprachverständnis [15]. Viele Patienten gleichen ihre Kommunikationsstörung durch schriftliche Notizen aus und können ihre Aufgaben in Familie und Beruf erfüllen. Eine bilaterale Schädigung des Temporallappens führt zur *semantischen Demenz*. Ihr führendes Symptom ist der fortschreitende Verlust des Wissens über die Bedeutung von Wörtern, Gegenständen und Gesichtern [11].

Verlauf: Die Symptome der frontotemporalen Degenerationen setzen allmählich ein und verschlechtern sich fortlaufend. Bei der frontotemporalen Demenz rechnet man mit einer Überlebensdauer ab Beginn der ersten Symptome von 9 Jahren [25]. Sowohl die primär progressive Aphasie als auch die semantische Demenz gehen nach mehreren Jahren in das Bild der frontotemporalen Demenz über.

Seltene neurodegenerative Krankheiten

Huntington-Krankheit: Eine autosomal-dominante Erkrankung, die zur fortschreitenden Atrophie von Nucleus caudatus und Putamen mit der Folge eines hyperkinetisch-hypotonen motorischen Syndroms führt. Der zugrunde liegende Gendefekt besteht in der abnormen Verlängerung einer Trinukleotid-Sequenz im Huntingtin-Gen auf Chromosom 4 [29]. Die Symptome setzen meist zwischen dem 40. und 50. Lebensjahr ein. Die typischen motorischen Krankheitszeichen sind unwillkürliche, kurzdauernde und nicht vorhersagbare Zuckungen der Gesichts-, Rumpf- und Extremitätenmuskulatur, breitbasiger Gang mit ausfahrenden Bewegungen sowie Schwierigkeiten bei Richtungswechseln. Psychopathologische Veränderungen wie Depression, Schizophrenie-ähnliche Bilder, Persönlichkeitsveränderung, Enthemmung oder verminderte Emotionskontrolle können den körperlichen Störungen um Jahre vorauseilen. Die kognitiven Defizite betreffen das planende und problemlösende Denken, das Urteilsvermögen, die Wortflüssigkeit, die geistige Flexibilität und die Aufmerksamkeit. Gedächtnis und Sprache sind kaum betroffen [20]. Die mittlere Überlebenswahrscheinlichkeit vom Einsetzen der ersten Symptome an beträgt 21 Jahre; bei einem Beginn im Jugendalter ist die Prognose besonders ungünstig [6].

Progressive supranukleäre Parese: Die häufigste Form eines atypischen Parkinson-Syndroms mit unklarer Ätiologie. Die motorischen Merkmale sind supranukleäre vertikale Blicklähmung, Parkinson-ähnliche Bewegungsstörung und frühzeitige Haltungsinstabilität. Psychopathologisch stehen Verlangsamung des kognitiven Tempos, verminderte Aufmerksamkeit, reduzierte Wortflüssigkeit, Persönlichkeitsveränderungen und Antriebsminderung im Vordergrund. Gedächtnisstörungen sind nur gering ausgeprägt; aphasische, apraktische oder agnostische Symptome treten nicht auf. Der Krankheitsbeginn liegt um das 63. Lebensjahr, die mittlere Überlebenswahrscheinlichkeit vom Einsetzen der Symptome beträgt 7 bis 9 Jahre [28, 36].

Corticobasale Degeneration: Eine seltene, meist in der sechsten oder siebten Lebensdekade einsetzende, sporadisch auftretende Krankheit, die sowohl Anteile der Hirnrinde als auch mehrere subkortikale Kerne in Mitleidenschaft zieht. Die motorischen Merkmale sind levodopa-resistentes rigid-akinetisches Syndrom, asymmetrische Extremitätenapraxie, Aktionstremor, Myoklonus und Pseudobulbärparalyse. Häufige psychopathologische Veränderungen umfassen visuokonstruktive Defizite, Dyspraxie, planendes und problemlösendes Denken, Umstellungsfähigkeit und Aufmerksamkeit. Ein eigentümliches Merkmal ist das Phänomen der „fremden Hand“: Viele Patienten klagen darüber, dass sich eine Hand fremdartig anfühlt oder schwer kontrollierbar ist [7]. Die Überlebenswahrscheinlichkeit liegt zwischen 4 und 8 Jahren.

Zerebrovaskuläre Krankheiten

Erkrankung der kleinen Hirngefäße

Definition: Es handelt sich um Stenosen oder Verschlüsse kleiner penetrierender Arteriolen, welche die Tiefe des Marklagers und die Basalganglien versorgen. Die Folge sind lakunäre Infarkte und Demyelinisierungen des Marklagers, die meist in Kombination auftreten. Die Erkrankung der kleinen Hirngefäße ist bei Personen im Alter über 70 Jahren erheblich häufiger als die Erkrankung der großen Hirngefäße [23]. Die Kombination aus lakunären Infarkten, Marklagerdemyelinisierung und Ventrikelerweiterung wird auch als *Binswanger-Krankheit* bezeichnet.

Ursachen: Die häufigste Ursache ist eine fibrohyaline Wandverdickung auf der Grundlage einer chronischen arteriellen Hypertonie.

Symptome: Die häufigsten neurologischen Syndrome sind reine motorische Hemiparese, sensomotorisches Defizit, ataktische Hemiparese und reiner hemisensorischer Schlaganfall, kleinschrittiger Gang, Dysarthrie, Dysphagie, Ungeschicklichkeit einer Hand, pseudobulbäre Symptome und Urininkontinenz [19]. Die psychopathologischen Veränderungen können neben einem dysexekutiven Syndrom Apathie, Depression, Antriebslosigkeit und Inititativmangel umfassen [3]. Störungen des Gedächtnisses sind in der Regel nicht so stark ausgeprägt wie bei Alzheimer-Patienten mit vergleichbarer Krankheitsdauer [4].

Verlauf: Die kognitiven Störungen beginnen oft schleichend, sind nicht immer von schwerwiegenden neurologischen Symptomen begleitet und zeigen häufig eine allmähliche Progression [24].

Erkrankung der großen Hirngefäße

Definition: Es handelt sich um den Verschluss großer hirnversorgender Arterien mit der Folge ausgedehnter kortikaler und subkortikaler Hirninfarkte, vor allem im Stromgebiet der Aa. cerebri media und anterior.

Ursache: Häufigste Ursache sind Emboli auf der Grundlage von Herzrhythmusstörungen oder Vitien und Thromben auf dem Boden von arteriosklerotischen Wandveränderungen oder Koagulopathien. Kognitive Störungen einschließlich der Demenz entstehen entweder durch Kumulation von größeren Infarkten („Multi-Infarkt-Demenz“) [30] oder durch ischämische Schädigung strategisch wichtiger Hirnareale (z. B. Thalamus, Cingulum). Strategische Einzelinfarkte führen wahrscheinlich durch kortikale Fernwirkungen zu ausgeprägten Hirnleistungsstörungen [21].

Symptome: Die körperlichen Krankheitszeichen sind motorische und / oder sensible Ausfälle, die sich im Verlauf wieder zurückbilden können. Psychopathologisch stehen je nach Infarktlokalisation Gedächtnisstörung, Aphasie, Agnosie, Apraxie oder Neglect im Vordergrund [31]. Häufig sind nächtliche Verwirrtheitszustände, emotionale Labilität und depressive Verstimmungen.

Verlauf: Typischerweise treten die kognitiven Defizite akut in zeitlichem Zusammenhang mit einem Schlaganfall oder einem schlaganfallsähnlichen Ereignis auf. Sie sind jedoch nicht notwendigerweise progredient. Zu einer schrittweisen Verschlechterung kommt es im Zusammenhang mit erneuten ischämischen Ereignissen [26].

Infektiöse Krankheiten

Creutzfeldt-Jakob-Krankheit

Definition: Sie zählt zusammen mit Gerstmann-Sträussler-Scheinker-Krankheit, Kuru und Fataler Familiärer Insomnie zu den Prion-Krankheiten des Menschen [17].

Ursachen: Prionen bestehen aus einer abnormen Isoform des Prion-Proteins (Gen auf Chromosom 20), deren Besonderheit in einer starken Neigung zur Aggregation und hochgradiger Proteolyseresistenz besteht. Sie führen zu einem spongiformen Umbau der Hirnrinde und zu einer ausgeprägten kortikalen und zerebellären Atrophie.

Bei den übertragbaren Fällen nimmt man an, dass inokuliertes pathologisches Prion-Protein eine Konfigurationsänderung des normalen Proteins herbeiführt. Bei den erblichen Fällen der Krankheit liegen Mutationen im Prion-Protein vor [39].

Symptome: Die klassische Form der Krankheit äußert sich klinisch in einer rasch progredienten Demenz, die anfangs mit einer Alzheimer-Krankheit verwechselt werden kann, sich jedoch bald durch Ataxie und Myoklonien, nicht in allen Fällen durch triphasische Wellen im EEG von ihr abhebt.

Verlauf: Die Symptome setzen zwischen dem 30. und 60. Lebensjahr ein und schreiten äußerst rasch fort. Die mittlere Überlebenswahrscheinlichkeit liegt unter einem Jahr. Die atypischen Fälle der letzten Jahre betreffen jüngere Personen und zeigen eine Verlaufsdauer von mehr als 22 Monaten [38].

HIV-Enzephalopathie

Definition: Das HI-Virus führt bei rund 15 – 20 % aller Betroffenen zu einer Demenz, die mit einer besonders ungünstigen Prognose verbunden ist.

Ursachen: Das HI-Virus ist neurotroph und führt zur Entstehung von multinukleären Riesenzellen sowie zu ausgeprägten Veränderungen der weißen Substanz [33].

Symptome: Die Demenz ist durch Verlangsamung des kognitiven Tempos, Störungen der Aufmerksamkeit und Veränderungen der Persönlichkeit gekennzeichnet.

Verlauf: Die mittlere Überlebenswahrscheinlichkeit liegt unter einem Jahr [27].

Literatur

[1] Arsland D, Larsen JP. Emotional and cognitive disorders in Parkinson disease. Tidsskr Nor Laegeforen 1998; 118: 3959 – 3963

[2] Chow TW, Miller BL, Hayashi VN, Geschwind DH. Inheritance of frontotemporal dementia. Arch Neurol 1999; 56: 817 – 822

[3] Erkinjuntti T, Inzitari D, Pantoni L, Wallin A, Scheltens P, Rockwood K, Roman GC, Chui H, Desmond DW. Research criteria for subcortical vascular dementia in clinical trials. J Neural Transm Suppl 2000; 59: 23 – 30

[4] Esiri MM. Which vascular lesions are of importance in vascular dementia? Ann NY Acad Sci 2000; 903: 239 – 243

[5] Fischer P. Morbus Parkinson. In: Förstl H (Hrsg). Lehrbuch der Gerontopsychiatrie. Stuttgart: Enke, 1997: 291 – 302

[6] Foroud T, Gray J, Ivashina J, Conneally PM. Differences in duration of Huntington's disease based on age at onset. J Neurol Neurosg Psychiatry 1999; 66: 52 – 56

[7] Grimes DA, Lang AE, Bergeron CB. Dementia as the most common presentation of cortico-basal ganglionic degeneration. Neurology 1999; 53: 1969 – 1974

[8] Growdon JG, Corkin S, Rosen TJ. Distinctive aspects of cognitive dysfunction in Parkinson's disease. In: Streifler MB, Korczyn AD, Melamed E, Youdim MBH (Hrsg). Advances in Neurology: Parkinson's Disease: Anatomy, Pathology, and Therapy. New York: Raven Press, 1990: 365 – 376

[9] Harrison RWS, McKeith IG. Senile dementia of Lewy body type-A review of clinical and pathological features: implications for treatment. Int J Geriatr Psychiatry 1995; 10: 919 – 926

[10] Heyman A, Peterson B, Fillenbaum G, Pieper C. The Consortium to Establish a Registry for Alzheimer's Disease (CERAD). Part IX: Demographic and clinical predictors of survival in patients with Alzheimer's disease. Neurology 1996; 46: 656 – 660

[11] Hodges JR, Garrard P, Patterson K. Semantic Dementia. In: Kertesz A, Munoz DG (Hrsg). Pick's Disease and Pick Complex. New York: Wiley-Liss, 1998: 83 – 104

[12] Hutton M. Missense and splice site mutations in tau associated with FTDP-17: Multiple pathogenetic mechanisms. Neurology 2001; 56: 21 – 25

[13] Jellinger KA. Morphological substrates of mental dysfunction in Lewy body disease: an update. J Neural Transm Suppl 2000; 59: 185 – 212

[14] Jost BC, Grossberg GT. The natural history of Alzheimer's disease: A brain bank study. J Am Geriatr Soc 1995; 43: 1248 – 1255

[15] Kertesz A. Primary progressive aphasia. In: Kertesz A, Munoz DG (Hrsg). Pick's Disease And Pick Complex. New York: Wiley Liss, 1998: 69 – 81

[16] Kertesz A, Davidson W, Munoz DG. Clinical and pathological overlap between frontotemporal dementia, pirmary progressive aphasia and corto-cobasal degeneration: The Pick Complex. Dement Geriatr Cogn Disord 1999; 10: 46 – 49

[17] Kretzschmar HA. Molecular pathogenesis of prion disease. Eur Arch Psychiatry Clin Neurosci 1999; 249: 56 – 63

[18] Kurz A, Lauter H. Klinische Aspekte der Alzheimer-Krankheit. In: Helmchen H, Henn FA, Lauter H, Sartorius N (Hrsg). Psychiatrie der Gegenwart. Berlin, Heidelberg: Springer, 2000: 71 – 103

[19] Longstreth WT, Bernick C, Manolio TA, Bryan N, Jungreis CA, Price TR. Lacunar infarcts defined by magnetic resonance imaging of 3660 elderly people. The Cardiovascular Health Study. Arch Neurol 1998; 55: 1217 – 1225

[20] Mendez MF. Huntington's disease: Update and review of neuropsychiatric aspects. Int J Psychiat Med 1994; 24: 189 – 208

[21] Mori E, Ishii K, Hashimoto M, Imamura T, Hirono N, Kitagaki H. Role of functional brain imaing in the evolution of vascular dementia. Alz Dis Assoc Disord 1999; 13: 91 – 101

[22] Mouradian MM. Recent advances in the genetics and pathogenesis of Parkinson disease. Neurology 2002; 58: 179 – 185

[23] Neuropathology Group of the Medical Research Council Cognitive Function and Ageing Study. Pathological correlates of late-onset dementia in a multicentre, community-based population in England and Wales. Lancet 2001; 357: 169 – 175

[24] Pantoni L, Garcia JH, Brown GG. Vascular pathology in three cases of progressive cognitive deterioration. J Neurol Sci 1996; 135: 131 – 139

[25] Pasquier F, Lebert F, Lavenu I, Guillaume B. The clinical picture of frontotemporal dementia: Diagnosis and follow-up. Dementia Geriatr Cogn Disord 1999; 10: 10 – 14

[26] Pasquier F, Leys D. Why are stroke patients prone to develop dementia? J Neurol 1997; 244: 135 – 142

[27] Power C, Johnson RT. HIV-1 associated dementia: Clinical features and pathogenesis. Can J Neurol Sci 1995; 22: 92 – 100

[28] Rajput A, Rajput AH. Progressive supranuclear palsy: clinical features, pathophysiology and management. Drugs Aging 2001; 18: 913 – 925

[29] Read AP. Huntington's disease: testing the test. Nature Genet 1993; 4: 329 – 330

[30] Rockwood K, Bowler J, Erkinjuntti T, Hachinski V, Wallin A. Subtypes of vascular dementia. Alzheimer Dis and Assoc Disord 1999; 13: 59 – 65

[31] Román GC, Tatemichi TK, Erkinjuntti T, Cummings JL, Maseu JC, Garcia JH, Amaducci L, Orgogozo JM, Brun A, Hofman A, et al. Vascular dementia: diagnostic criteria for research studies: report of the NINDS-AIREN International Workshop. Neurology 1993; 43: 250 – 260

[32] Rosenberg CK, Cummings TJ, Saunders AM, Widico C, McIntyre LM, Hulette CM. Dementia with Lewy bodies and Alzheimer's disease. Acta Neuropathol 2001; 102: 621 – 626

[33] Scaravilli F, Harrison MJG. Infectious diseases causing dementia. In: Esiri MM, Morris JH (Hrsg). The Neuropathology of Dementia. Cambridge: Cambridge University Press, 1997: 357 – 384

[34] Selkoe DJ. Alzheimer's disease: genotypes, phenotype, and treatments. Science 1997; 275: 630 – 631

[35] Spillantini MG, Schmidt ML, Lee VMY, Trojanowski JQ, Jakes R, Goedert M. Alpha synuklein in Lewy bodies. Nature 1997; 388: 839 – 840

[36] Testa D, Monza D, Ferrarini M, Soliveri P, Girotti F, Filippini G. Comparison of natural histories of progressive supranuclear palsy and multiple system atrophy. Neurol Sci 2001; 22: 247 – 251

[37] Weytingh MD, Bossuyt PMM, van-Crevel H. Reversible dementia: more than 10 % or less than 1 %? A quantitative review. J Neurol 1995; 242: 466 – 471

[38] Will RG, Ironside JW, Cousens MZN, Estibeiro K, Alperovitch A, Poser S, Pocchiari M, Hofman A, Smith PG. A new variant of Creutzfeldt-Jakob disease in the UK. Landet 1996; 347: 921 – 925

[39] Windl O, Giese A, Schulz-Schaeffer W, Zerr I, Skworc K, Arendt S, Oberdieck C, Bodemer M, Poser S, Kretzschmar HA. Molecular genetics of human prion diseases in Germany. Hum Genet 1999; 105: 244 – 252

3 Epidemiologie

3.1 Stand der Epidemiologie

Horst Bickel

In den industrialisierten Ländern mit ihrem hohen Anteil an älteren Menschen sind die Demenzerkrankungen zu einer der größten Herausforderungen des Versorgungssystems geworden. Im Zuge der anhaltenden demographischen Veränderungen, die auf Jahrzehnte hinaus eine kontinuierliche Zunahme der Altenbevölkerung und einen steilen Anstieg des Bevölkerungsanteils der Betagten mit sich bringen, werden die Demenzen voraussichtlich eine immer wichtigere Rolle bei der Entstehung von Hilfs- und Versorgungsbedarf im Alter spielen.

Der folgende kurze Überblick über Resultate der deskriptiven Epidemiologie bezieht sich auf die für Zwecke der Versorgungsplanung unerlässlichen Schätzungen des Krankheitsvorkommens. Bei diesen Schätzungen ist man auf die direkte klinisch-psychiatrische Untersuchung von repräsentativen Bevölkerungsstichproben in Form von Feldstudien angewiesen, um die Morbidität maßstabsgetreu beschreiben zu können. Denn Behandlungsstatistiken würden, da nur ein Bruchteil der Kranken fachärztliche Hilfe in Anspruch nimmt, die tatsächliche Morbidität stark unterschätzen. Einige Pionierstudien, die mehr als vier Jahrzehnte zurückliegen, hatten bereits auf die weite Verbreitung der Demenzerkrankungen aufmerksam gemacht. Doch erst seit den 80er-Jahren, als vielerorts unübersehbar wurde, dass infolge einer gestiegenen Lebenserwartung eine substanzielle Zahl älterer Menschen in der letzten Lebensphase an demenziellen Störungen litt und diese Störungen einen immensen Versorgungsbedarf nach sich zogen, wurden weltweit zahlreiche Feldstudien durchgeführt. Dank dieser vielen Studien lässt sich sowohl der Krankenbestand (Prävalenz) als auch die Rate der Neuerkrankungen (Inzidenz) inzwischen innerhalb der durch die Methode gegebenen Grenzen mit hoher Verlässlichkeit beschreiben.

Prävalenz

Schätzungen der Prävalenz sind vor allem dazu geeignet, den Behandlungs- und Versorgungsbedarf in der Bevölkerung zu veranschaulichen. In Tab. **1** sind die altersspezifischen Prävalenzra-

Tab. **1** Prävalenz von Demenzen in der Altenbevölkerung nach umfangreichen Feldstudien und nach Meta-Analysen

Studie	Prävalenzrate (%) Altersgruppe (Jahre)					
	65–69	70–74	75–79	80–84	85–89	90 +	65 + [1]
Jorm et al. [10]	1,4	2,8	5,6	10,5	20,8	38,6	6,5
Hofman et al. [8]	1,4	4,1	5,7	13,0	21,6	32,2	7,0
CSHA [3]	2,4		11,1		34,5		8,7
Ritchie & Kildea [20]	1,5	3,5	7,3	13,4	22,2	33,0	7,3
Bickel [1]	0,7	1,7	4,9	12,3	23,2	28,5	6,0
Ott et al. [16]	0,9	2,1	6,1	17,6	31,7	33,0	8,1
MRC-CFAS [14]	1,5	2,6	6,3	13,0	25,3		6,9
Lobo et al. [13][2]	1,3	3,0	5,9	12,1	18,4	28,9	6,3
Riedel-Heller et al. [19]	–	–	5,0	16,0	28,5	49,6	–
Durchschnittliche Rate	1,2	2,8	5,8	13,3	22,6	33,5	7,1

[1] Eigene Berechnung nach Altersstruktur in Deutschland 1996
[2] Eigene Berechnung aus geschlechtsspezifischen Raten nach Altersstruktur in Deutschland 1996

ten aus Meta-Analysen [8, 10, 13, 20], aus groß angelegten Feldstudien mit einem Stichprobenumfang von mehreren tausend Personen [3, 14, 16] und aus zwei umfangreicheren deutschen Studien, die in Mannheim [1] und Leipzig [19] durchgeführt wurden, dargestellt. Überträgt man die Raten auf die Altersstruktur der über 65-Jährigen in Deutschland im Jahr 1996, so ergibt sich nach dieser Altersstandardisierung eine Gesamtprävalenz zwischen 6,0 und 8,7 %. Im Mittel liegt die Rate bei 7,1 %. In absoluten Zahlen heißt das, dass in Deutschland vermutlich zwischen 0,8 und 1,1 Mio. ältere Menschen demenziell erkrankt sind.

In diesen Zahlen sind Demenzkranke, die jünger als 65 Jahre sind, nicht enthalten. Nach den wenigen Studien zum Vorkommen präseniler Demenzen sind aber wahrscheinlich weniger als 0,1 % der 40- bis 64-Jährigen und damit etwa 20 000 Personen aus dieser Altersgruppe erkrankt. Auf präsenile Demenzen entfallen somit weniger als 3 % des Krankenbestandes. Bei einer Mehrheit von über 60 % der Kranken handelt es sich hingegen um Hochbetagte im Alter von mehr als 80 Jahren [2].

Übereinstimmend zeigen die Studien einen steilen Altersanstieg der Prävalenzraten, der annähernd exponentiell mit einer Verdoppelung nach jeweils fünf Altersjahren verläuft. In der Altersgruppe der 65- bis 69-Jährigen leidet durchschnittlich etwas mehr als 1 % an einer Demenz, während die Rate auf mehr als 13 % unter den 80- bis 84-Jährigen und auf rund ein Drittel unter den über 90-Jährigen ansteigt. Ob es zu einem weiteren Anstieg in den schwach besetzten Altersgruppen über 95 Jahren kommt, ist wegen der besonderen Schwierigkeiten von Untersuchungen an Höchstbetagten kaum zu beurteilen. Für diesen Altersbereich wurden stark streuende Prävalenzraten zwischen 40 und nahezu 100 % berichtet. Ein sich bis auf die höchsten Altersstufen fortsetzender exponentieller Anstieg mit Verdoppelungen der Prävalenz nach konstanten Altersintervallen ist jedoch unwahrscheinlich. Dies zeigt auch Abb. **1**, in der die altersspezifischen Raten in logarithmierter Form abgetragen sind. Nähme die Prävalenz tatsächlich über den gesamten Altersbereich exponentiell zu, so müssten bei dieser Darstellung die altersspezifischen Raten auf einer Geraden liegen. Wie zu erkennen ist, folgen die Raten dem Modell der exponentiellen Zunahme jedoch nur bis zur Altersgruppe der 80- bis 84-Jährigen, während sich oberhalb von 85 Jahren bei weiterhin zunehmenden Raten eine Abflachung des Anstiegs beobachten lässt [17].

Die häufigste Demenzerkrankung ist nach fast allen Studien aus den westlichen Ländern die Alzheimer-Krankheit. Sowohl die europäischen Studien aus den 80er-Jahren [8] als auch die unter Verwendung international gebräuchlicher Diagnosekriterien in Rotterdam und in Kanada durchgeführten umfangreichen Feldstudien [16, 3] beziffern den Anteil der Alzheimer-Krankheit an den Altersdemenzen auf Werte zwischen knapp 60 und mehr als 70 %. Als Faustregel kann gelten, dass etwa zwei Drittel der demenziellen Störungen durch die Alzheimer-Krankheit verursacht werden. Auf vaskuläre Demenzen sowie auf eine Vielzahl sonstiger Ursachen entfallen jeweils bis zu 20 % der Erkrankungen. Demgemäß belaufen sich die Gesamtprävalenzen der Alzheimer-Krankheit in der Altenbevölkerung bei einer Schwankungsbreite von 4 bis 6 % im Mittel auf etwa 5 %, was in Deutschland im Jahr 1996 einer Krankenzahl von 0,65 Mio. entsprach. Wegen des steilen Altersganges der Alzheimer-Krankheit sind in erster Linie Hochbetagte betroffen. Etwa die Hälfte der Erkrankten hat bereits das 85. Lebensjahr vollendet, nur rund 10 % der Patienten sind im Alter von unter 75 Jahren [2].

Über die Prävalenz der präsenilen Form der Alzheimer-Krankheit ist aus deutschen Studien bisher nichts bekannt. Nach einer sorgfältigen Erhebung in England [15] lässt sich die Absolutzahl auf 10 000 Fälle schätzen, sofern die Raten von 2,4 Erkrankten pro 10 0000 unter den 45- bis 49-Jährigen, 11,8 pro 100 000 unter den 50- bis 54-Jährigen, 35,6 pro 100 000 unter den 55-

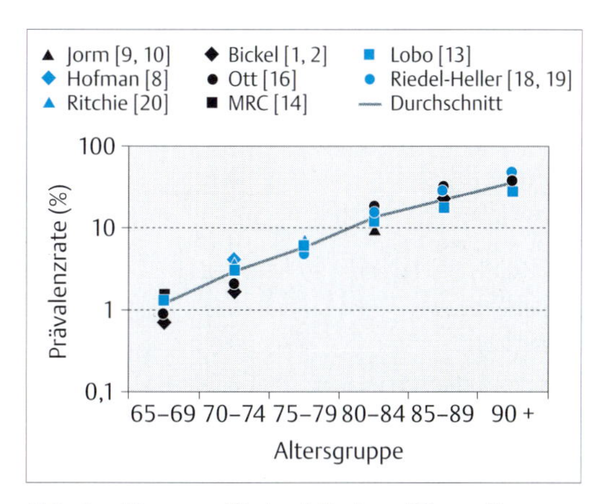

Abb. **1** Altersspezifische Prävalenz (%) von Demenzerkrankungen in semilogarithmischer Darstellung.

bis 59-Jährigen und 87,3 pro 100 000 unter den 60- bis 64-Jährigen auch für Deutschland gültig sind.

Das häufige Vorkommen von Demenzen in den höchsten Altersstufen erklärt, weshalb es sich bei einer Mehrheit der Demenzkranken um Frauen handelt. Die höhere Lebenserwartung der Frauen führt dazu, dass ihr Bevölkerungsanteil von Altersstufe zu Altersstufe ansteigt und dass, obwohl das altersspezifische Erkrankungsrisiko von Männern und Frauen sich nicht voneinander unterscheidet, vor allem aus Gründen dieser Überrepräsentation etwa 70 % aller Demenzerkrankungen auf Frauen und nur 30 % auf Männer entfallen.

Inzidenz

Die Inzidenz drückt die Rate der Neuerkrankungen aus. Im Gegensatz zur Prävalenz ist sie nicht von der Krankheitsdauer beeinflusst und kann deshalb ein von Unterschieden in der Überlebenszeit nach Störungsbeginn unverfälschtes Bild vom Erkrankungsrisiko zeichnen. Die Ermittlung der Inzidenzraten setzt zwar aufwändige prospektive Längsschnittstudien voraus, in den letzten Jahren konnten jedoch mehrere große Studien abgeschlossen werden. Tab. **2** umfasst die Resultate der umfangreichsten Studien aus westlichen Industrieländern wie Frankreich, Italien, den USA und Kanada [12, 4, 7, 21], zwei deutsche Studien [1, 18] sowie die bisher publizierten Meta-Analysen [6, 9] und internationalen europäischen Kooperationsstudien [5, 11].

Die Mehrzahl der Einzelstudien beziffert die jährliche Neuerkrankungsrate der über 65-Jährigen auf 1,5 bis 2 % der zuvor Gesunden. Nach Altersstandardisierung der jeweiligen Resultate auf die Altenbevölkerung Deutschlands im Jahr 1996 ergeben sich stark streuende Gesamtraten mit einer Untergrenze von 1,17 % für die Inzidenz schwererer Erkrankungsstadien und mehr als 3 % unter Einschluss leichterer Formen. Im Mittel beläuft sich die Rate auf 1,85 %. Danach sind pro Jahr durchschnittlich mehr als 200 000 neue Fälle von Demenz in Deutschland zu erwarten. Bezüglich der Alzheimer-Krankheit stimmen die empirischen Daten genauer überein als bezüglich des Demenzsyndroms. Fast alle Studien berichten Werte um 1 % für die über 65-Jährigen. Daraus errechnet sich für Deutschland eine Gesamtzahl von 120 000 Ersterkrankungen im Jahr [2].

Für die präsenilen Neuerkrankungen werden Raten von jährlich einem neuen Fall pro 10 000 Personen im Alter von 45 bis 54 Jahren und 4,7 Fällen pro 10 000 Personen im Alter von 55 bis 64 angegeben. Die Alzheimer-Krankheit hat an den präsenilen Fällen nach den wenigen bisher vorliegenden Untersuchungen einen Anteil von

Tab. **2** Inzidenz von Demenzen in der Altenbevölkerung nach umfangreichen Feldstudien und nach Meta-Analysen

Studie	Inzidenzrate pro Jahr (%)						
	Altersgruppe						
	65–69	70–74	75–79	80–84	85–89	90 +	65 + [1]
Letenneur et al. [12]	0,22	0,68	1,71	3,19	4,29	7,38	1,41
Hebert et al. [7]	0,60	1,00	2,00	3,30	8,40		2,00
Bickel [1]	0,37	0,70	1,49	5,97	7,49	10,98	2,07
Gao et al. [6]	0,33	0,84	1,82	3,36	5,33	7,64	1,61
Jorm & Jolley [9]							
leicht – schwer	0,91	1,76	3,33	5,99	10,41	17,98	3,23
mittelschwer/schwer	0,36	0,64	1,17	2,15	3,77	6,61	1,17
Launer et al. [11]	0,20	0,70	1,62	2,97	5,36	9,14	1,42
CSHA [21]	0,55	1,09	2,27	4,20	10,65		2,36
Fratiglioni et al. [5]	0,24	0,55	1,60	3,05	4,86	7,02	1,38
DiCarlo et al. [4]	0,40	0,84	1,76	3,35	–	–	–
Riedel-Heller et al. [18]	–	–	1,58	5,17	10,53	16,58	–
durchschnittliche Rate	0,42	0,88	1,85	3,88	6,50	10,42	1,85

[1] Eigene Berechnung nach Altersstruktur in Deutschland 1996

etwa der Hälfte. Insgesamt dürften sich die Neuerkrankungen im Alter von weniger als 65 Jahren in Deutschland auf bis zu 6000 pro Jahr belaufen, die Neuerkrankungen an frühen Formen der Alzheimer-Krankheit auf bis zu 3000 pro Jahr [15]

Die altersspezifischen Raten steigen von durchschnittlich 0,4 % unter den 65- bis 69-Jährigen über knapp 4 % bei den 80- bis 84-Jährigen auf mehr als 10 % bei den über 90-Jährigen; in einzelnen Studien wie z. B. in der kürzlich publizierten Leipziger LEILA-Studie [18], sogar auf Werte von mehr als 16 % an. Der Altersgang der Inzidenz ähnelt dem Altersgang der Prävalenz von Demenzen. Bis zum Alter von 85 Jahren entspricht der Anstieg einer exponentiellen Zunahme, wie am Verlauf der Durchschnittsrate in Abb. **2** zu sehen ist. Im höchsten Alter kommt es dann zwar nicht zu einer plateauförmigen Abflachung des Erkrankungsrisikos oder sogar zu einem Rückgang der Inzidenzrate, wie gelegentlich unter der Vorstellung, nur ein bestimmter Anteil der Bevölkerung bringe die Disposition zu einer Demenzerkrankung mit, vermutet worden war, sondern die Raten nehmen weiterhin zu. Es zeigt sich aber eine Verlangsamung des Anstiegs, der ab dem Alter von 85 Jahren nicht mehr einem exponentiellen Zuwachs entspricht. Dennoch deutet dieser Anstieg darauf hin, dass vermutlich alle Menschen eine Demenz entwickeln, wenn sie nur alt genug werden.

Bei der gegenwärtigen Lebenserwartung müssen, wie eine retrospektive Studie in Mannheim ergab, mehr als ein Drittel der Frauen und ein Viertel der Männer, die das Alter von 65 Jahren erreichen, damit rechnen, im letzten Lebensabschnitt an einer Demenz zu erkranken [1]. Geht man von einer in Zukunft weiter steigenden Lebenserwartung aus, werden diese Anteile in den kommenden Altengenerationen noch zunehmen.

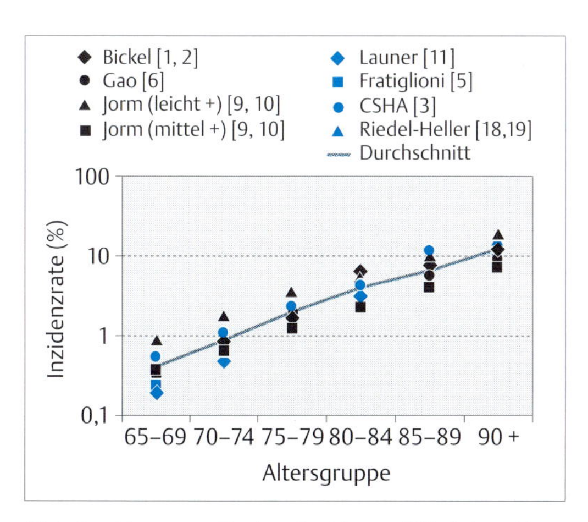

Abb. **2** Altersspezifische Inzidenz (jährliche Neuerkrankungen unter 100 Personen) von Demenzerkrankungen in semilogarithmischer Darstellung.

Eingedenk der Überrepräsentation der Frauen in der Altenbevölkerung versteht es sich, dass die Frauen auch unter den Neuerkrankungen um mehr als das Doppelte zahlreicher als die Männer vertreten sind. Diesem Unterschied liegen jedoch keine unterschiedlichen Erkrankungsrisiken zugrunde. Vielmehr bestätigen die Studien, dass die altersspezifischen Inzidenzraten von Männern und Frauen sich nicht voneinander unterscheiden. Nach einigen Studien [4, 5, 6], die indessen durch andere Resultate nicht gestützt werden [3, 18], bestehen aber geschlechtsbezogene Differenzen bezüglich der Demenzursache im Sinne eines häufigeren Auftretens der Alzheimer-Krankheit bei Frauen – insbesondere in den höchsten Alterstufen – und eines häufigeren Auftretens von vaskulären Demenzen bei den Männern.

Es gibt keine Hinweise darauf, dass sich das Vorkommen von Demenzen in Deutschland vom Vorkommen in anderen westlichen Industrieländern unterscheidet. Zwischen den europäischen Ländern wurden bisher keine markanten Abweichungen der Erkrankungsraten festgestellt. Die Resultate aus deutschen Studien liegen im Streuungsbereich der zur Schätzung herangezogenen internationalen Untersuchungen. Die Übertragung der Raten auf die deutsche Bevölkerung dürfte deshalb die Verbreitung der Demenzen in Deutschland zum gegenwärtigen Zeitpunkt zutreffend beschreiben.

Stichhaltige Belege für säkulare Veränderungen der Inzidenzraten existieren bisher nicht. Bleibt das Erkrankungsrisiko unverändert, wird es aufgrund des starken Wachstums der Altenbevölkerung im Verlauf der nächsten Jahrzehnte zu einem hohen Anstieg an Neuerkrankungen und damit auch an zu versorgenden Krankheitsfällen kommen.

Literatur

[1] Bickel H. Pflegebedürftigkeit im Alter. Ergebnisse einer populationsbezogenen retrospektiven Längsschnittstudie. Gesundheitswesen 1996; 58, Sonderheft 1: 56–62

[2] Bickel H. Demenzsyndrom und Alzheimer Krank-

heit: Eine Schätzung des Krankenbestandes und der jährlichen Neuerkrankungen in Deutschland. Gesundheitswesen 2000; 62: 211 - 218
[3] Canadian Study of Health and Aging Working Group. Canadian Study of Health and Aging: study methods and prevalence of dementia. Can Med Assoc J 1994; 150: 899 - 913
[4] Di Carlo A, Baldereschi M, Amaducci L et al. Incidence of dementia, Alzheimers disease, and vascular dementia in Italy. The ILSA study. J Am Geriat Soc 2002; 50: 41 - 48
[5] Fratiglioni L, Launer LJ, Andérsen K et al. Incidence of dementia and major subtypes in Europe: A collaborative study of population-based cohorts. Neurology 2000; 54, Suppl. 5: 10 - 15
[6] Gao S, Hendrie HC, Hall KS, Hui S. The relationships between age, sex, and the incidence of dementia and Alzheimer disease. Arch Gen Psychiatry 1998; 55: 809 - 815
[7] Hebert LE, Scherr PA, Beckett LA et al. Age-specific incidence of Alzheimer's disease in a community population. JAMA 1995; 273: 1354 - 1359
[8] Hofman A, Rocca WA, Brayne C et al. The prevalence of dementia in Europe: A collaborative study of 1980 - 1990 findings. Int J Epidemiology 1991; 20: 736 - 748
[9] Jorm AF, Jolley D. The incidence of dementia. A meta-analysis. Neurology 1998; 51: 728 - 733
[10] Jorm AF, Korten AE, Henderson AS. The prevalence of dementia: A quantitative integration of the literature. Acta Psychiatr Scand 1987; 76: 465 - 479
[11] Launer LJ, Andersen K, Dewey ME et al. Rates and risk factors for dementia and Alzheimer's disease. Results from EURODEM pooled analyses. Neurology 1999; 52: 78 - 84
[12] Letenneur L, Commenges D, Dartigues JF, Barberger-Gateau P. Incidence of dementia and Alzheimer's disease in elderly community residents of south-western France. Int J Epidemiology 1994; 23: 1256 - 1261
[13] Lobo A, Launer LJ, Fratiglioni L et al. Prevalence of dementia and major subtypes in Europe: A collaborative study of population-based cohorts. Neurology 2000; 54, Suppl. 5: 4 - 9
[14] Medical Research Council Cognitive Function and Ageing Study (MRC CFAS). Cognitive function and dementia in six areas of England and Wales: the distribution of MMSE and prevalence of GMS organicity level in the MRC CFA Study. Psychol Med 1998; 28: 319 - 335
[15] Newens AJ, Forster DP, Kay DWK, Kirkup W, Bates D, Edwardson J. Clinically diagnosed presenile dementia of the Alzheimer type in the Northern Health Region: ascertainment, prevalence, incidence and survival. Psychol Med 1993; 23: 631 - 644
[16] Ott A, Breteler MMB, van Harskamp F et al. Prevalence of Alzheimer's disease and vascular dementia: association with education. The Rotterdam study. Brit Med J 1995; 310: 970 - 973
[17] Reischies FM, Geiselmann B, Geßner R et al. Demenz bei Hochbetagten. Ergebnisse der Berliner Altersstudie. Nervenarzt 1997; 68: 719 - 729
[18] Riedel-Heller SG, Busse A, Aurich C, Matschinger H, Angermeyer MC. Incidence of dementia according to DSM-III-R and ICD-10. Results of the Leipzig Longitudinal Study of the Aged (LEILA75+), Part 2. Brit J Psychiat 2001; 179: 255 - 260
[19] Riedel-Heller SG, Busse A, Aurich C, Matschinger H, Angermeyer MC. Prevalence of dementia according to DSM-III-R and ICD-10. Results of the Leipzig Longitudinal Study of the Aged (LEILA75+) Part 1. Brit J Psychiat 2001; 179: 250 - 254
[20] Ritchie K, Kildea D. Is senile dementia „age-related“ or „ageing-related“? - evidence from meta-analysis of dementia prevalence in the oldest old. Lancet 1995; 346: 931 - 934
[21] The Canadian Study of Health and Aging Work Group. The incidence of dementia in Canada. Neurology 2000; 55: 66 - 73

3.2 Epidemiologie für Deutschland mit Prognose

Johannes F. Hallauer

Für Veränderungen der Zahl der von Demenz betroffenen Personen in Deutschland ist vor allem die demographische Entwicklung maßgebend. Da nicht mit größeren Zu- und Abwanderungsbewegungen bei der über 55-jährigen Bevölkerung gerechnet wird und die bis zum Jahr 2050 in diese Altersklasse kommenden Menschen bereits geboren sind, kann für den Zeitraum bis 2050 eine relativ präzise Prognose erstellt werden. Die Prognosen sind einerseits von der Nettozuwanderung vor allem in den nächsten beiden Dekaden und andererseits der angenommenen Steigerung der Lebenserwartung abhängig. Das Bundesamt für Statistik und u. a. das Deutsche Institut für Wirtschaftsforschung (DIW) haben im Jahr 2000 neue Prognosen für die demographische Entwicklung Deutschlands herausgegeben [4, 5]. Als ein wahrscheinliches Szenario sei die Prognose beschrieben, die von einer jährlichen Nettozuwanderung von 200 000 Personen ausgeht und eine Zunahme der ferneren Lebenserwartung der 60-Jährigen um weitere 2 Jahre zugrunde legt. Beide Annahmen sind bereits in einer Reihe vergleichbarer Industrieländer derzeit Realität.

Nach dem sog. Szenario 2a des Statistischen Bundesamtes aus der 9. koordinierten Bevölkerungsvorausschätzung wird sich die Gesamtzahl der über 55-Jährigen von 24,24 Mio. Personen im Jahr 2000 auf 32,25 Mio. im Jahr 2030 erhöhen, um bis zum Jahr 2050 wieder leicht auf 31,48 Mio. zurückzugehen. Die Entwicklung der einzelnen Altersklassen ist dabei durchaus unterschiedlich. Die 55- bis 59-Jährigen nehmen von 4,87 Mio. im Jahr 2000 auf 6,90 Mio. zu, um bereits ab 2020 wieder abzunehmen, und werden 2050 noch 4,75 Mio. betragen. Die 60- bis 64- und 65- bis 69-Jährigen erreichen 2030 die größte Anzahl. Diese Altersklassen steigen von 5,70 bzw. 4,15 Mio. Menschen bis zum Jahr 2030 auf jeweils 6,3 Mio., um dann bis 2050 wieder auf 5,14 bzw. 4,63 Mio. abzunehmen. Bei den 70- bis 74- und 75- bis 79-Jährigen wird bis 2040 eine noch stärkere Zunahme erwartet. Im Jahr 2000 waren 3,60 bzw. 2,84 Mio. Einwohner in diesem Alter. 2040 werden es 5,56 und 5,13 Mio. sein. Danach nimmt die Zahl wieder ab.

Für die Thematik Demenz sind aufgrund der alterspezifischen Prävalenz besonders die über 80-Jährigen von Interesse. Hier kommt es zu den stärksten Steigerungen der absoluten Zahl der Personen, die bis zum Jahr 2050 anhalten und erst später wieder rückläufig werden. Die Zahl der 80- bis 84-Jährigen wird sich von 1,47 Mio. im Jahr 2000 auf 4,04 Mio. im Jahr 2050 mehr als verdoppeln. Die 85- bis 89-Jährigen werden von derzeit 1,09 Mio. Personen auf 3,03 Mio. im Jahr 2050 anwachsen. Und die Zahl der über 90-Jährigen, die 2000 noch 511 000 betrug, wird sich mehr als verdreifachen. Das Statistische Bundesamt rechnet mit 1,93 Mio. über 90-Jährigen im Jahr 2050.

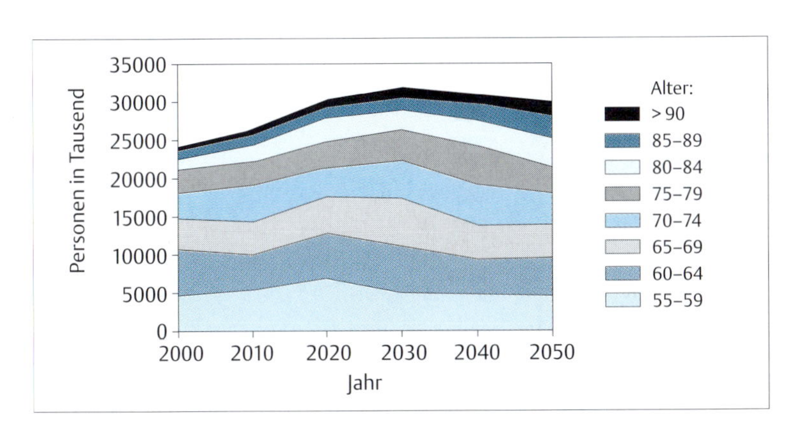

Abb. **1** Prognostizierte Anzahl der Personen über 55 Jahre in Deutschland nach Szenario 2a.

Die dramatische absolute Zunahme der über 60-Jährigen führt durch die gleichzeitige Abnahme der Bevölkerungsgruppe im erwerbsfähigen Alter und dem Fehlen nachwachsender Generationen durch die weltweit zweitniedrigste Geburtenrate zum Ende der gegenwärtigen sozialen Sicherungssysteme. Der sog. Altersquotient, das ist die Zahl der Personen über 60 Jahre in einer Gesellschaft, die durch Leistungen und Abgaben der 20- bis 60-Jährigen alimentiert wird, verdoppelt sich von 40 auf 80. Je länger eine grundlegende Reform von Renten-, Kranken- und Pflegeversicherung pflichtwidrig von der Politik verzögert wird, desto gravierender wird der kommende Kollaps der Sozialversicherung ausfallen.

Im Kap. 3.1 wurden die Inzidenz und die Prävalenz der Demenz, also die Häufigkeit mit der diese Erkrankung in Deutschland und den Industrieländern auftritt, beschrieben. Legt man nun die aus umfangreichen Studien gewonnenen Erkenntnisse zur Prävalenz, der Zahl der gegenwärtig von Demenz Betroffenen, zugrunde, kann die künftige Erkranktenzahl anhand der Bevölkerungsentwicklung prognostiziert werden. Dabei wurden die mittleren alters- und geschlechtsspezifischen Häufigkeiten der Demenz für die jeweiligen 5-Jahres-Altersgruppen in eine Modellrechnung eingegeben und ein mittleres Szenario der Prognose der Bevölkerungsentwicklung angenommen. Kurative Therapien, die die Zahl der Erkrankten in der Bevölkerung reduzieren könnten, stehen noch nicht zur Verfügung und ihre Einführung ist noch nicht absehbar. Andererseits gibt es keine Hinweise, dass die derzeit verfügbaren Behandlungsstrategien, die eine deutliche Verbesserung des Krankheitsbildes und eine Verzögerung der Symptomprogression ermöglichen, zu einer Veränderung der Überlebensdauer der Demenzkrankheiten führen. Deshalb wurde die Häufigkeit der Demenz im Modell als konstant angenommen.

Da die Prävalenz der Demenz stark altersabhängig ist und einen ausgesprochenen Anstieg im Alter ab 80 Jahren aufweist, wird die demographische Entwicklung der enormen Veralterung unserer Gesellschaft noch potenziert. So ist nach dieser Modellrechnung anzunehmen, dass die Zahl der Demenzkranken von 1,13 Mio. im Jahr 2000 auf 1,95 Mio. im Jahre 2030 und über 2,8 Mio. im Jahr 2050 ansteigen wird.

Den Berechnungen kann entnommen werden, dass die Zahl der unter 75-jährigen Patienten mit unter 200 000 fast konstant bleibt, während die Zahl der 75- bis 80-jährigen Demenzkranken von derzeit 174 000 auf 313 000 im Jahr 2040 steigen wird. Danach ist die Patientenzahl in dieser Altersgruppe wieder rückläufig. Dramatisch wird sich die Zahl der 80- bis 89-jährigen Demenzpatienten erhöhen. Während derzeit 605 000 Personen dieser Altersgruppe in Deutschland unter Demenz leiden, werden es 2030 bereits 990 000 sein und 2050 ist mit 1,63 Mio. 80- bis 89-jährigen Demenzkranken zu rechnen. Auch die Zahl der Hochbetagten über 90-jährigen Betroffenen wird sich von gegenwärtig 208 000 bis zum Jahr 2030 um das 2,5fache auf 522 500 und bis 2050 fast um das Vierfache auf 788 500 erhöhen.

Diese dramatischen Zahlen sind keineswegs ein „worst case scenario". Nimmt man die anderen vom Statischen Bundesamt veröffentlichten Berechnungen mit geringerer Zuwanderung und geringerer Erhöhung der Lebenserwartung als Grundlage der Berechnungen, ergibt sich für das Jahr 2050, abweichend von den 2,8 Mio. Demenzpatienten der dargestellten Berechnung, eine Zahl von 2,5 Mio. Legt man die Bevölke-

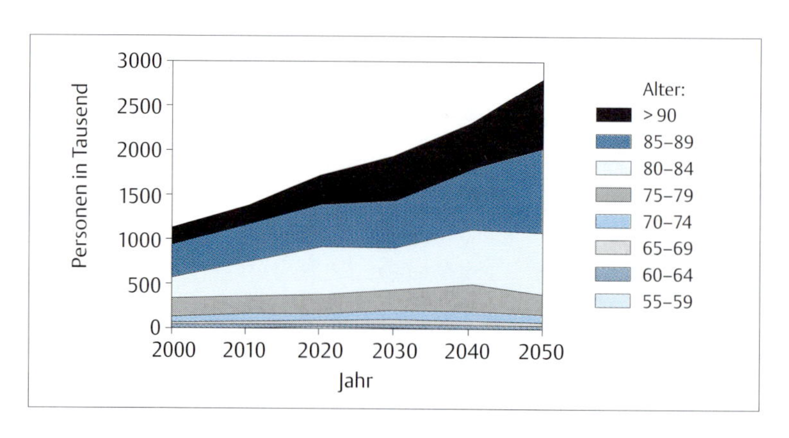

Abb. 2 Prognostizierte Anzahl dementer Personen über 55 Jahren in Deutschland.

rungsprognose des nichtstaatlichen DIW oder anderer Institute [1] zugrunde, die realistischerweise von einer höheren Zuwanderung und dem Angleich der Lebenserwartung in Deutschland an die westeuropäischen Nachbarstaaten ausgeht, ist für das Jahr 2040 mit fast 3,0 und 2050 mit 3,5 Mio. Demenzkranken zu rechnen. In jedem Fall wird sich die Zahl der zu versorgenden Patienten spätestens in den nächsten 30 bis 40 Jahren verdoppeln.

Angesichts der Situation, in der es schon gegenwärtig nicht gelingt, die bekannten, d. h. bereits diagnostizierten Demenzpatienten pflegerisch und medizinisch entsprechend dem Stand des Wissens zu versorgen, lässt sich die gewaltige Herausforderung ermessen, die in naher Zukunft durch die zusätzlichen hochbetagten Demenzpatienten auf die deutsche Gesellschaft zukommt.

Neben den ökonomischen Problemen, die die künftige adäquate Versorgung der Demenzversorgung für Pflege- und Krankenversicherung, vor allem aber für die betreuenden Familien birgt, bleibt das Problem der pflegerischen Betreuung häufig ungenannt. Selbst wenn die finanziellen Ressourcen für Pflege und medizinische Versorgung aufgebracht würden, was z. Z. nicht der Fall ist, bleibt die Frage der personellen Kapazität für die notwendige Betreuung ungelöst. Bereits heute besteht vielerorts ein Mangel an ausgebildeten Alten- und KrankenpflegerInnen. Der soziale Umbau mit der Tendenz zu Vereinzelung und der Zunahme von Single-Haushalten führt zum Wegfall der Pflegepotenziale im eigenen Haushalt und der Familie. 34 % der Männer über 80 Jahren und 65 % der über 80-jährigen Frauen leben bereits heute in 1-Personen-Haushalten [2]. Der Rückgriff auf eigene Kinder wird für die gegenwärtige Erwerbsgeneration theoretisch höchstens zu zwei Dritteln möglich sein.

Damit erhöht sich der Druck auf institutionelle Pflegeinrichtungen mit der Folge höherer finanzieller Belastungen. Die nachhaltige Förderung und der Ausbau der Altenpflege sind daher ebenso unverzichtbar wie die Unterstützung innovativer Lebensformen im Alter, in dem auch nicht familiär verbundene ältere Menschen füreinander Verantwortung und Betreuung übernehmen.

Seit Vorlage des 4. Altenberichtes der Bundesregierung [3] im Frühsommer 2002, der die Problematik der Lebenssituation älterer Menschen unter besonderer Berücksichtigung der Demenzkranken zum Thema hat, sind die Fakten regierungsamtlich auch dem Deutschen Bundestag bekannt. Die beschwichtigende Stellungnahme der Bundesregierung verlangt jedoch eine nachhaltige Weiterverfolgung der notwendigen Konsequenzen durch die interessierte Öffentlichkeit. Der kommende Anstieg der Zahl von Demenzpatienten in Deutschland macht diese Krankheit zu einem erstrangigen Thema der Gesundheitspolitik. Die ethische Bedeutung der Behandlung älterer, kranker Menschen in der Gesellschaft und der gleichzeitige Wettbewerb um Ressourcen im Gesundheits- und Sozialsystem lässt die Versorgung Demenzkranker zu einem Prüfstein für Humanität in der Sozialbürokratie und Angemessenheit der tief greifenden kommenden Reform der Sozialversicherungssysteme werden.

Literatur

[1] Birg H, Flöthmann EJ. Die demographische Alterung in Deutschland im 21. Jahrhundert. Institut für Bevölkerungsforschung und Sozialpolitik, Universität Bielefeld, 2000

[2] Bundesministerium für Familie, Senioren, Frauen und Jugend: Dritter Bericht zur Lage der älteren Generation in der Bundesrepublik Deutschland: Alter und Gesellschaft, Berlin, Januar 2001

[3] Bundesministerium für Familie, Senioren, Frauen und Jugend: Vierter Bericht zur Lage der älteren Generation in der Bundesrepublik Deutschland: Risiken, Lebensqualität und Versorgung Hochaltriger – unter besonderer Berücksichtigung dementieller Erkrankungen, Berlin, April 2002

[4] Deutsches Institut für Wirtschaftsforschung. Auswirkungen der demographischen Alterung auf den Versorgungsbedarf im Krankenhausbereich. Wochenbericht des DIW 44/2000

[5] Statistisches Bundesamt. Bevölkerungsentwicklung Deutschlands bis zum Jahr 2050. Ergebnisse der 9. Koordinierten Bevölkerungsvorausberechnung. Statistisches Bundesamt, Wiesbaden 2000

4 Sozio-ökonomische Aspekte

4.1 Nationale und internationale Untersuchungsergebnisse

Johannes F. Hallauer, Karin Berger, Stephan Ruckdäschel

Die in den voranstehenden Kapiteln dargestellte epidemiologische Prognose von Alzheimer- bzw. Demenzerkrankungen in Deutschland zeichnet ein deutliches Bild. Infolge der Zunahme dementieller Erkrankungen werden erhebliche Anforderungen auf Patienten, deren Angehörige sowie die Systeme der sozialen Sicherung zukommen. Die entstehenden Belastungen können dabei nur zum Teil monetär beziffert werden, wie z. B. die Kosten innovativer Medikamente oder der Aufenthalt in Pflegeheimen. Die emotionalen und psychischen Belastungen der Patienten und ihrer Angehörigen durch das (Mit)Erleben der Progression der Erkrankung entziehen sich einer monetären Bewertung vor allem aus ethischen Gründen.

Sowohl monetäre Aufwändungen als auch die Behandlungs- und Pflegekosten oder auch Frühverrentung bzw. Verdienstausfall – ökonomisch gesprochen sind dies direkte und indirekte Kosten – als auch einer solchen Bewertung nicht zugängliche Belastungen, sog. intangible oder immaterielle Kosten wie die psychischen und emotionalen Konsequenzen für Betroffene und Angehörige, sind Gegenstand ökonomischer Evaluationen im Gesundheitswesen. Gesundheitsökonomische Analysen dienen zum einen dazu, die sozialmedizinische Dimension einer Erkrankung deutlich zu machen. Sie geben zum anderen Auskunft über die Verteilung der Kosten innerhalb und außerhalb der Sozialversicherung. Weiterhin liefern ökonomische Analysen Erkenntnisse über die Kosten-Nutzen-Relation verschiedener diagnostischer und therapeutischer Maßnahmen. Die Tatsache, dass – so ein häufig gegen ökonomische Evaluationen im Gesundheitswesen vorgebrachter Einwand – die Ergebnisse durch Studiendesign und Datenverfügbarkeit bzw. -qualität bestimmt werden, ist zwar richtig, aber keinesfalls ein Spezifikum ökonomischer Analysen.

Mit der sozialmedizinischen Dimension dementieller Erkrankungen bzw. des Morbus Alzheimer in Deutschland beschäftigen sich die Evaluationen von Kern und Schulenburg [7, 13]. Kern et al. bezifferten für das Jahr 1993 die Gesamtkosten für den Pflegeaufwand von Patienten mit Hirnleistungsstörungen auf rund 28 bis 38 Mrd. Euro. Schulenburg et al. publizierten 1998 eine Analyse der durchschnittlichen Gesamtkosten pro Alzheimer-Patient und Jahr in Abhängigkeit des MMSE-Schweregrades der Patienten (Minimal-Mental-Status-Examination). Die Autoren differenzierten zwischen Patienten mit einem MMSE größer und kleiner als 15. In der Gruppe mit einem MMSE kleiner als 15 betrugen die durchschnittlichen Kosten pro Patient p. a. im Minimum rund 11 500 Euro, im Maximum etwa 24 500 Euro. In der Gruppe mit einem MMSE größer 15 lag die entsprechende Spanne zwischen ca. 5 000 und 7 600 Euro. Die Krankheitskosten der Demenz vom Typ Alzheimer waren auch Gegenstand der 1999 publizierten Analyse von Schöffski et al. [12]. Die Kosten für Patienten in der Gruppe MMSE 15 – 11 betrugen rund 7 700 – 15 800 Euro, die Versorgung eines Patienten im fortgeschrittenem Stadium (MMSE < 10) kostete rund 8 700 – 17 900 Euro.

Hinsichtlich des MMSE-Status differenzierten Hallauer et al. in einer Krankheitskostenanalyse zur Alzheimer-Demenz aus dem Jahr 2000 [4]. Pro Patient und Jahr resultierten durchschnittliche Gesamtkosten von unter Euro 5 100 im frühen Krankheitsstadium. In der MMSE-Gruppe 15 – 20 stiegen die Aufwändungen bereits auf ca. 25 600 Euro, bei einem MMSE von 10 – 14 auf rund 61 400 Euro und im fortgeschrittenen Stadium der Erkrankung (MMSE < 10) auf ca. 92 000 Euro durchschnittliche Kosten pro Patient und Jahr. Im Mittel ergaben sich über alle Schweregrade hinweg Kosten von rund 43 800 Euro pro Patient und Jahr. Im Gegensatz zu den beiden erstgenannten Studien sind in diesen Ergebnissen der Produktivitätsverlust sowie die Kosten, die von Patienten und Angehörigen erbracht werden, in die Berechnungen einbezogen. Letztgenannte Zahl reiht sich auch in die Ergebnisse international publizierter Krankheitskostenanalysen ein. Für die Versorgung pro Patient und Jahr wurden für Kanada rund 6 100 bis 23 000 Euro publiziert, für die USA rund 36 000 Euro und für England rund 30 700 bis 46 000 Euro [3, 5, 6].

Die „ökonomische Belastung“ wird von der gesetzlichen Krankenversicherung (GKV), der gesetzlichen Pflegeversicherung (GPV), den Patienten und deren Angehörigen getragen. Die GKV übernimmt die Kosten für diagnostische und therapeutische Maßnahmen im ambulanten und stationären Sektor. Die Aufwendungen für die Langzeitpflege werden in Deutschland von der GPV, den Patienten und deren Familien übernommen. Es ist davon auszugehen, dass ein Großteil der pflegebedürftigen Alzheimer-Patienten von der Familie betreut wird. Diese Situation lässt bei der Zunahme von sog. „Single-Haushalten“ zukünftige Probleme in der Finanzierung der Versorgung erwarten und erfordert Lösungen im Rahmen gesellschaftspolitischer Diskussionen. Die durch die Pflege von Angehörigen geschaffene und gleichzeitig ggf. reduzierte Produktivität (z. B. Vollzeitpflege des Patienten zu Hause, Einkommensverluste durch Einschränkung oder Aufgabe der Erwerbstätigkeit) werden bislang in keiner Kosten- und Leistungsrechnung erfasst und monetär quantifiziert. Es konnte jedoch gezeigt werden, dass die Hauptlast an Aufwendungen zur Versorgung von Alzheimer-Patienten auf Seiten der Familie liegt [2, 4]. Der Anteil der Familien und Angehörigen beträgt im frühen Stadium noch etwa 50 % und steigt im späten Stadium der Erkrankung auf bis zu 75 % [4] (Abb. **1** und **2**).

In Deutschland wurde die Zahl der Erkrankten bereits Mitte der 90er-Jahre in den „alten“ Bundesländern auf 800 000 bis 1,2 Millionen geschätzt. Extrapolationen zeigen, dass die Zahl der über 65-Jährigen mit Hirnleistungsstörungen bis zum Jahre 2025 auf 2 Millionen Erkrankte zunehmen wird [7]. Der Demenz vom Typ Alzheimer werden dabei ca. ⅔ aller Demenzfälle zugeordnet. Nach neueren Berechnungen leiden in Deutschland im Mittel 650 000 Menschen an der Alzheimer-Krankheit, wobei sich je Jahr durchschnittlich ca. 120 000 neue Fälle entwickeln [1]. Dabei nimmt die Prävalenz der Alzheimer-Demenz mit steigendem Alter rasch zu. Während in der Gruppe der über 65-Jährigen die Prävalenz 5 bis 8 % beträgt, steigt sie bei den über 85-Jährigen auf bis zu 50 % [10]. Eine kausale Therapie der Erkrankung gibt es bislang nicht. Jedoch zeigten seit einigen Jahren spezifisch wirksame Therapien wie z. B. die medikamentöse Behandlung mit Acetylcholinesterasehemmern, dass die Progression der Krankheitssymptome und somit auch die Institutionalisierung der Patienten verzögert werden können. Hieraus ergäbe sich ein finanzieller Vorteil für die Gesetzliche Pflegeversicherung, jedoch höhere Kosten für die Gesetzliche Krankenversicherung.

McRae et al. haben beispielsweise 2001 in einem Follow-up klinischer und open-label Studien (n = 671) gezeigt, dass die Behandlung mit dem Acetylcholinesterasehemmer Donepezil (Aricept®) die erste demenzbezogene Pflegeheimeinweisung um bis zu 21 Monate und die permanente demenzbezogene Pflegeheimunterbringung um bis zu 12 Monate verzögern kann [9] (Abb. **3**).

Diese medizinischen Erfolge beinhalten zum einen Entlastungen für das System der sozialen Sicherung aufgrund der Einsparungen bei den Kosten für eine stationäre Pflege. Darüber hinaus tragen sie v. a. zur Reduktion der Belastungen für Patienten und deren Angehörige bei. Gerade die reduzierte Belastung der Angehörigen ist dabei

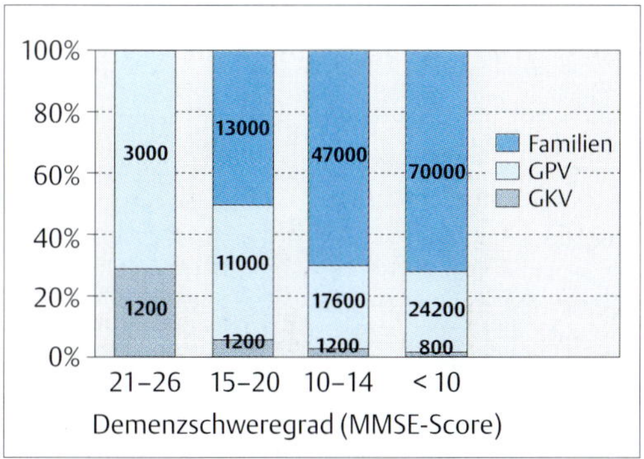

Demenzschweregrad (MMSE-Score)	21–26	15–20	10–14	< 10
Familien		13000	47000	70000
GPV	3000	11000	17600	24200
GKV	1200	1200	1200	800

Abb. **1** Jährliche durchschnittliche Kosten (Euro) der Alzheimer-Demenz je Patient nach Schweregrad und Kostenträger.

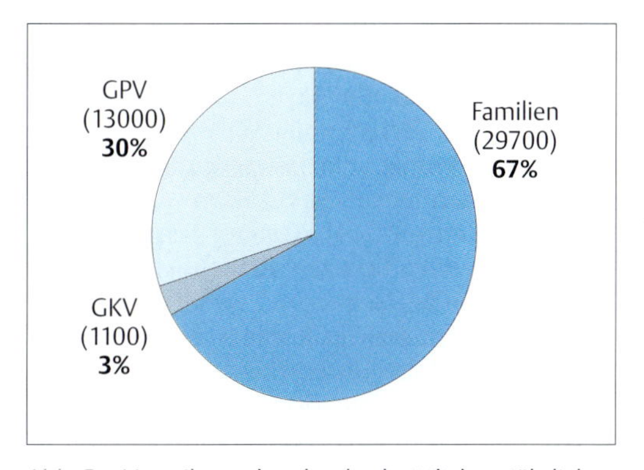

Abb. **2** Verteilung der durchschnittlichen jährlichen Kosten (Euro) je Alzheimer-Demenz pro Patient.

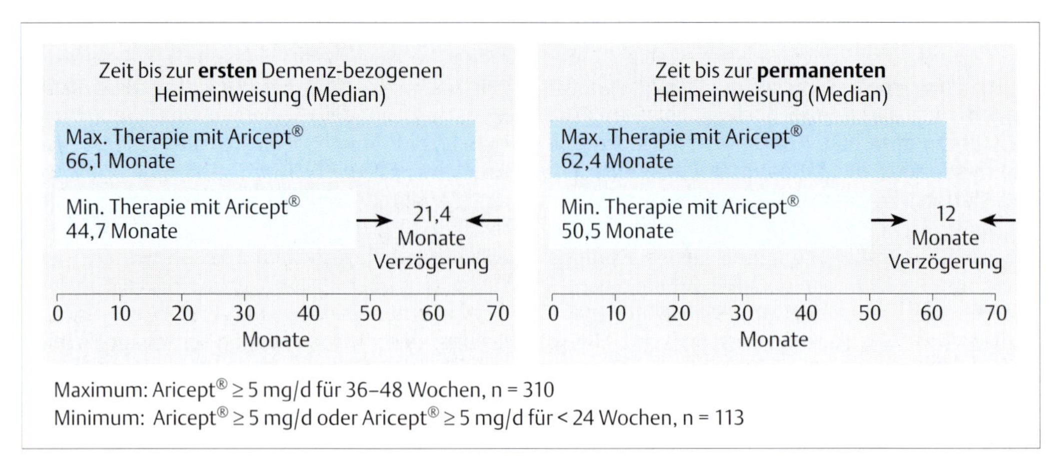

Abb. **3** Zusammenhang zwischen Medikation und Zeitpunkt der Heimeinweisung: „Delay to Nursing Home Placement" Study. Mc Rae et al., [9].

essentiell. Pflegende Angehörige können möglicherweise ihre Berufstätigkeit (und das damit verbundene Einkommen) länger aufrecht erhalten. Ein reduzierter sog. „caregiver burden" wirkt einer pflegebedingten Überforderung, möglicherweise einhergehend mit behandlungsbedürftigen physischen und psychischen Folgen wie z. B. depressiven Erkrankungen, entgegen. Aus Sicht der Sozialversicherungsträger bedeutet dies vermiedene Aufwendungen durch verzögerte Pflegeheimeinweisung und vermiedene bzw. reduzierte Therapiekosten pflegender Angehöriger. Für den Patienten wiederum birgt der längere Verbleib in der gewohnten und vertrauten Umgebung einen positiven Einfluss auf den Krankheitsverlauf [8, 15].

Die Auswertung von IMS-Daten für das Jahr 2002 zeigt, dass AChE-Hemmer bislang wesentlich häufiger per Privatrezept (46 %) als per GKV-Rezept (24 %) verordnet werden (nach VIP-Index MAT 6/2002). Auf der Basis von Verordnungsdaten der VSA (Verrechnungsstelle süddeutscher Apotheken) wurde ein Versorgungsgrad mit AChE-Hemmern von etwa 8 % (Bayern) bzw. 12 % (Sachsen) ermittelt [14]. Konkret lässt dies vermuten, dass etwa 90 % der Alzheimer-Patienten nicht mit AChE-Hemmern versorgt werden. Auch wurden in diesem Kontext deutliche arztgruppenspezifische Unterschiede ermittelt [11]. Basierend auf einer Analyse von IMS-Daten bestätigten sie mit einer Verordnungshäufigkeit von 9 % bei Allgemeinärzten die genannten Daten. Der Versorgungsgrad bei Neurologen erwies sich mit 44 % der behandelten Patienten als deutlich höher (Abb. **4**). Interessant ist hierbei ein Vergleich der IMS-Daten mit den Resultaten eines Telefoninterviews: Während 89 % der Neurologen bzw. 64 % der Allgemeinärzte angaben, einem Verwandten AChE-Hemmer zu verordnen, wurden diese 44 bzw. sogar nur 9 % der übrigen Patienten verschrieben. Hinter diesem Verhalten lassen sich Budgetrestriktionen vermuten [11].

Hieraus wird ersichtlich, dass zur Gewährleistung einer qualitätsgesicherten und ökonomischen Versorgung von Patienten mit Demenz vom Typ Alzheimer die Korrekturen von Schnittstellenproblematiken erforderlich sind. Darüber hinaus muss weiterhin gefordert werden, dass die Kosten der Diagnose, Therapie und Langzeitpflege kontinuierlich dokumentiert und den entsprechenden Outcomes gegenübergestellt werden.

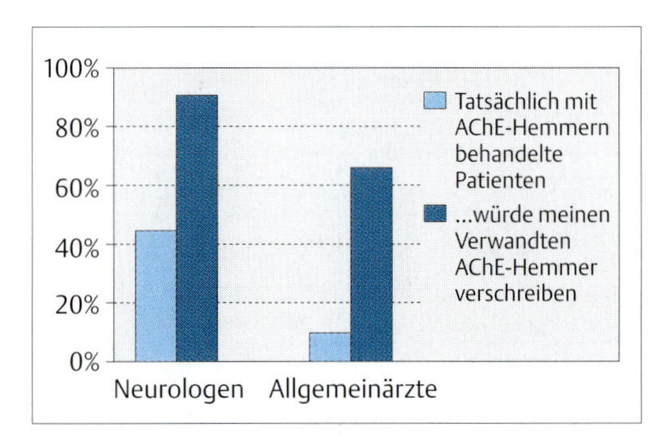

Abb. **4** Tatsächliches Verordnungsverhalten vs. für Angehörige präferierte Therapie.

Literatur

[1] Bickel H. Demenzsyndrom und Alzheimer Krankheit: Eine Schätzung des Krankenbestandes und der jährlichen Neuerkrankungen in Deutschland. Gesundheitswesen 2000; 62: 211 – 218

[2] Elwood W. Forgotten economic implications on Alzheimer disease. PharmacoEconomics & Outcomes News 1998; 167: 3 – 4

[3] Ernst RL, Hay JW. Economic research on Alzheimer disease: a review of the literature. Alzheimer Dis Ass Disord 1997; 11 (Suppl 6): 135 – 145

[4] Hallauer JF, Schons M, Smala A, Berger K: Untersuchung von Krankheitskosten bei Patienten mit Alzheimer-Erkrankung in Deutschland. Gesundh ökon Qual manag 2000; 5: 73 – 79

[5] Holmes J, Pugner K, Phillips R, Dempsey G, Cayton H. Managing Alzheimer's Disease: the cost of care per patient. Brit J Health Care Management 1998; 4 (7): 332 – 337

[6] Hux MJ, O'Brien, et al. Relation between severety of Alzheimer's disease and costs of caring. Assn Med J (CMAJ) 1998; 159 (5): 457 – 464

[7] Kern AO, Harms G, Beske F: Hirnleistungsstörungen im Alter. Kiel: IGSF 1995

[8] Kurz A. Managing the burden of Alzheimer's disease: a partnership between caregiver and physician, Eur J Neurology 1998; 5 (Suppl 4): 1 – 8

[9] McRae T, Knopman D, Duttagupta, S, Jeni J, Provenzano G. Donepezil delays time to nursing home placement in patients with Alzheimers disease. Poster presentation at the 14th Annual Meeting of the American Association of Geriatric Psychiatry, February 23 – 26, 2001, San Francisco, USA

[10] Reischies FM, Geiselmann B, Geßner R, Kanowski S, Wagner M, Wernicke F, et al. Demenz bei Hochbetagten – Ergebnisse der Berliner Altersstudie. Nervenarzt 1997; 68: 719 – 729

[11] Ruof J, Mittendorf Th., Pirk O., v.d. Schulenburg J-M, Diffusion of innovations: treatment of Alzheimer's disease in Germany; Health Policy 2002; 60: 59 – 66

[12] Schöffski O, Schulenburg I: Ökonomische Aspekte in der therapeutischen Versorgung von Demenzpatienten. Gesundheitspolitik 1999, 5: 6 – 11

[13] Schulenburg JM, Schulenburg I, Horn R, Möller HJ, Bernhardt T, Grass A, Mast O. Cost of Treatment and Care of Alzheimer's Disease in Germany. In: Wimo A, Jönnson B, Karlsson G, Winblad B (Hrsg). Health Economics in Dementia. John Wilea & Sons Ltd 1998: 218 – 230

[14] Schlager H, Schwarz F, Gassner W, Schultes H, et al. Pharm. Ztg. 2001; 39: 3383 – 3387

[15] Wimo A, Bengt W, Grafstrom M. The social consequences for families with Alzheimer's disease patients: potential impact of new drug treatment; Int J Geriat Psychatry 1999; 14: 338 – 347

4.2 Probleme der Ressourcen-Allokation in GKV und GPV

Reiner Kasperbauer

Erhebliche Ausgabensteigerungen in der Gesetzlichen Krankenversicherung (GKV), die durch die letzten Gesundheitsreformen nur kurzfristig gebremst werden konnten, fokussieren die politische Diskussion fast ausschließlich auf die reine Kostenseite; hierbei spielt der Patient eine untergeordnete Rolle. Betriebswirtschaftliche Grundsätze einer ganzheitlichen Betrachtungsweise unter Berücksichtigung der Kosten-Nutzen-Analyse sind nicht das Gebot der Stunde. Mit Einführung der Gesetzlichen Pflegeversicherung (GPV: Einheitsversicherung!) zum 1.1.1995 entschied sich der Gesetzgeber für die Steuerung der Pflegeausgaben unter dem Dach der gesetzlichen Krankenversicherungen. Diese Lösung ist betriebswirtschaftlich unter Ausschöpfen von Synergien sinnvoll.

Krankenkassen mit individuellen Beitragssätzen und einem Wettbewerb, der sich ausschließlich um den niedrigsten Beitragssatz dreht, kommen dann in Konflikte, wenn sie zu Lasten ihrer eigenen Beitragsätze – aber dennoch zum Wohle der Patienten – alle Anstrengungen unternehmen, ihre an Alzheimer erkrankten Versicherten z. B. durch aufwändige medikamentöse Versorgung (AChE-Hemmer) vor den Leistungen der Pflegeversicherung zu bewahren.

Der Gesetzgeber initiiert durch den ausschließlich beitragssatzindizierten Wettbewerb der Krankenkassen untereinander eine Verlagerung hin zur Einheitsversicherung „Pflege“.

Betrachtet man das soziale Sicherungssystem „Gesundheit“ in Deutschland ohne Partikularinteressen der GKV und PKV, so lassen neueste Untersuchungen den Schluss zu, dass trotz der Kostensteigerung im Gesundheitswesen, insbesondere bei den Ausgaben für Arzneimittel (2000 zu 2001 um 10,8 % West und 13,2 % Ost), ausreichend finanzielle Ressourcen vorhanden sind. Diese werden jedoch nicht immer dort eingesetzt, wo sie benötigt werden.

Verordnungsverhalten am Beispiel von Antidementiva

Nach einer Untersuchung von Schwabe [2] haben sich die Kosten für Antidementiva von 286 Mio. Euro (1992) auf 111 Mio. Euro (2001) verringert.

Es stellt sich die berechtigte Frage: Handelt es sich hierbei um eine Unterversorgung? [1]

Die Verordnungen nach DDD (defined daily dosis) gingen bei den Versicherten der GKV im gleichen Zeitraum von 390 Mio. auf 211 Mio. zurück.

Mit dieser Menge können laut Leitlinienvorgaben der WHO 580 000 Patienten täglich versorgt werden.

Ist-Zahlen 2001

Alzheimer-Erkrankte in Deutschland:
650 000
davon 325 000 leicht bis mittelschwer
davon 290 000 GKV-versichert

Wie erklärt sich die Differenz in Höhe von 300 000 Patienten?

Es stellt sich die Frage der Über- und Fehlversorgung.

Erstaunlich ist, dass die am häufigsten verordneten Antidementiva Ginkgoextrakte sind.

Im Jahr 2000 wurden ca. 120 Mio. DDD Gingoextrakte verordnet. Dagegen verzeichnen die AChE-Hemmer nur eine geringe Zunahme (2000 wurden 6,1 Mio. DDD verordnet). Von den 280 000 GKV-versicherten und medikamentös zu behandelnden Alzheimer-Patienten werden nur

- ca. 18 % = 50 000 mit wirksamen Medikamenten (z. B. AChE-Hemmer) versorgt, der Rest wird mit Antidementiva behandelt, die nicht als Mittel der ersten Wahl von der Arzneimittelkommission der Deutschen Ärzteschaft empfohlen werden.

Nach Aussage des Vorsitzenden der Kassenärztlichen Bundesvereinigung (KBV) Richter-Reichhelm muss der Arzt von Anfang an überlegen, welche Leistungen medizinisch unbedingt notwendig sind. Gerade daran sind die Patienten und Krankenkassen interessiert. Nimmt man jedoch die Untersuchungen von Schwabe [2] als Beispiel, darf die Glaubwürdigkeit dieser Aussage hinterfragt werden. Qualität und Behandlungssicherheit in der medizinischen Versorgung haben ihren Preis. Die Krankenkassen sind bereit, die finanziellen Mittel bereitzustellen. Es geht nicht darum, um jeden Preis zu sparen. Das Geld muss vielmehr dorthin gelenkt werden, wo es auch gebraucht wird. Zwar hängt der Bedarf an medizinischen Leistungen nicht primär vom Alter ab, sondern vom Gesundheitszustand. Gleichzeitig ist jedoch festzustellen, dass ältere Menschen eines vorgegebenen Jahrgangs im Durchschnitt gesünder sind als ihre Altersgenossen der Generation zuvor. Dennoch ist unbestritten, dass die Morbidität (Krankheitshäufigkeit und -verteilung in der Bevölkerung) mit höherem Alter zunimmt. So wurden ca. 80 % der Krankheitskosten im letzten halben Lebensjahr verursacht.

Ein Beispiel:

Mitglieder der Krankenversicherung der Rentner haben einen Anteil von ca. 21 % der gesamten Mitglieder der GKV, verursachen aber 46 % der Ausgaben für stationäre Krankenhausbehandlung.

Ausblick

Trotz der Notwendigkeit zur Ausgabenbegrenzung darf die Sinnhaftigkeit der geriatrischen Versorgung insbesondere der Alzheimer-Erkrankten nicht ausschließlich mit gesundheitsökonomischen Maßstäben bewertet werden, d. h. ob sich die geriatrische Versorgung „rechnet“.

Dies wäre für unsere Gesellschaft mit humanistischer Grundorientierung nicht akzeptabel; auch der ethische Aspekt ist ein wesentlicher Bewertungsmaßstab unserer zivilisierten Gesellschaft.

Unsere Gesellschaft ist nach wie vor von einem negativen Altenbild und andererseits von einem Jugendkult geprägt. Sie tut sich schwer, Autonomie und Kompetenz der alten Menschen anzuerkennen, und dies in einer Situation, in der die Bevölkerung zwar immer älter wird, aber dennoch den Kult der ewigen Jugend pflegt.

Sozialmedizinische und versorgungspolitisch relevante Fortschritte in der geriatrischen Versorgung sind nicht allein durch den Auf- und Ausbau effektiver und effizienter Versorgungsstrukturen zu erreichen. Diese Maßnahmen müssen flankiert werden durch die langfristige systematische Propagierung eines positiven Altenbildes, das von den Fähigkeiten und Ressourcen des alten Menschen ausgeht.

Alter darf kein Makel sein!

Literatur

[1] Hallauer JF. Versorgungsdefizite bei der Alzheimer-Krankheit. Arzneimittel Forschung Drug Research 2002; 52,4: 12

[2] Schwabe U, Paffrath D (Hrsg). Arzneiverordnungsreport 2000. Berlin, Heidelberg, New York

4.3 Zukünftige Entwicklungen / 4. Altenbericht

Johannes F. Hallauer

Im April 2002 hat die Bundesregierung den 4. Bericht zur Lage der älteren Generation in der Bundesrepublik Deutschland vorgelegt [1]. Unter dem Titel „Risiken, Lebensqualität und Versorgung Hochaltriger – unter besonderer Berücksichtigung demenzieller Erkrankungen" legt die Bundesregierung einen umfangreichen Bericht der Sachverständigenkommission für den 4. Altenbericht vor. Unter dem Vorsitz von Prof. Dr. Kanowski und Prof. Dr. Igl hat die Sachverständigenkommission einen umfassenden 400-seitigen Bericht vorgelegt, der die Situation hochaltriger Menschen in Deutschland aus gesundheits- und sozialpolitischer Sicht ausführlich wissenschaftlich aufarbeitet.

Die demografische Alterung mit einer relativen und absoluten Zunahme älterer Menschen in der deutschen Bevölkerung ist auch für die Sachverständigenkommission Ausgangspunkt der Analyse. Die erheblichen Auswirkungen auf die Finanzierbarkeit unserer Sozialversicherungssysteme ist in vorangegangenen Berichten erörtert worden. Der 4. Bericht bezieht sich spezifisch auf die Auswirkungen und Anforderungen durch Demenzerkrankungen. Im internationalen Vergleich wird festgestellt, dass die Demenzforschung in Deutschland quantitativ zurückgeblieben ist und insbesondere Untersuchungen zur Identifikation und Evaluation geriatrischer, gerontopsychiatrischer, psychosozialer und pflegerischer Interventionen zur Erhöhung der Lebensqualität sehr alter Menschen sowie Untersuchungen zur Belastung der pflegenden Angehörigen erforderlich sind. Ebenso werden internationale Vergleichsstudien zur Versorgung hochaltriger Menschen angemahnt. Die Forderung, vorhandene Forschungsdefizite abzubauen, richtet sich insbesondere an das Bundesministerium für Bildung und Forschung und erwartet die verstärkte Förderung von anwendungsbezogenen Forschungsprojekten. Dabei sind zwar die Förderprogramme des Kompetenznetzwerks Demenz im Bereich der molekulargenetischen Grundlagenforschung ebenso wie der Förderschwerpunkt Pflegeforschung anzuerkennen, jedoch bleiben die Defizite in der Interventionsforschung bestehen. Eine multidisziplinäre Hochaltrigkeitsforschung, die biomedizinische und sozialwissenschaftliche Methoden umfasst, ist bisher nur unzureichend etabliert.

Der Altenbericht beschäftigt sich ausführlich mit den finanziellen Auswirkungen der Demenz, der Wohnsituation älterer Menschen sowie sozialdemografischen Kenngrößen zum Familienstand und der Art der Lebensgemeinschaft. Im Alter von über 80 Jahren waren im Jahr 1999 ca. 35 % der Männer verwitwet, jedoch über 78 % der Frauen. Bei den Lebensformen Hochaltriger ist daher zu berücksichtigen, dass 33,8 % der Männer im Alter von über 80 Jahren in einem 1-Personen-Haushalt leben, während 65,6 % der Frauen alleinlebend sind. Isolation und Einsamkeit im hohen Alter sind daher als soziale Risiken gerade für die Bewältigung von Demenzerkrankungen stärker zu berücksichtigen.

Der 4. Altenbericht macht auf eine alarmierende Entwicklung im Bereich der Leistungen der Pflegeversicherung aufmerksam. Die Entwicklung der Heimentgelte und die Differenz zu den Pauschalleistungen der Pflegeversicherung hat sich von 1998 bis 2000 dramatisch verändert. Durch die fehlende Dynamisierung der Leistung der Pflegeversicherung und durch den gleichzeitigen Anstieg der Heimentgelte wird die Differenz zwischen Heimentgelt und den Leistungen der Pflegeversicherung immer größer (Tab. **1**). Während 1998 noch 36 bis 42 % des Heimentgelts als Eigenleistung aufgebracht werden musste, betrug der Anteil des Heimentgeltes, der nicht durch die Pflegeversicherung gedeckt wurde, im Jahr 2000 in Westdeutschland für die 3 Pflegestufen bereits 46 bis 49 %. Aufgrund der geringeren Heimentgelte liegen die Werte für Ostdeutschland günstiger. Der Anspruch der Pflegeversicherung, Armut und Inanspruchnahme von Sozialhilfeleistungen im Alter abzubauen, wird damit gravierend ausgehöhlt. Da die Heimentgelte stärker gestiegen sind als die Alterseinkommen, sind wieder mehr Heimbewohner auf Sozialhilfe angewiesen. 1998 erhöhte sich die Zahl der Sozialhilfeempfänger unter den Heimbewohner um 19 %. Besonders die

Tab. 1 Differenz zwischen dem Heimentgelt und den Pauschalleistungen der Pflegeversicherung bei vollstationärer Dauerpflege

Pflegestufe/ -stufe	1998 Euro (€)	1999	2000	1998 in Prozent des Heimentgelt	1999	2000
			Westdeutschland			
I	610	656	944	37,4	39,1	48,0
II	723	757	1087	36,1	37,2	46,0
III	1058	1056	1389	42,5	42,5	49,2
			Ostdeutschland			
I	283	346	502	21,7	25,3	32,9
II	263	345	542	17,1	21,3	29,8
III	495	602	803	25,7	29,6	35,9

in Heimen lebenden Leistungsempfänger der Pflegeversicherung sind hier betroffen. Ein Drittel der pflegebedürftigen Heimbewohner ist nicht in der Lage, aus eigenen Mitteln und von den erhaltenen Leistungen der Pflegeversicherung die Kosten des Heimaufenthalts zu bestreiten. Der Altenbericht konstatiert: „Die stationäre Pflegebedürftigkeit gerät zu einem Armutsrisiko ersten Ranges."

Zur medizinischen Versorgungssituation stellt der Altenbericht zu Recht fest, dass die Demenzerkrankungen bei Krankenhausbehandlungen auch älterer Menschen eine absolut untergeordnete Rolle spielen. Demenzerkrankungen haben für die Inanspruchnahme von stationären Leistungen in Akutkrankenhäusern eine marginale Bedeutung. Beim Arzneiverbrauch, der bei Erwachsenen mit zunehmendem Alter ansteigt, werden bei den über 80-Jährigen mehr als 1200 Tagesdosen pro Jahr, das sind mehr als 3 Medikamente pro Tag verzeichnet. Die Indikationsgruppen Diuretika, Beta-, Ca-Blocker, AChE-Hemmer, Koronarmittel und Antihypertonika stehen dabei eindeutig im Vordergrund. Auf Antidementiva entfallen lediglich 2,5 % der Tagesdosen in dieser Altersgruppe. Die Diskrepanz der Arzneimittelversorgung auf dem Indikationsgebiet Demenz, mit der Prävalenz dieser Erkrankung in der älteren Bevölkerung, wird vom Altenbericht nicht näher thematisiert. Aus dem Arzneimittelverordnungsreport [4] lässt sich jedoch eine erhebliche Untersorgung mit Antidementiva ableiten.

Ausführlich geht der Altenbericht auf die Morbidität im höheren Lebensalter ein. 30 % der über 70-Jährigen weisen 5 und mehr Diagnosen auf. Diese hohe Prävalenz von Komorbidität muss auch für die Betrachtung der Demenz beachtet werden. Demenz tritt nicht isoliert als Krankheitsgeschehen auf. Bei der überwiegenden Mehrzahl der Betroffenen liegen mehrere Erkrankungen gleichzeitig vor. Das Management dieser Erkrankungen wird durch die Demenz zusätzlich erschwert. Ein Disease-Management der Demenz darf deshalb keinesfalls eindimensional sein. Es muss die Situation der Komorbidität mit erfassen.

Aus Sicht des Altenberichts sind die familialen Ressourcen zur häuslichen Pflege Hochaltriger von besonderer Bedeutung. Von den über 2 Mio. Leistungsempfängern der Pflegeversicherung ist die Hälfte über 80 Jahre alt. Im Bereich der ambulanten Pflege werden 90 % der Pflegebedürftigen von Familienangehörigen gepflegt. Dabei übernehmen Ehepartnerinnen und Töchter die Hauptlast der Pflege (Abb. 1). Diese familialen Potenziale werden jedoch in Zukunft in geringerem Umfang zur Verfügung stehen. Nach Beurteilung des Altenberichts wird „durch zunehmende Berufstätigkeit der Töchter sowie dadurch, dass immer mehr Enkel und Enkelkinder für mehr als 2 Eltern oder mehr als 4 Großeltern als potenzielle Helferinnen und Helfer infrage kommen, das familiale Unterstützungspotenzial erheblich eingeschränkt. Die hochaltrigen Menschen werden zunehmend von alten Angehörigen betreut". Die höhere Erwerbstätigkeitsquote der Frauen und die erwünschte Mobilität auf dem Arbeitsmarkt trägt weiterhin zu einem Verlust an Pflegepotenzial bei. Daher gewinnt die Unterstützung durch Selbsthilfegruppen an Bedeutung.

Kritisch setzt sich der Altenbericht mit der Pflegesituation auseinander. Derzeit sind in Deutschland 183 782 Personen in ambulanten

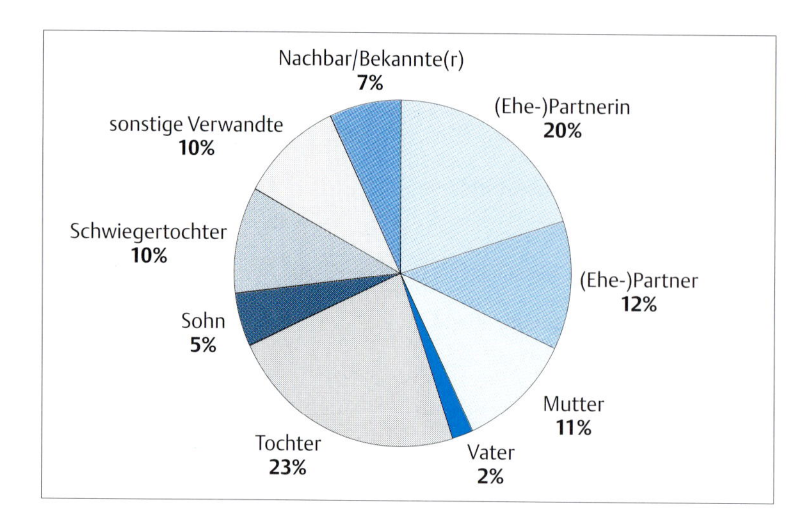

Abb. **1** Verwandtschaftsbeziehung der privaten Hauptpflegepersonen von Pflegebedürftigen in Privathaushalten, 1998.

Pflegediensten und 440940 in Altenpflegeheimen tätig. Der Anteil der ausgebildeten Pflegefachkräfte liegt im ambulanten Bereich bei 47,9 im stationären bei 30,4 %. Jeweils ein Viertel der in Altenheimen Beschäftigten hat keinen bzw. einen Berufsabschluss, der nicht zu den Gesundheits- und Sozialberufen gehört. Die geforderte Fachkraftquote von 50 % qualifiziertem Personal wird deshalb nur von 62 % der Einrichtungen erreicht. Die Voraussetzungen für eine gute Strukturqualität in der Pflege sind somit häufig nicht gegeben. Auch die ärztliche Versorgung in Einrichtungen der stationären Pflege birgt Probleme. Die Betreuung durch Hausärzte wird faktisch durch die Budgetierung für niedergelassene Ärzte eingeschränkt. Die chronisch kranken multimorbiden Patienten belasten das diagnostische, Arzneimittel- und sonstige Therapiebudget. In der Folge müssen Arztpraxen die Betreuung von Patienten im Heim einschränken. Darüber hinaus ist der betreuende Hausarzt nicht in die Heimführung oder die Therapiegestaltung einbezogen. Eine Vielzahl verschiedener Ärzte, die Bewohner im Heim betreuen, erschwert eine systematische konzeptionelle Arbeit für das Personal. Die Sachverständigenkommission greift deshalb Überlegungen zur Zuordnung von festen Heimärzten auf, die ggf. in einer an ein Heim angeschlossenen Praxis angesiedelt sein können. Die ungelöste Schnittstellenproblematik zwischen Kranken- und Pflegekasse hat auch in diesem Bereich bislang die Behandlungskontinuität für den Patienten verhindert.

Die medizinischen und sozialtherapeutischen Konzepte der Demenzbehandlung werden auch vom Altenbericht aufgearbeitet und dargestellt. Beklagt werden die Brüche in der Versorgung, die zu großen Teilen durch die Art der Finanzierung hervorgerufen werden, sowie die uneinheitlichen Therapieempfehlungen verschiedener Fachgesellschaften und Gremien. Der Bericht fordert die Verfügbarkeit der aktuell wirksamsten Therapie, die Gabe von Antidementiva, sicherzustellen. Eine altersbegründete Rationierung wird abgelehnt.

Im Themenfeld der rechtlichen Rahmenbedingungen zeigt der Bericht dem Gesetzgeber konkreten Handlungsbedarf auf. Mit den Vorschlägen zu Änderungen u. a. in SGB V, IX und XI sowie BSHG und Heimgesetz sollte sich der neue Bundestag (ab Herbst 2002) unbedingt befassen. In einem Katalog von 77 Empfehlungen gibt die Sachverständigenkommission den vordringlichen versorgungs- und sozialpolitischen Handlungsbedarf an. So empfiehlt die Kommission z. B. die regelmäßige Anpassung der Höhe der Pflegeversicherungsleistungen und hält die Leistung des Pflegeleistungs-Ergänzungsgesetzes von 460 Euro pro Jahr für qualitätsgesicherte Betreuungsleistungen der ambulanten und teilstationären professionellen Pflege für zu gering. Angesichts der umfangreichen Dokumentation der gravierenden Defizite und Strukturmängel in der Versorgung und der wissenschaftlich begründeten konkreten Änderungs- und Handlungsvorschläge wäre eine breite öffentliche und politische Debatte des Berichts zu erwarten gewesen – gleichwohl ist die Auseinandersetzung eher verhalten verlaufen. Die Stellungnahme der Bundesregierung greift die Vorschläge nur unzurei-

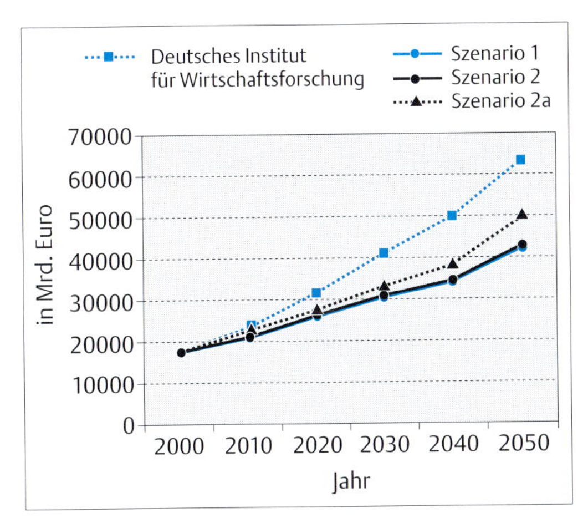

Abb. **2** Entwicklung der direkten Kosten für Demenz in Deutschland nach Szenarien der Bevölkerungsprognosen.

chend auf. Eine Umsetzung durch die Politik kann insofern kaum erwartet werden. Deshalb sollte die ausgezeichnete sachliche Grundlage des 4. Altenberichts genutzt werden, um die Verständigung über die Fakten abzuschließen und die Diskussion um die vorrangigen Reformen einzufordern und weiterzuführen.

Niederländische Untersuchungen [3] haben gezeigt, dass 5,6 % aller Aufwendungen des Gesundheitssystems für die Versorgung Demenzkranker gemacht werden. In der Altersgruppe der 65- bis 84-Jährigen liegt der Ressourcenverbrauch für Demenz mit 9,5 %, bei den über 85-Jährigen mit 22 % an der Spitze aller Krankheitsgruppen – noch vor Schlaganfall, Krebserkrankungen oder Herz-Kreislauf-Erkrankungen. Die gesundheitsökonomische Dimension der Demenz wird in Deutschland häufig unterschätzt. In Modellrechnungen unter Berücksichtigung der stadienspezifischen Kosten für die Versorgung von Alzheimer-Patienten in Deutschland haben Hallauer und Happich [2] für das Jahr 2000 einen Aufwand von 18 Mrd. Euro direkter Kosten pro Jahr ermittelt. Bei unveränderter Versorgungssituation, d. h. keine spezifische Behandlung oder Heilung, würde bei heutigen Preisen je nach demographischer Entwicklung der Gesamtaufwand im Jahr 2020 mit 26,4 bis 31,3 Mrd. Euro und im Jahr 2040 mit 34,5 bis 49,7 Mrd. Euro zu beziffern sein (Abb. **2**). Dabei bleiben indirekte Kosten und Pflegezeiten von Angehörigen unberücksichtigt. Aus gesundheitsökonomischer Sicht ist daher die Versorgung Demenzkranker ein absolut erstrangiges Thema. Durch die bislang bei Demenz eher geringe Belastung der Gesetzlichen Krankenversicherung und vornehmliche Inanspruchnahme der Pflegeversicherung ist der Blick auf die Problematik oft noch verstellt. Die dynamische Zunahme der Patientenzahlen und das gerechtfertigte Einfordern adäquater Behandlungsregime für Demenzkranke werden zu erheblich steigendem Ressourcenbedarf führen. Darauf gilt es sich vorzubereiten.

Literatur

[1] Bundesministerium für Familie, Senioren, Frauen und Jugend: Vierter Bericht zur Lage der älteren Generation, Berlin, April 2002

[2] Hallauer JF, Happich M. Economic impact of treatment of Dementia for Germany – a prognosis to 2050. ISPOR 5th Annual European Congress, Rotterdam, (2002)

[3] Meerding WJ et al. Demografic and epidemiological determinants of healthcare cost in the Netherlands: cost of illness study. BMJ 1998; 317

[4] Schwabe U, Paffrath D (Hrsg). Arzneiverordnungsreport 2001. Berlin, Heidelberg: Springer, 2001

5 Zum Stand der Diagnostik und Therapie der Demenz in Deutschland

5.1 Stand der Diagnostik

Alexander Kurz

Die Alzheimer-Kranheit (AK) ist auch heute noch eine klinische Diagnose. Die wichtigsten Informationsquellen für den diagnostischen Entscheidungsweg sind kognitive Prüfung, Befragung einer Bezugsperson und körperliche Untersuchung. Laboruntersuchungen im Blut und bildgebende Verfahren dienen vor allem dem Ausschluss anderer Ursachen der Demenz. In zunehmendem Maße können zur Sicherung der Diagnose aber Befunde aus neurochemischen Bestimmungen und aus der funktionellen Bildgebung herangezogen werden, die den neurodegenerativen Prozess und seine zerebrale Lokalisation unmittelbar nachweisen. Deshalb ist die klinische Diagnose der AK kein reines Ausschlussverfahren mehr. Nur in den seltenen autosomal dominant vererbten Fällen lässt sich die Diagnose der AK unabhängig von klinischen Befunden auch durch den Nachweis pathogener Mutationen sichern.

Die Diagnose erfüllt drei wichtige Funktionen. Erstens stellt sie klar, dass die Leistungsverluste und Verhaltensänderungen des Patienten durch eine Krankheit bedingt sind und weder eine Folge des Alters noch den Ausdruck einer Persönlichkeitsveränderung darstellen. Das entlastet den Kranken und vermeidet Missverständnisse, Schuldzuweisungen und Konflikte innerhalb der Familie. Zweitens ist die Diagnose Grundlage für die rechtzeitige Lebensplanung des Patienten und seiner Angehörigen. Dazu gehören die Entscheidungen, welches Familienmitglied primär für die Versorgung verantwortlich sein soll und wie die Pflege zu organisieren ist, aber auch Vorausverfügungen hinsichtlich der ärztlichen Behandlung, des Aufenthaltsorts und der Vermögensverwaltung. Drittens ist die Diagnose die Voraussetzung für die Therapie, vor allem im Hinblick auf den Einsatz der aktuellen für die Behandlung der AK spezifischen Medikamente.

Ein ethisches Problem im Zusammenhang mit der klinischen Diagnose betrifft die Frage, wer sie eigentlich wünscht. Oft wird der diagnostische Prozess nicht vom Patienten selbst initiiert, sondern von den Angehörigen. In solchen Fällen muss darauf geachtet werden, das Recht des Kranken auf Nichtwissen zu beachten und ihm weder die zur Diagnosefindung nötigen Untersuchungen noch die Aufklärung über deren Ergebnisse aufzuzwingen.

Entscheidungsschritte

Die gegenwärtigen Kriteriensätze beschreiben die klinische Diagnose der AK als einen Vorgang in drei Schritten. Der erste Schritt besteht im Erkennen eines Demenzsyndroms; der zweite besteht in der Identifikation des typischen Verlaufs und klinischen Erscheinungsbildes (Tab. **1**). Den dritten Schritt bildet der Ausschluss aller anderen Ursachen einer Demenz. Diese Entscheidungsschritte reichen zwar zur Klassifizierung eines Einzelfalles aus, die darin enthaltenden Informationen stellen aber weder für die therapeutischen Entscheidungen noch für die Beratung der Patienten und ihrer Angehörigen eine ausreichende Grundlage dar. Aus diesem Grund muss die Diagnostik ergänzt werden um eine Einstufung des Schweregrades, um die Erfassung von problematischen Verhaltensweisen und um eine Bestandsaufnahme erhaltener Kompetenzen.

Erhebungsinstrumente: Es ist unbedingt empfehlenswert, zur Erhebung und Dokumentation diagnostisch wichtiger Informationen standardisierte Instrumente heranzuziehen. Deren Auswahl muss sich natürlich nach der Fragestellung und der verfügbaren Untersuchungszeit richten. Kurze Screeningstests zur Identifikation von kognitiven Störungen und zur Abgrenzung gegen das gesunde Alter sind beispielsweise DemTect [13] oder TFDD [11], etwas ausführlicher ist der SKT [6]. Der am häufigsten eingesetzte Demenztest ist der Mini Mental Status Test, dessen Sensitivität aber geringer ist als die der beiden vorgenannten Verfahren [14]. Eine in Memory-Kliniken und anderen spezialisierten Einrichtungen weit verbreitete neuropsychologische Testbatterie ist die CERAD-NP [31]. Sie verlangt jedoch einen Zeitaufwand von rund 30 Minuten. Ebenfalls für die Praxis weniger geeignet, in Spe-

Tab. **1** Kriterien für Demenz bei Alzheimer-Krankheit nach ICD-10, DSM-IV und NINCDS-ADRDA

Merkmal	ICD-10	DSM-IV 1)	NINCDS-ADRDA 2)
Syndromdefinition	Demenz	Demenz	Demenz
Verlauf	bei frühem Beginn: relativ plötzlicher Beginn und rasche Progredienz bei spätem Beginn: sehr langsamer Beginn und allmähliche Progredienz	allmählicher Beginn und kontinuierliche Verschlechterung	fortschreitende Verschlechterung von Gedächtnis und anderen kognitiven Funktionen
klinisches Bild	bei frühem Beginn: zusätzlich zu Gedächtnisstörung Aphasie, Alexie, Akalkulie oder Apraxie;bei spätem Beginn: Vorherrschen der Gedächtnisstörung		Defizite in mindestens zwei kognitiven Funktionen
Ausschlussbedingung	kein Hinweis auf eine andere Ursache der Demenz	keine anderen zerebralen oder systemischen oder funktionellen Krankheiten, die eine Demenz verursachen können	keine systemischen oder zerebralen Krankheiten, die als Ursache der fortschreitendenden Defizite des Gedächtnisses und anderer kognitiver Funktionen infrage kommen
stützende Merkmale			fortschreitende Störung von Sprache, Praxie, Gnosie, Beeinträchtigung von Alltagsfunktionen, Verhaltensänderungen, Sekundärfälle in der Familie, normaler Liquor, normales oder unspezifisch verändertes EEG Atrophie im CT mit Zunahme bei wiederholter Untersuchung
mit der Diagnose vereinbarte Merkmale			Plateaus im Fortschreiten der Krankheit, affektive und psychotische Symptome, erhöhter Muskeltonus, Myoklonus und Gangstörung im fortgeschrittenen Stadium, normales CT
der Diagnose widersprechende Merkmale			plötzlicher, apoplektischer Beginn, fokale neurologische Befunde, Krampfanfälle oder Gangstörung früh im Krankheitsverlauf
Alter			Beginn zwischen 40 und 90 Jahren

1) auf Achse III muss 331= Alzheimer-Krankheit eingetragen werden
2) Kriterien für wahrscheinliche Alzheimer-Krankheit.

Tab. **2** Laborprogramm zum Ausschluss anderer Demenzursachen

Anwendung bei	Labormethode
allen Patienten	großes Blutbild klinische Chemie Elektrolyte TPHA (Treponema-pallidum-Hämoglutations-Assay) Vitamin B_{12} und Folat TSH basal
Risikopersonen	HIV-Test

zialeinrichtungen jedoch sehr nützlich, sind Instrumente zur Erfassung von Einschränkungen der Alltagsbewältigung wie BAYER-ADL [10] oder NOSGER [29] sowie Skalen zur Abbildung nicht-kognitiver Symptome wie NPI [5].

Ausschließende und verträgliche Befunde: Wichtige Informationen für den Ausschluss anderer Demenz verursachender zerebraler, systemischer oder substanzinduzierter Erkrankungen liefern neben einer gründlichen körperlich-neurologischen Untersuchung Laborbestimmungen (Tab. **2**) sowie strukturdarstellende bildgebende Verfahren. Die kraniale Computertomographie (CT) oder die Magnetresonanztomographie (MRT) geben Auskunft über Hirninfarkte, Tumore, Blutungen oder Missbildungen. Bei der Erstuntersuchung eines Demenzpatienten sollte zumindest ein CT angefertigt werden. Als Ausnahme können nur Patienten mit einem typischen klinischen Bild gelten, bei denen ein langer Verlaufszeitraum überblickbar ist und die keinerlei neurologische Symptome aufweisen. Einzelne lakunäre Infarkte an nicht strategischen Stellen sind mit der Diagnose verträglich. Der Nachweis hirnatrophischer Veränderungen ist ein unspezifischer Befund und beweist die Diagnose nicht; ebenso wenig spricht das Fehlen einer Hirnatrophie gegen sie. Das Vorhandensein von periventrikulären Dichteminderungen der weißen Substanz (Leukoaraiose) ist ebenfalls unspezifisch [3].

Validität der klinischen Diagnose

Die klinischen Diagnosekriterien erreichen eine bemerkenswert hohe Treffsicherheit im Vergleich zum neuropathologischen Befund bei Autopsie. Besonders gut untersucht ist in dieser Hinsicht die Definition der NINCDS-ADRDA-Arbeitsgruppe. Aufgrund von mehreren Studien an großen Patientenkollektiven liegt die Validität der klinischen Diagnose zwischen 80 und 90% [24]. Diese hohen Validitätsraten werden vermutlich nur von spezialisierten Zentren erreicht, die sich mit ausgelesenen Stichproben beschäftigen und zum Teil mehrjährige Krankheitsverläufe überblicken. Unter Praxisbedingungen und bei Patienten, die nur ein einziges Mal und obendrein in einem frühen Krankheitsstadium gesehen werden, dürfte die diagnostische Trefferrate weit unter den genannten Zahlen liegen. Sie sollten nicht darüber hinwegtäuschen, dass die richtige diagnostische Einordnung einer leichtgradigen Demenz oft schwierig ist.

Sicherung der Diagnose

Die klinische Diagnose der AK ist lediglich eine Wahrscheinlichkeitsaussage. Der Sicherheitsgrad der Diagnose kann, lässt sich durch bildgebende Verfahren, durch neurochemische Untersuchungen und durch genetische Bestimmungen erhöhen.

Strukturdarstellende Bildgebung: Die Hippokampus-Formation gehört zu den Hirnarealen, die am frühesten und stärksten von den morphologischen Veränderungen betroffen sind. Atrophische Veränderungen des Hippokampus sind bei Alzheimer-Patienten häufiger anzutreffen als bei gleichaltrigen kognitiv Gesunden [12] und finden sich bereits im frühen Demenzstadium [17]. Für die Einzelfalldiagnostik lässt sich der Befund einer Hippokampus-Atrophie wegen der breiten Überlappung zwischen Patienten und Kontrollpersonen für die Einzelfalldiagnostik nicht nutzen. Darüber hinaus kommen atrophische Veränderungen der Temporallappenstrukturen nicht nur bei der AK vor, sondern auch bei anderen Demenzursachen, beispielsweise bei zerebrovaskulären Krankheiten und bei der Parkinson-Krankheit [16]. Eine größere Aussagekraft als Querschnittsbefunde haben Verlaufsuntersuchungen. Bei Alzheimer-Patienten lässt sich im Abstand von rund einem Jahr eine Zunahme der atrophischen Veränderungen von rund 10% nachweisen, während bei kognitiv gesunden gleichaltrigen Personen die Atrophierate zehnmal geringer ist [28]. Bei Patienten mit leichter kognitiver Störung ist eine erhöhte Rate der Hippokampusatrophie mit dem Fortschreiten der kognitiven Symptome verbunden [7]. Auch die Seitenventrikel zeigen bei wiederholter Untersuchung eine deutliche Größenzunahme.

Funktionsdarstellende Bildgebung: Untersuchungen des regionalen Glukosestoffwechsels mit der Positronen-Emissionstomographie (PET) und die etwas weniger sensitive Messung der regionalen Hirnduchblutung mit der Single-Photon-Emissionstomographie (SPET) gestatten es, bei vielen Patienten die typische temporo-parietale Lokalisation des neurodegenerativen Prozesses in vivo darzustellen [9, 32]. Bei Patienten mit leichtgradiger Demenz ist die Schädigung des Hirngewebes aber oft nicht ausgeprägt genug, um sich in einer Minderung des Stoffwechsels oder der Hirnperfusion niederzuschlagen. In diesen Fällen können die Befunde der funktionsdarstellenden bildgebenden Verfahren negativ sein, ohne dass dies der Diagnose widerspräche. Erschwert wird die klinische Interpretation von PET- und SPET-Ergebnissen auch durch den Umstand, dass nicht genügend Erfahrung über die Häufigkeit von falsch positiven Befunden bei kognitiv gesunden älteren Personen vorliegen. Bei der Bewertung der funktionellen Verfahren müssen die hirnstrukturellen Befunde berücksichtigt werden. Die frühesten Auffälligkeiten in der PET scheint eine Asymmetrie der Stoffwechselraten zwischen dem linken und rechten Temporallappen zu sein.

Elektrophysiologische Methoden: Während das native EEG für die Sicherung der Diagnose der AK wenig hilfreich ist, kann die quantitative und topografische EEG-Auswertung ähnlich wie die funktionellen bildgebenden Verfahren Information über die Verteilung des Krankheitsprozesses im Gehirn liefern [23].

Apolipoprotein-E-Genotypisierung: Das e4-Allel des Apolipoprotein-E(ApoE)-Gens auf Chromosom 12 ist nach dem höheren Lebensalter der wichtigste derzeit bekannte Risikofaktor für die AK [27]. Zur Sicherung der klinischen Diagnose kann die ApoE-Genotypisierung jedoch nicht beitragen. Der Nachweis des Allels erhöht lediglich die Wahrscheinlichkeit, dass eine vorliegende Demenz durch die Alzheimer-Krankheit verursacht wird, schließt aber andere Demenzursachen keineswegs aus [21]. Als prädiktiver Test bei asymptomatischen Personen eignet sich die ApoE-Genotypisierung beim gegenwärtigen Wissensstand auf keinen Fall [1].

Neurochemische Indikatoren: Die Suche nach neurochemischen Indikatoren der AK geht von der Überlegung aus, die pathophysiologischen Vorgänge an Nervenzellen und Synapsen im Blut, im Liquor oder in peripheren Geweben nachweisen zu können. Solche Indikatoren könnten nicht nur bei der Verbesserung der Diagnostik eine Rolle spielen. Möglicherweise würden sie sich auch dazu eignen, das Ansprechen auf bestimmte Therapieformen vorherzusagen, was auf klinischer Grundlage bisher nicht möglich ist. Beim Untergang von Nervenzellen wird die zytosolische Fraktion des Tau-Proteins in den Extrazellulärraum freigesetzt und gelangt von dort aus in den Liquor. Untersuchungen von zahlreichen Arbeitsgruppen haben übereinstimmend ergeben, dass die Tau-Konzentration im Liquor bei Alzheimer-Patienten im Vergleich zu gleichaltrigen kognitiv gesunden Personen deutlich erhöht ist [8, 25]. Allerdings handelt es sich hierbei um einen nosologisch unspezifischen Befund, denn eine Tau-Erhöhung findet sich auch bei anderen demenzverursachenden Krankheiten, etwa bei frontotemporalen Degenerationen und bei zerebrovaskulären Krankheiten. Ein weiterer unspezifischer Liquormarker der neuronalen Degeneration ist die Erhöhung eines Präsenilin-1-Schleifenfragments [22]. Als Folge der verstärkten Amyloidablagerung im Hirngewebe ist die Konzentration von β-Amyloid im Liquor bei Alzheimer-Patienten im Vergleich zu gesunden Kontrollpersonen herabgesetzt [8]. Über die nosologische Spezifität dieses Befundes ist bisher wenig bekannt. Die Kombination von erhöhtem Tau und erniedrigtem β-Amyloid im Liquor erlaubt eine Unterscheidung zwischen Alzheimer-Patienten und gesunden Probanden mit einer sehr hohen Sensitivität und Spezifität.

Diagnostische genetische Tests: In einigen wenigen Familien mit autosomal dominant vererbter AK können die pathogenen Mutationen in den Genen für das Amyloid-Vorläuferprotein, für Präsenilin-1 und für Präsenilin-2 bei den betroffenen Familienmitgliedern nachgewiesen werden, wodurch die Diagnose gesichert ist [18]. Im Unterschied zu einer klinischen Diagnose erstreckt sich die Aussage eines solchen diagnostischen Tests auf genetischer Grundlage auch auf andere Familienmitglieder, denn die Geschwister und Nachkommen des Trägers einer pathogenen Mutation haben eine Wahrscheinlichkeit von 50 %, das Krankheitsgen ebenfalls geerbt zu haben. Der Nachweis einer Mutation bei einem einzelnen Familienmitglied kann also das Krankheitsrisiko bei mehreren anderen Familienmitgliedern deutlich erhöhen. Wegen der damit verbundenen psychologischen und ethischen Probleme sollten genetisch-diagnostische Tests ebenso wie genetisch-prädiktive Tests nur durch humangenetische Institute vorgenommen werden.

Differenzialdiagnose

Die Gegenüberstellung von klinischen und neuropathologischen Diagnosen geben Aufschluss über die wichtigsten Irrtumsmöglichkeiten. Am häufigsten werden zerebrovaskuläre Krankheiten, Parkinson-Krankheit, frontotemporale Degenerationen und Lewy-Körper-Krankheit als AK fehldiagnostiziert [15]. Daraus geht hervor, dass es drei Hauptgründe für differenzialdiagnostische Entscheidungsschwierigkeiten gibt: unspezifische zerebrovaskuläre Befunde, neurologische Symptome und einseitige Akzentuierung des psychopathologischen Bildes (Tab. **3**).

Interpretation zerebrovaskulärer Befunde: Der häufigste Grund, sich zu Unrecht gegen die Diagnose einer AK zu entscheiden, ist die Überbewertung von zerebrovaskulären Zufallsbefunden als Ursache einer vorliegenden Demenz. Um diesen Fehler zu vermeiden, muss nach diagnostischen Kriterien für die *zerebrovaskuläre Demenz* [26] das Vorliegen einer zerebrovaskulären Krankheit mit Hilfe von bildgebenden Verfahren, zusätzlich aber auch durch den Nachweis von fokalen neurologischen Symptomen belegt werden. Darüber hinaus fordern diese Kriterien die Begründung eines ursächlichen Zusammenhangs, der sich aus einem plötzlichen Beginn der kognitiven Störungen unmittelbar nach einem Schlaganfall oder durch eine eindeutig schrittweise Verschlechterung ergeben kann. Natürlich können Alzheimer-Krankheit und zerebrovaskuläre Krank-

Tab. **3** Wichtige Differenzialdiagnosen der Alzheimer-Krankheit

klinische Besonderheit	differenzialdiagnostische Erwägung	gegen die Diagnose AK spricht
zerebrovaskuläre Befunde	Demenz bei zerebrovaskulärer Krankheit	zerebrovaskuläre Ursachen in zeitlichem Zusammenhang mit Auftreten oder Verschlechterung der Demenz
Parkinson-ähnliche Bewegungsstörungen	Demenz bei Parkinson-Krankheit	motorische Störungen zeitlich vor kognitiven Störungen, ausgeprägte Verlangsamung, keine Sprachstörung
	Demenz bei diffuser Lewy-Körper-Krankheit	optische Halluzinationen, starke Schwankungen des kognitiven Befundes, Unverträglichkeit von Neuroleptika
Myoklonus	Demenz bei Creutzfeldt-Jakob-Krankheit	sehr rasche Progredienz, Ataxie, kein temporoparietales Muster in funktioneller Bildgebung
Harninkontinenz	Demenz bei Normaldruck-Hydrozephalus	Inkontinenz zeitlich vor Demenz, hochgradige Ventrikelerweiterung, verstrichene Hirnwindungsfurchen
Gedächtnisstörung im Vordergrund	Demenz bei Hippokampus-Sklerose	nur temporale Defizite in funktioneller Bildgebung
Persönlichkeitsveränderung im Vordergrund	Demenz bei frontotemporaler Degeneration	Persönlichkeitsveränderung tritt vor Gedächtnisstörung auf, Verödung der Sprache, nur frontale Defizite in funktioneller Bildgebung
Sprachstörungen im Vordergrund	primär progressive Aphasie	nicht-flüssige Aphasie, Gedächtnisstörungen gering, keine Leistungsminderung im Alltag, nur temporale Defizite in funktioneller Bildgebung
Störung räumlicher Leistungen im Vordergrund	posteriore kortikale Atrophie	Gedächtnisstörungen gering, keine Leistungsminderung im Alltag, nur parietale Defizite in funktioneller Bildgebung
depressive Verstimmung im Vordergrund	depressive Episode	affektive Veränderung zeitlich vor kognitiver Störung, Orientierung erhalten, keine Minderung der Alltagskompetenz durch kognitive Einschränkungen

heiten auch als Ursachen einer Demenz zusammentreffen. Für diese Mischformen sieht die ICD-10 die Kategorie der atypischen oder gemischten Form der Alzheimer-Krankheit vor. Im DSM-IV gelten Mischfälle als Demenzen mit multipler Ätiologie. Nach den NINCDS-ADRDA-Kriterien werden die Mischformen der Möglichen Alzheimer-Krankheit zugeordnet.

Interpretation neurologischer Symptome: Zu einem zweiten differenzialdiagnostischen Abgrenzungsproblem führen die neurologischen Symptome, die im mittleren klinischen Stadium der Alzheimer-Krankheit auftreten können. Sie legen die Verwechslung mit Krankheiten nahe, die ebenfalls Bewegungsstörungen, Harninkontinenz und Myoklonie hervorrufen können. Bei der *Parkinson-Krankheit* gehen die typischen motorischen Phänomene den kognitiven Veränderungen zeitlich weit voraus. Das kognitive Symptomprofil ist durch eine ausgeprägte Verlangsamung gekennzeichnet, während Sprachstörungen fehlen. Die *diffuse Lewy-Körper-Krankheit* unterscheidet sich von der AK durch leichtgradige extrapyramidalmotorische Störungen, schwankendes kognitives Leistungsniveau, ausgeprägte optische Halluzinationen und Unverträglichkeit von Neuroleptika [19]. Die Harninkontinenz ist wegweisend für die Diagnose eines Normaldruck-Hydrozephalus. Hier tritt sie jedoch zeitlich nach einer Gangapraxie und vor einer Demenz auf. Das Vorhandensein von Myoklonien lässt differenzialdiagnostisch an eine *Creutzfeldt-Jakob-Krankheit* denken. Diese verläuft jedoch erheblich rascher als die Alzheimer-Krankheit, geht häufig mit einer Ataxie einher und zeigt in der funktionellen Bildgebung kein temporoparietales Ausfallsmuster.

Interpretation atypischer klinischer Bilder: Die dritte Art der differenzialdiagnostischen Schwierigkeiten entsteht aus einer einseitigen Akzentuierung der psychopathologischen Systeme. Ein gedächtnisbetontes kognitives Störungsprofil, wie es besonders bei sehr alten Alzheimer-Patienten vorkommt, findet sich auch bei der seltenen *Hippokampus-Sklerose* [4]. Das auf den Temporallappen beschränkte Defizit in funktionellen bildgebenden Verfahren kann bei der Unterscheidung von der Alzheimer-Krankheit helfen. Die sprachbetonte Variante der Alzheimer-Krankheit nähert sich phänomenologisch dem Bild der *primär progressiven Aphasie*. Diese ist der klinische Ausdruck einer unspezifischen Degeneration des Temporallappens mit allmählich fortschreitenden, isolierten Sprachstörungen, die über viele Jahre nicht zu wesentlichen Behinderungen im Alltag führen und erst im Endstadium in eine generalisierte Demenz von frontaler Prägung übergehen [20]. Auch hier sind die Ausfälle in der funktionellen Bildgebung auf den Temporallappen begrenzt, ferner hat die Sprachstörung den Charakter einer nicht flüssigen Aphasie. Wenn bei der Alzheimer-Krankheit die Störungen räumlicher Leistungen im Vordergrund des klinischen Bildes stehen, liegt eine Verwechslung mit der *posterioren kortikalen Atrophie* nahe [2]. Sie äußert sich in fortschreitenden Störungen bei visuokonstruktiven Aufgaben trotz gut erhaltener Gedächtnisleistung und Urteilsfähigkeit und führt nicht zu einer Minderung der Alltagskompetenz. Das Vorherrschen von Veränderungen der Persönlichkeit und des Sozialverhaltens kann zur Verkennung der Alzheimer-Krankheit als *frontotemporale Degeneration* Anlass geben. Zur Abgrenzung ist die zeitliche Reihenfolge des Auftretens von Symptomen wegweisend. Bei der Alzheimer-Krankheit treten Gedächtnis- und Orientierungsstörungen immer vor den Persönlichkeitsveränderungen auf, bei den frontotemporalen Degenerationen ist die Reihenfolge umgekehrt. Depressive Verstimmung und Antriebsminderung sind besonders im frühen Stadium der Alzheimer-Krankheit häufig. Sie können die noch gering ausgeprägten kognitiven Störungen überlagern, so dass die Symptomatik zunächst als rein affektiv imponiert. Kognitive Störungen im Rahmen einer *depressiven Episode* sind zeitlich den affektiven Veränderungen nachgeordnet und in der Regel leichtgradig. Sie führen nicht zu Orientierungsstörungen, gehen nicht mit Einschränkungen der Sprache, der Handhabung von Objekten, des Gegenstandserkennens oder der räumlichen Leistungen einher und rufen für sich betrachtet keine Beeinträchtigung der Alltagskompetenz hervor [30].

Literatur

[1] American-College-of-Medical-Genetics. Consensus statement: statement on use of apolipoprotein E testing for Alzheimer disease. JAMA 1995; 274: 1627 – 1629

[2] Benson DF, Davis RJ, Snyder BD. Posterior cortical atrophy. Arch Neurol 1988; 45: 789 – 793

[3] Bowen BC, Barker WW, Loewenstein DA, Sheldon J, Duara R. MR signal abnormalities in memory disorder and dementia. AJNR 1990; 11: 283 – 290

[4] Corey-Bloom J, Sbbagh MN, Bondi MW, Hansen L, alford MF, Masliah E, Thal LJ. Hippocampal sclerosis contributes to dementia in the elderly. Neurology 1997; 48: 154 - 160

[5] Cummings JL, Mega M, Gray K, Rosenberg-Thompson S, Carusi DA, Gornbein J. The Neuropsychiatric Inventory: Comprehensive assessment of psychopathology in dementia. Neurology 1994; 44: 2308 - 2314

[6] Erzigkeit H. SKT. Ein Kurztest zur Erfassung von Gedächtnis- und Aufmerksamkeitsstörungen. Weinheim: Beltz, 1989

[7] Fox NC, Warringtn EK, Stevens JM, Rossor MN. Atrophy of the hippocampal formation in early familial Alzheimer's disease. A longitudinal MRI study of at-risk members of a family with an amyloid precursor protein 717 Val-Gly mutation. Ann NY Acad Sci 1996; 777: 226 - 232

[8] Galasko D, Chang L, Motter R, Clark CM, Kaye J, Knopman D, Thomas R, Kholodenko D, Schenk D, Lieberburg I, et al. High cerebrospinal fluid tau and low amyloid beta 42 levels in the clinical diagnosis of Alzheimer disease and relation to apolipoprotein E genotype. Arch Neurol 1998; 55: 937 - 945

[9] Herholz K. FDG PET and differential diagnosis of dementia. Alz Dis Assoc Disord 1995; 9: 6 - 16

[10] Hindmarch I, Lehfeld H, de-Jongh P, Erzigkeit H. The Bayer Activites of Daily Living Scale (B-ADL). Dement Geriatr Cogn Disord 1998; 9: 20 - 26

[11] Ihl R, Grass-Kapanke B. Test zur Früherkennung von Demenzen mit Depressionsabgrenzung. 2000

[12] Jack CR, Petersen RC, O'Brien PC, Tangalos EG. MR-based hippocampal volumetry in the diagnosis of Alzheimer's disease. Neurology 1992; 42: 183 - 188

[13] Kessler J, Calabrese P, Kalbe E, Berger F. DemTect: Ein neues Screening-Verfahren zur Unterstützung der Demenzdiagnostik. Psycho 2000; 26: 1 - 4

[14] Kessler J, Markowitsch HJ, Denzler PE. Mini-Mental-Status-Test. Deutsche Fassung. Weinheim: Beltz 1990

[15] Klatka LA, Schiffer RB, Powers JM, Kazee AM. Incorrect diagnosis of Alzheimer's disease. A clinicopathologic study. Arch Neurol 1996; 53: 35 - 42

[16] Laakso MP, Partanen K, Riekkinen P, Lehtovirta M, Helkala EL, Hallikainen M, Hänninen T, Vainio P, Soininen H. Hippocampal volumes in Alzheimer's disease, Parkinson's disease with and without dementia, and in vascular dementia: an MRI study. Neurology 1996; 46: 678 - 681

[17] Lehinicy SM, Baulac M, Chivas J. Amygdalo-hippocampal MR volume measurements in the early stages of Alzheimer disease. AJNR 1994; 15: 927 - 937

[18] Lovestone S. The genetics of Alzheimer's disease-new opportunities and new challenges. Int J Geriatr Psychiatry 1996; 11: 491 - 497

[19] McKeith IG, Galasko D, Kosaka K, Perry EK, Dickson DW, Hansen LA, Salmon DP, Lowe J, Mirra SS, Byrne EJ, et al. Consensus guidelines for the clinical and pathologic diagnosis of dementia with Lewy bodies (DLB): Report of the consortium on DLB international workshop. Neurology 1996; 47: 1113 - 1124

[20] Mesulam MM. Primary progressive aphasia-differentiation from Alzheimer's disease. Ann Neurol 1987; 22: 533 - 534

[21] Müller U, Kurz A, Lauter H, Altland K. Aktuelle Gesichtspunkte zur Genetik neurodenegerativer dementieller Erkrankungen. In: Wächtler C, RD Hirsch, R Kortus,G Stoppe (Hrsg). Demenz: die Herausforderung. Singen: Egbert Ramin, 1996: 15 - 24

[22] Müller-Thomsen T, Müller D, Deng A, mann U, Velden J, Kim TW, Tanzi RE, Hock C, Growdon JH, Nitsch RM. A novel secretory presenilin 1 loop fragment in cerebrospinal fluid: Elevated levels in sporadic Alzheimer's disease. Neurobiol Aging 1998; 19: S82

[23] Passero S, Rocchi R, Vatti G, Burgalassi L, Battistini N. Quantitative EEG mapping, regional cerebral blood flow, and neuropsychological function in Alzheimer's disease. Dementia 1995; 6: 148 - 156

[24] Rasmusson DX, Brandt J, Steele C, Hedreen JC, Troncoso JC, Folstein MF. Accuracy of clinical diagnosis of Alzheimer disease and clinical features of patients with non-Alzheimer disease neuropathology. Alz Dis Assoc Disord 1996; 10: 180 - 188

[25] Riemenschneider M, Buch K, Schmolke M, Kurz A, Guder WG. Cerebrospinal protein tau is elevated in early Alzheimer's disease. Neurosci Lett in press 1996

[26] Román GC, Tatemichi TK, Erkinjuntti T, Cummings JL, Maseu JC, Garcia JH, Amaducci L, Orgogozo JM, Brun A, Hofman A, et al. Vascular dementia: diagnostic criteria for research studies: report of the NINDS-AIREN International Workshop. Neurology 1993; 43: 250 - 260

[27] Roses AD. Apolipoprotein E genotyping in the differential diagnosis, not prediction, of Alzheimer's disease. Ann Neurol 1995; 38: 6 - 14

[28] Smith AD, Jobst KA, Edmonds Z, Hindley NJ, King EMF. Neuroimaging and early Alzheimer's disease. Lancet 1996; 348: 829 - 830

[29] Spiegel R, Brunner C, Ermini-Fünfschilling D, Monsch A, Notter M, Puxty J, Tremmel L. A new behavioral assessment scale for geriatric out- and in-patients: the NOSGER (Nurses' Observation Scale for Geriatric Patients). J Am Geriatr Soc 191; 39: 339 - 347

[30] Stoppe G, Staedt J. Die frühe diagnostische Differenzierung primär dementer von primär depressiven Syndromen im Alter - ein Beitrag zur Pseudodemenzdiskussion. Fortschr Neurol Psychiat 1994; 61: 172 – 182

[31] Thalmann B, Monsch AU. CERAD. The Consortium to Establish a Registry for Alzheimer's Disease. Neuropsychologische Testbatterie. Basel: Memory Clinic Basel 1997

[32] Waldemar G. Functional brain imaging with SPECT in normal aging and dementia. Methodological, pathophysiological, and diagnostic aspects. Cerebrovasc Brain Metab Rev 1995; 7: 89 – 130

5.2 Stand der Pharmakotherapie

Joachim Demling und Johannes Kornhuber

Kernaussagen

- In Deutschland ist die Verordnung von Antidementiva/Nootropika seit Anfang der 1990er Jahre insgesamt erheblich zurückgegangen.
- Unzureichende und uneinheitlich angewandte klinische Untersuchungsinstrumente und diagnostische Heterogenität der Patientenpopulationen mindern die Aussagekraft älterer Studien zur Wirksamkeit von Nootropika.
- Führend in der Verordnungshäufigkeit der Antidementiva (Nootropika) waren im Jahr 2000 mit weitem Abstand Ginkgo-biloba-Präparate, gefolgt von den Gruppen der piracetam- und der dihydroergotoxinhaltigen Medikamente. Von den Substanzen mit definiertem Wirkmechanismus lag Memantine an der Spitze der Verordnungen.
- Die Acetylcholinesterase-Hemmer haben die behördliche Zulassung für die Behandlung von leichten und mittelschweren Demenzen vom Alzheimer-Typ. Die Verordnungszahlen sind noch relativ gering, zeigen aber steigende Tendenz. Die Marktzulassung von Memantine für die Behandlung mittelschwerer bis schwerer Alzheimerdemenzen ist 2002 erfolgt.
- Für einige der Antidementiva mit definiertem Wirkmechanismus konnten Wirksamkeitsnachweise bei vaskulären Demenzen bzw. Mischformen und anderen Demenzen sowie bei fortgeschrittenen Demenzstadien erbracht werden.
- Ärztlicherseits bestehen weiterhin Vorbehalte gegen die Anwendung von Antidementiva/Nootropika, denen noch immer der Ruch der „umstrittenen Wirksamkeit“ anhaftet. Hemmend auf die Verordnungspraxis wirken auch Budgetaspekte (höhere Tagesbehandlungskosten moderner Antidementiva).
- Pharmakoökonomische Berechnungen belegen demgegenüber Spareffekte durch den mittel- bis längerfristigen Einsatz von Antidementiva.
- Medikamente mit nachgewiesener Wirksamkeit werden noch zu selten und bezüglich Zeitdauer und wohl auch Dosierung zu wenig konsequent eingesetzt. Angesichts günstiger Kosten-Nutzen-Relationen zeigen aktuelle Verordnungszahlen von Antidementiva, dass demenziell erkrankte Patienten in Deutschland medikamentös unterversorgt sind.
- Wünschenswert sind genauere Erkenntnisse zur Wirksamkeit von Antidementiva (Nootropika) gegen unterschiedliche Formen und Schweregrade von Demenzen (Differenzialindikation), zur Kombinationsbehandlung mit Antidementiva/Nootropika und zur Frage der medikamentösen Strategie bei mangelhaftem oder fehlendem Ansprechen auf ein Präparat.

Was sind Antidementiva / Nootropika?

Antidementiva (ältere Bezeichnung: Nootropika) sind zentralnervös wirksame Arzneimittel, die höhere integrative Hirnfunktionen (Gedächtnis, Lernen, Auffassungs-, Denk- und Konzentrationsfähigkeit) verbessern sollen. Hauptindikationsgebiet sind die zerebralen Leistungsstörungen im Rahmen des hirnorganischen Psychosyndroms bzw. demenzieller Erkrankungen, speziell im höheren Lebensalter. Als Antidementiva im engeren Sinne werden Substanzen bezeichnet, die nach aktuell gültigen Kriterien für die Indikation (Alzheimer-)Demenz klinisch geprüft und als wirksam befunden wurden.

Nach den Leitlinien der Europäischen Union zur klinischen Prüfung von Antidementiva [2] wird zum Wirksamkeitsnachweis eine Besserung der Symptomatik auf mindestens zwei der folgenden Ebenen gefordert:

- Kognition (kognitive Ebene)
- Aktivitäten des täglichen Lebens (funktionale Ebene)
- klinischer Gesamteindruck (globale Ebene)

Die Besserung der Kognition (Gedächtnis, Erinnerungs- und Konzentrationsvermögen, Denkabläufe) ist dabei obligat.

Den Wirksamkeitsprüfungen der älteren Substanzen lag größtenteils keine ätiologische Differenzierung der Demenzen (z. B. primär degenerativ, wie Morbus Alzheimer; vaskulär) zugrunde, Indikationen waren vielmehr Syndrome wie „Hirnleistungsstörungen“ oder „hirnorganisches Psychosyndrom“. Die neueren Substanzen wurden hingegen speziell auf ihre Wirksamkeit gegen die (begrifflich schärfer definierte) Demenz bzw. Demenz vom Alzheimer-Typ (DAT) getestet.

Welche Medikamente sind in Deutschland zur Behandlung von Demenzen und Hirnleistungsstörungen behördlich zugelassen?

In Deutschland ist eine Reihe von Antidementiva (Nootropika) vom Bundesinstitut für Arzneimittel und Medizinprodukte (BfArM) im Rahmen der Aufbereitung positiv monografiert und nach dem Arzneimittelgesetz für die Behandlung von Demenzen bzw. hirnorganischen Leistungsstörungen zugelassen.

Die wichtigsten auf dem deutschen Markt befindlichen Antidementiva (Nootropika) sind in Tab. **1** und **2** kurz charakterisiert.

Bewertungen und Anmerkungen

Acetylcholin-Esterasehemmstoffe (Donepezil, Galantamin, Rivastigmin, Tacrin): Die AChE-Hemmer sind für die Behandlung der leichten bis mittelschweren Alzheimer-Demenz zugelassen. Zu jeder der Substanzen liegen umfangreiche kontrollierte klinische Studien nach den CPMP- Kriterien vor [12]. Die Studien zur Wirksamkeit zeigen für jedes Einzelpräparat wie auch für die gesamte Gruppe der AChE-Hemmer ein Maß an Konsistenz, wie es für die älteren Nootropika nicht erbracht wurde [9]. Für Donepezil und Galantamin liegen zudem positive kontrollierte Studien zur Wirksamkeit (Besserung, Funktionserhalt) bei vaskulären Demenzen vor, für Rivastigmin positive kontrollierte Studien zur Wirksamkeit bei vaskulärer bzw. bei Lewy-Körperchen-Demenz. Tacrin wird aufgrund unerwünschter Nebeneffekte inzwischen weitgehend nicht mehr angewendet.

Co-Dergocrin-Mesilat: Trotz signifikanter Ergebnisse bei seniler Hirnleistungsschwäche in älteren Studien ist eine klinisch relevante Wirksamkeit weiterhin umstritten. Kein Wirkungsnachweis bei Morbus Alzheimer [12].

Ginkgo-biloba-Extrakt: Nach einer Reihe kontrollierter Studien mit positiven Ergebnissen konnte in der neuesten internationalen Studie auf allen drei Beobachtungsebenen kein Unterschied zu Plazebo gefunden werden; allerdings wurde die Aussagekraft dieser Studie aus methodischen Gründen bezweifelt. Eine Metaanalyse, in der die zuletzt genannte Studie nicht berücksichtigt wurde, bestätigt eine Plazeboüberlegenheit von Ginkgoextrakt.

Memantin(e): Nach kontrollierten Studien, die z. T. erst in Abstractform publiziert sind, signifikante Wirksamkeit bei leichter bis mittelschwerer Alzheimer-Demenz, vaskulärer Demenz und Mischformen. In plazebokontrollierten Studien an Patienten mit mittelschweren bis schweren Demenzen unterschiedlicher Ätiologie signifikante Besserung bzw. Progredienzverzögerung in mehreren relevanten Beurteilungsebenen [8]. Günstiges Nebenwirkungsprofil. Die europaweite Zulassung für die Indikation „mittelschwere bis schwere Alzheimer-Demenz“ ist kürzlich erfolgt.

Nicergolin: In kontrollierten Untersuchungen bei Demenzpatienten geringfügige, aber signifikante Besserungen in den Bereichen Psychopathologie und Kognition, Daten zur Alltagsaktivität fehlen [12].

Nimodipin: Die Wirksamkeit bei demenziellen Syndromen im Alter ist nach zwei jüngeren negativen Studien bei Alzheimer-Demenz infrage gestellt. Die Cochrane Collaboration hält eine Empfehlung bei demenziellen Syndromen für nicht gerechtfertigt [12]. Soweit nachweisbar, liegt ein Schwerpunkt des Wirkspektrums in kognitiven Leistungsverbesserungen, meist nach 6 bis 12 Wochen [3]. In einer aktuellen Studie ist die Wirksamkeit bei subkortikaler vaskulärer Demenz nachgewiesen.

Piracetam: In einer umfassenden systematischen Literaturanalyse der Cochrane Collaboration ließ sich nur für den klinischen Gesamteindruck ein signifikantes Ergebnis sichern. Eine Langzeitstudie, die auf den heute geforderten Beobachtungsebenen über 12 Monate durchgeführt wurde, erbrachte demgegenüber nur im Bereich kognitiver Leistungen bei drei Einzel-Gedächtnistests gegenüber Plazebo eine Verlangsamung der Krankheitsprogredienz [12].

Pyritinol: Plazebokontrollierte Doppelblindstudien, überwiegend aus den 70er und 80er Jahren, zur Wirksamkeit bei hirnorganischen Syndromen unterschiedlicher Ätiologie (einschließlich Alzheimer-Demenz) liegen vor. Hiernach Besserungsraten bei geriatrischen Patienten um 20 % gegenüber Plazebo [7].

Tab. **1** Antidementiva (Nootropika). Wirksubstanzen, Handelsnamen (z. T. Beispiele), Wirkmechanismen, Zulassungen/Indikationen

Wirksubstanz	Handelsname(n), z. T. Auswahl	Wirkmechanismus	Zulassung/Indikation
Co-Dergocrin-Mesilat[1]	u. a. Hydergin	komplexe Wirkung auf verschiedene Neurotransmitter, Verbesserung des Energiehaushaltes geschädigter Neurone	Hirnleistungsstörungen im Alter, hirnorganisches Psychosyndrom
Donepezil	Aricept	Acetylcholinesterase-Hemmung	symptomatische Behandlung der leichten bis mittelschweren Alzheimer-Demenz
Galantamin	Reminyl	Acetylcholinesterase-Hemmung, Modifikation von Acetylcholinrezeptoren	symptomatische Behandlung der leichten bis mittelschweren Alzheimer-Demenz
Ginkgo-biloba-Extrakt[2] (Egb 761)	u. a. Tebonin	komplexes neuroprotektives Wirkprofil, u. a. antioxidative Wirkung	symptomatische Behandlung des demenziellen Syndroms bei primär degenerativer oder vaskulärer Demenz sowie Mischformen
Memantine	Axura, Ebixa	Glutamat-Antagonist (nicht-kompetitiver NMDA-Rezeptor-Antagonist)	Behandlung der mittelschweren und schweren Alzheimer-Demenz
Nicergolin	u. a. Sermion	wie Co-Dergocrin-Mesilat, alpha-Rezeptorblockade (Verringerung des zerebralen Gefäßwiderstandes)	symptomatische Behandlung von chronischen, hirnorganisch bedingten Leistungsstörungen im Rahmen eines therapeutischen Gesamtkonzeptes
Nimodipin	Nimotop	Calciumkanalblockade; Verbesserung der zerebralen Durchblutung	hirnorganisch bedingte Leistungsstörungen im Alter mit Gedächtnis-, Antriebs- und Konzentrationsstörungen sowie Stimmungslabilität
Piracetam	u. a. Normabrain, Nootrop	Verbesserung des neuronalen Energiehaushaltes, Stimulierung von Stoffwechselprozessen und Neurotransmitterproduktion (einschl. Acetylcholin), Vigilanzsteigerung	symptomatische Behandlung von chronischen, hirnorganisch bedingten Leistungsstörungen
Pyritinol	u. a. Encephabol	Aktivierung zerebraler Stoffwechselprozesse (Energiehaushalt, cholinerges System), Vigilanzsteigerung	symptomatische Behandlung von chronischen, hirnorganisch bedingten Leistungsstörungen im Rahmen eines therapeutischen Gesamtkonzeptes bei demenziellen Syndromen
Rivastigmin	Exelon	Acetylcholinesterase-Hemmung, Hemmung der Butyrylcholinesterase (BuChE)	symptomatische Behandlung der leichten bis mittelschweren Alzheimer-Demenz
Tacrin	Cognex	Acetylcholinesterase-Hemmung	symptomatische Behandlung der leichten bis mittelschweren Alzheimer-Demenz

[1] Methansulfonate der dehydrierten Ergopeptidabkömmlinge Dihydrocornin, Dihydroergocristin, Dihydro-Alpha-Ergocriptin und Dihydro-Beta-Ergocriptin im Verhältnis 3 : 3 : 2 : 1

[2] Blätter von Ginkgo biloba (50 : 1), standardisiert auf 24 % Ginkgoflavonglykoside und 6 % Terpenlactone

Tab. **2** Antidementiva (Nootropika). Unerwünschte Wirkungen, Wechselwirkungen, Gegenanzeigen/Anwendungsbeschränkungen[1]

Wirksubstanz	unerwünschte Wirkungen	Wechselwirkungen mit anderen Medikamenten	Gegenanzeigen/Anwendungsbeschränkungen
Co-Dergocrin-Mesilat	Unruhe, Schlafstörungen, Übelkeit, Erbrechen, Bradykardie, pektanginöse Beschwerden, Blutdruckabfall, „verstopfte Nase“	Antikoagulanzien, Hochdruckmittel, gefäßerweiternde Medikamente, andere Secalealkaloide (jeweils Wirkverstärkung)	Schwangerschaft (1., 3. Trimenon), Blutunterdruck, Psychosen
Donepezil	cholinerge Begleiteffekte (gastrointestinal, Bradykardie), Blutdrucksenkung, Obstipation	Cholinomimetika, Betarezeptorenblocker, Succinylcholin, Neuroleptika (Bewegungsstörungen)	Magen-/Darmulzera, Sick-Sinus-Syndrom, Bronchialasthma
Galantamin	cholinerge Begleiteffekte, Verwirrtheit, Schlafstörungen, Kopfschmerzen	andere Cholinomimetika, Hemmsubstanzen galantaminabbauender Enzyme	schwere Leber- und Niereninsuffizienz
Ginkgo-biloba-Extrakt (Egb 761)	allergische Hautreaktionen, Kopfschmerzen, Magen-Darm-Beschwerden, Blutungen; insgesamt sehr selten	Thrombozytenaggregationshemmer (Verstärkung)	Überempfindlichkeit gegen G.b.-Zubereitungen, keine Anwendung bei Kindern unter 12 Jahren
Memantine	Schwindel, Unruhe, Müdigkeit, Vorsicht bei erhöhter Krampfbereitschaft	Neuroleptika, Antiparkinsonmittel, Barbiturate, Antispastika	schwere Verwirrtheit, schwere Nierenfunktionsstörungen, Epilepsie
Nicergolin	Hautrötung, Hitzegefühl, Müdigkeit, Kopfschmerzen, Schlafstörungen, Magenbeschwerden, Blutdruckabfall, Verminderung der Thrombozytenaggregation (Gerinnungsfähigkeit)	Hochdruckmittel, Antikoagulantien (Wirkverstärkung)	frischer Herzinfarkt, Blutungen, Blutunterdruck, verlangsamte Herzfrequenz
Nimodipin	Hitzewallungen, Schwitzen, Kopfschmerzen, Magen-Darm-Beschwerden, Blutdrucksenkung, Ödeme, Schlafstörungen, Unruhe, Depressionen	Wirkverstärkung blutdrucksenkender Medikamente, von Beta-Rezeptorenblockern (verminderte Herzleistung) und potenziell nierenschädigenden Medikamenten	Einschränkung von Leber- und Nierenfunktion, Hypotonie, Schwangerschaft und Stillzeit
Piracetam	gesteigerte Psychomotorik, Schlafstörungen, Angst, erniedrigte Krampfschwelle, gastrointestinale Beschwerden, sexuelle Stimulation	zentralnervös stimulierende Medikamente, Neuroleptika, Schilddrüsenhormon (Verstärkung)	Schwangerschaft (1., 3. Trimenon), Blutunterdruck, Psychosen
Pyritinol	Hautausschläge, Schlafstörungen, erhöhte Erregbarkeit, Übelkeit, Erbrechen, Durchfall, Temperaturanstieg	Antirheumatika	schwererer Nieren- oder Leberschaden, Erkrankungen des blutbildenden Systems, Autoimmunerkrankungen
Rivastigmin	cholinerge Begleiteffekte, Schwächegefühl, Appetitminderung	Cholinomimetika; Neuroleptika (Bewegungsstörungen)	schwere Leberschäden, Herzrhythmusstörungen
Tacrin	cholinerge Begleiteffekte, Anstieg von Leberenzymen und Bilirubin, akute Atemstörungen	Cholinomimetika, Neuroleptika, abbauhemmende Medikamente	Leberschäden, Magen-/Darmulzera, Sick-Sinus-Syndrom, Asthma bronchiale, Schwangerschaft

[1] genaue Angaben siehe jeweilige Fachinformation!

Weitere Antidementiva (Nootropika)

Das internationale Anatomisch-therapeutisch-chemische (ATC-)Klassifikationssystem für Arzneimittel bezeichnet als „Antidementiva" nur die AChE-Hemmer, Memantine und Ginkgoextrakt. In der Hauptgruppe „Antidementiva (Nootropika)" der Roten Liste 2001 finden sich neben den genannten weitere Medikamente, von denen viele (wie auch die Ginkgopräparate) bis zur Einführung dieser Hauptgruppe 1996 unter „Durchblutungsfördernde Mittel", „Geriatrika", „Psychopharmaka", „Roborantia-Tonika" rubriziert waren. In den Indikationsbeschreibungen dieser Medikamente wird nicht immer auf demenzielle Syndrome oder Hirnleistungsstörungen Bezug genommen. Zu ihnen gehören u. a. Cyclandelat (Natil), Cinnarizin (Cinnacet), Xantinolnicotinat (Complamin), Meclofenoxat (z. B. Helfergin), Vincamin (Vincamin retard ratiopharm), Vipocetin (Caviton) und Pentifyllin (Cosaldon retard mono). Weiterhin unter „Durchblutungsfördernde Mittel" aufgeführt sind Naftidrofuryl (z. B. Dusodril) und Pentoxifyllin (z. B. Trental), die vielfach auch bei hirnorganischen Psychosyndromen verordnet werden dürften, ohne dass hierzu genaue Zahlen vorliegen.

Therapie nicht-kognitiver Syndrome bei Demenz

Demenzielle Prozesse gehen stadienabhängig mit affektiven Symptomen, Wahn, psychomotorischer Unruhe und Aggressivität einher, weshalb neben Antidementiva auch andere Psychopharmaka zum Einsatz gelangen. Empfohlen werden aufgrund der besseren Verträglichkeit und des günstigeren Wechselwirkungsprofils (Polypharmazie im Alter!) die modernen (und damit oft höherpreisigen) Substanzen, so als Antidepressiva z. B. die selektiven Serotonin-Wiederaufnahmehemmer (SSRI), Mirtazapin, Reboxetin und Moclobemid, zur Behandlung wahnhafter Symptome die atypischen Antipsychotika, die kaum extrapyramidalmotorische Bewegungsstörungen verursachen. Über die Verordnungshäufigkeit von Medikamenten gegen die psychopathologische Begleitsymptomatik demenzieller Prozesse liegen keine Zahlen vor. Gleiches gilt für hypothetisch, evtl. auch als Zusatzmedikation wirksame Substanzen (z. B. Vitamin E als Radikalfänger, Östrogene, Selegilin, entzündungshemmende Mittel, Antirheumatika). Auch Maßnahmen zur Behandlung internistischer Grundkrankheiten, die demenzielle Erkrankungen komplizieren oder zu sekundären Demenzen führen können (z. B. Mangelernährung, Infektionen, Austrocknung), gehen in die therapeutische Gesamtstrategie ein.

Was kann medikamentös erreicht werden?

Unter der Behandlung mit Antidementiva sind vorübergehende Besserungen des demenziellen Symptombildes möglich. Zwar erreichen die statistisch signifikanten Besserungen kognitiver und globaler Endpunkte z. B. bei AChE-Hemmern selten mehr als 14 % der Ausgangswerte [12], jedoch muss bei der Demenzbehandlung auch die Verlangsamung bzw. das vorübergehende Sistieren des klinischen Prozesses („stabilisierender" Effekt) als Therapieerfolg der (medikamentösen) Intervention gewertet werden. Aktuell genannte Ergebniszahlen nach sechs Monaten Behandlung mit AChE-Hemmern sind: 30 % Besserung, 40 % Stabilisierung, 30 % Verschlechterung [5]. Die Dauer der Funktionsstabilisierung liegt dabei etwa zwischen einem halben und einem Jahr, Langzeitstudien zeigen signifikante Vorteile gegenüber fehlender (bzw. Plazebo-)Behandlung auch noch nach zwei Jahren. Auch die erforderliche wöchentliche Pflegezeit ließ sich verringern. Nach pharmakoökonomischen Berechnungen, die besonders zu AChE-Hemmern publiziert wurden, können durch eine antidementive Behandlung erhebliche Kosten eingespart werden. Diese Einsparungen sind nach übereinstimmenden Ergebnissen am größten, wenn die medikamentöse Intervention, integriert in ein therapeutisches Gesamtkonzept, in einem frühen Stadium des Erkrankungsprozesses eingeleitet und die Behandlung über mehrere Jahre fortgesetzt wird. Auf diese Weise kann auch eine Heimunterbringung des/der Betroffenen um ein bis zu zwei Jahre hinausgezögert werden.

Zur Verordnungshäufigkeit von Antidementiva (Nootropika) in Deutschland

Zwischen 1992 und 2000 haben die verordneten Tagesdosen von Antidementiva (Nootropika) von 516 Mio. auf 215 Mio. Tagesdosen, d. h. um über 60 % abgenommen [12], so stark wie keine andere Arzneimittelgruppe (Tab. **3**). Von Donepezil,

Tab. **3** Antidementiva (Nootropika). Verordnungshäufigkeiten[1]

Medikamentengruppen/Einzelsubstanzen	Tagesdosen (DDD) 2000 (Millionen)	Tendenz gegenüber 1999	Marktführer 2000	Bemerkungen
Ginkgo-biloba-Extrakt	118,3	überdurchschnittlich rückläufig	Tebonin (46,2 Mio DDD), führend unter allen Nootropika/Antidementiva	mit großem Abstand führende Gruppe
Piracetam	34,4	unterschiedlich für die einzelnen Präparate, insgesamt rückläufig	Piracetam-ratiopharm (10,3 Mio DDD)	zweitstärkste Verordnungsgruppe
Secale-Alkaloide (Co-Dergocrin-Mesilat; Nicergolin)	18,0	rückläufig	Hydergin (5,4 Mio DDD); Sermion (4,9 Mio DDD)	insgesamt drittstärkste Verordnungsgruppe
Cyclandelat	15,9	rückläufig		unter den „zerebralen Vasotherapeutika", die in die Hauptgruppe „Antidementiva/Nootropika" der RL aufgenommen wurden, am häufigsten verordnet
Memantine	11,8	steigend		aktuell das am häufigsten verordnete verschreibungspflichtige Antidementivum
Donepezil	4,9	steigend		} unter den 2500 verordnungsstärksten Arzneimitteln vertreten
Rivastigmin	1,3	steigend		}
Galantamin	Marktzulassung 2001, im Vergleichszeitraum ca. ⅙ von Donepezil			

[1] Angaben überwiegend nach [12]

Rivastigmin und Memantine wurden im Jahr 2000 zusammen rund 18 Mio. Tagesdosen verordnet, was für ca. 50 000 Patienten ausreicht, bei geschätzt etwa 280 000 Patienten mit „leichten bis mittelschweren" Alzheimer-Demenzen [11].

Entwicklungen bei den AChE-Hemmern in Deutschland

Im Zeitraum Oktober 2000/September 2001 sind gegenüber 1999/2000 die Verordnungen von AChE-Hemmern für gesetzlich Versicherte um ca. die Hälfte, für Privatversicherte und Selbstzahler um ca. ⅓ angestiegen. Die Relation der Verordnungshäufigkeiten von AChE-Hemmern ist derzeit bei ca. 6½ : 1, d. h. Privatversicherte werden bei einem Verhältnis der gesetzlich zu den Privatversicherten von ca. 10 : 1 deutlich ausgiebiger mit AChE-Hemmern versorgt. Unter den ZNS-wirksamen Präparaten lag der Marktanteil der AChE-Hemmer zwischen 10/1999 und 9/2000 für gesetzlich Versicherte bei 4,3 %, für Privatversicherte bei 7,7 %, zwischen 10/2000 und 9/2001 entsprechend bei 6,1 % bzw. 7,8 %. Es scheint also, bei insgesamt steigender Tendenz, eine Annäherung zu erfolgen (Verschreibungsindex für Pharmazeutika, VIP®).

Spezielle Untersuchungsergebnisse zur Verordnung von AChE-Hemmern

Im Rahmen eines Projektes der Bayerischen Landesapothekerkammer wurde die medikamentöse Versorgung Alzheimer-Kranker in Bayern und Sachsen näherungsweise ermittelt [10]. 8,6 bzw. 11,9% der Patienten wurden mit AChE-Hemmern behandelt, nur 20% der Alzheimer-Patienten erhielten diese Medikamente das ganze Jahr über. Die Autoren schließen auf eine deutliche Unterversorgung von Alzheimer-Patienten mit evidenzbasiert wirksamen Medikamenten, speziell AChE-Hemmern, in den untersuchten Regionen.

Von 172 befragten Ärzten, die Alzheimer-Patienten behandeln, verzichteten 85% bewusst auf die Verordnung von AChE-Hemmern, wobei 38% Budgetgründe, 47% andere Gründe für ihre Zurückhaltung angaben (Psyma GmbH, 1999).

Von 69 Allgemeinärzten und Internisten würden mehr als 70% eigenen Angehörigen AChE-Hemmer als „Mittel der ersten Wahl" verordnen. Erheblich niedriger lagen die gleichzeitig angegebenen Zahlen der Verordnungen an Patienten, aber immer noch höher als die tatsächlichen Verordnungshäufigkeiten von AChE-Hemmern (Institut für Medizinische Statistik [IMS], 1999).

Nach Umfrageergebnissen der Deutschen Alzheimer-Gesellschaft (2000) erhielten 78% der Patienten nach Angaben ein Medikament gegen die Erkrankung verordnet (59% einen AChE-Hemmer, 7% Memantine, 32% „andere" Medikamente). Etwa jedem neunten sei eine gewünschte Verordnung vom Arzt unter Hinweis auf das Budget schon einmal verweigert worden, andere Patienten erhielten ein Medikament wegen (angeblich) fehlender Notwendigkeit nicht.

Resümee und Ausblick

Der Einsatz von Antidementiva (Nootropika), deren Wirksamkeit als belegt gelten kann, bleibt noch deutlich hinter dem wünschenswerten Umfang zurück, wenngleich sich aufgrund neurobiochemisch definierter Therapieprinzipien und reliablerer Studienergebnisse Änderungen abzeichnen. Die Gründe für die Zurückhaltung liegen in Problemen der Budgetierung, im ärztlichen Kenntnisstand zur Diagnostik und Therapie demenzieller Erkrankungen und in psychologischen Momenten (verwurzelte Auffassung von der doch eher zweifelhaften Wirksamkeit nootroper Medikamente). Auch in einigen der relevanten Fachpublikationen werden die Antidementiva (Nootropika) insgesamt weiterhin zurückhaltend bis skeptisch beurteilt (u.a. [12]), was wiederum zu kritischen Stellungnahmen Anlass gibt [5]. In den Kosten unterscheiden sich die Einzelsubstanzen und Substanzgruppen deutlich, die älteren Nootropika und die Ginkgopräparate schlagen geringer zu Buche als die Neuentwicklungen, besonders die AChE-Hemmer. Die Kosten für medikamentöse Behandlung machen allerdings nur wenige Prozent der Gesamttherapiekosten demenzieller Erkrankungen aus [1, 6].

Gegenwärtig werden für die modernen Antidementiva neue Indikationsbereiche etabliert (Nicht-Alzheimer-Demenzen, z.B. vaskulär kortikal und/oder subkortikal, Lewy-Körperchen-Demenz, Demenz bei Morbus Parkinson, AIDS-Demenz; fortgeschrittene Demenzstadien), auch die Wirksamkeit z.B. gegen Verhaltensstörungen bei Demenzen wird näher ins Blickfeld genommen. Die Entwicklung ist hier stark im Fluss. Aus der Erweiterung des Indikationenspektrums wird der Anspruch auf breiteren therapeutischen Einsatz erwachsen, mit Auswirkung auf die medikamentösen Behandlungskosten demenzieller Erkrankungen.

Zur Effizienzsteigerung durch kombinierte Gabe von Antidementiva (Nootropika), etwa mit unterschiedlichem Wirkmechanismus, fehlen kontrolliert erhobene Daten, ebenso zu der Frage des medikamentösen Vorgehens bei mangelhafter Wirkung eines Präparats. Weitere Therapieansätze liefern unter den aktuell verfügbaren Substanzen so genannte Radikalfänger mit neuroprotektiver Wirkung (z.B. Tocopherol [Vitamin E]), Östrogene, Selegilin und entzündungshemmende Pharmaka wie nichtsteroidale Antirheumatika, nachdem sich pharmakoepidemiologisch Hinweise auf demenzprophylaktische Effekte dieser Wirkstoffgruppen ergeben haben [4].

Literatur

[1] Bickel H: Demenzen im höheren Lebensalter: Schätzungen des Vorkommens und der Versorgungskosten. Z Gerontol Geriat 2001; 34: 108–115

[2] Committee for Proprietary Medicinal Products (CPMP) of the European Agency for the Evaluation of Medicinal Products, Human Medicines Evaluation Unit. Note for guidance on medicinal products in the treatment of Alzheimer's disease. London: 1997 (http://www.eudra.org/emea.html)

[3] Fox JM. Therapie mit antidementiellen Arzneimitteln und Nootropika. Sonderauszugausgabe aus: Fox JM, Rüther E (Hrsg). Handbuch der Arzneimitteltherapie Band I. Stuttgart: Thieme, 2001

[4] Frey U, Retz W, Riederer P, Rösler M. Neue Aspekte in der antidementiellen Pharmakotherapie der Alzheimer-Erkrankung. Akt Neurol 2000; 27: 305 – 317

[5] Fritze J. Psychopharmaka-Verordnungen. Ergebnisse und Kommentare zum Arzneiverordnungsreport 2001. Nervenarzt 2002; 73: 572 – 574

[6] Hallauer JF, Schons M, Smala A, Berger K. Untersuchung von Krankheitskosten bei Patienten mit Alzheimer-Erkrankung in Deutschland. Gesundheitsökonomie und Qualitätsmanagement 2000; 5: 73 – 79

[7] Herrschaft H. Antidementiva in der Praxis. Pharmakologie, Indikationen, Therapie. Bremen, London, Boston: Uni-Med, 2001

[8] Kornhuber J (Hrsg.), Knöpfel S. Blickpunkt Memantine. Stuttgart: Aesopus, 3. Auflage 2001

[9] Möller HJ, Hampel H, Padberg F Informationen über die Medikamente (Nootropika/Antidementiva) zur Behandlung von Demenzen. http://www.hirnliga.de/Stellungnahmen/s-medikamente/body-s-medikamente.html

[10] Schlager H, Schwarz F, Gassner W, Schultes HJ. Alzheimer-Patienten-Arzneimittelversorgung quo vadis? Pharmazeutische Zeitung 2001; 146 (39): 21 – 25

[11] Schwabe U. Überblick über die Arzneiverordnungen im Jahr 2000. In: Schwabe W, Paffrath D (Hrsg). Arzneiverordnungsreport 2001. Aktuelle Daten, Kosten, Trends und Kommentare. Berlin, Heidelberg et al.: Springer, 2001: 1 – 22

[12] Schwabe U. Antidementiva. In: Schwabe W, Paffrath D (Hrsg). Arzneiverordnungsreport 2001. Aktuelle Daten, Kosten, Trends und Kommentare. Berlin, Heidelberg et al.: Springer, 2001: 151 – 162

5.3 Stand der nicht-medikamentösen Therapie

Martin Haupt

Einleitung

Die nicht-medikamentösen Behandlungsstrategien besitzen einen bedeutsamen Stellenwert in der Behandlung von Demenzerkrankungen. Für die Behandlung steht eine begrenzte Zahl von gut strukturierten, validierten und zum Teil spezifischen psychotherapeutischen und psychoedukativen Maßnahmen zur Verfügung, während man sich noch vor 10–20 Jahren in der Behandlung auf unsystematische, kaum validierte und im weitesten Sinne supportive Interventionsformen beschränken musste. Psychoedukation meint dabei die krankheitsbegleitende systematische Information und Aufklärung der Bezugspersonen – und im leichteren Grad der Krankheit auch der Patienten – über Symptome und Ursachen, Therapiemöglichkeiten und den Verlauf der Demenzerkrankung. Der mit diesen neueren Entwicklungen verbundene Gewinn an Behandlungsoptionen bei Demenz hat dazu geführt, dass die Implementierung nicht-medikamentöser Strategien in der heutigen Behandlung von Demenzkranken ein notwendiger Bestandteil des Gesamtbehandlungsplanes ist.

Aus der Vielfalt der medizinischen, psychologischen und technischen Probleme, die eine langjährige Demenzerkrankung mit sich bringt, folgt, dass die Behandlung und Beratung selbst stets aus mehreren Bausteinen zusammengesetzt sein sollten. Sie müssen multimodal und im methodischen Zugang integrativ sein, ferner dem jeweiligen Schweregrad und den individuellen Erfordernissen des Kranken und seiner Bezugspersonen gerecht werden. Alle bisher gemachten Erfahrungen mit therapeutischen Maßnahmen, die sich nicht an diese Prämissen hielten, zeigten, dass die erzielten Effekte für den Kranken äußerst begrenzt waren, sogar gänzlich ausblieben oder den Zeitraum der Intervention nicht überdauerten.

Bei der irreversibel voranschreitenden Alzheimer-Krankheit muss sich die nicht medikamentöse ebenso wie die medikamentöse Therapie gegenwärtig darauf beschränken, die Folgen der zerebralen Schädigung auf kognitive Leistung, Alltagsbewältigung und subjektives Wohlbefinden so weit und so lange wie möglich auszugleichen. Symptomatische Verbesserungen in Teilleistungsbereichen, aber auch längerfristige Konsolidierungen des Funktionsniveaus sind daher bereits Indikatoren für einen Behandlungserfolg. Im Rahmen der nicht medikamentösen Interventionsmaßnahmen sind vorübergehende Verbesserungen von einzelnen Alltagseinbußen oder von Verhaltensauffälligkeiten keineswegs den leichten Stadien der Krankheit allein vorbehalten; auch in späteren Stadien sind derartige Behandlungseffekte möglich, auch wenn sie weniger häufig erzielt werden können. Für die praktische Behandlung im klinischen Alltag bedeutet dies, dass der behandelnde Arzt dem Kranken und seiner Familie zu jedem Zeitpunkt der irreversibel voranschreitenden Krankheit spürbare, wenn auch nur vorübergehende Verbesserungen der Krankheitsauswirkungen in Aussicht stellen kann.

Nicht-medikamentöse Behandlung

Pharmakologische Therapiemaßnahmen bei Demenz müssen zu jedem Zeitpunkt der Krankheitsentwicklung um angemessene nicht-medikamentöse Interventionen ergänzt werden. Erst hierdurch kann eine möglichst optimierte Nutzung noch vorhandener Fähigkeiten und Fertigkeiten des Kranken erzielt werden. Auch wenn diese Aussage bisher nur auf eine Minderzahl von Behandelten anwendbar ist und noch nicht für jede Interventionsform auf systematisch gewonnene Studienergebnisse gestützt werden kann, so ergibt sie sich aber überzeugend aus den vielen in der stationären oder ambulanten Versorgung von Demenzkranken gemachten Erfahrungen [1].

Die mit der Demenz einhergehenden Veränderungen bestehen zum einen in kognitiven Leistungseinbußen und zum zweiten in krankheitsbedingten psychosozialen Einschränkungen des Kranken. Diese kognitiven und psychischen Veränderungen werden in Abhängigkeit von den eingesetzten therapeutischen Interventionen

Tab. **1** Ausgewählte nicht-medikamentöse Maßnahmen bei Alzheimer-Krankheit

1.	Kognitive Verfahren
1.1.	Kognitives Training
1.2.	Realitäts-Orientierungs-Training (ROT)
1.3.	Erinnerungstherapie
2.	Identitätsstützende Strategien
2.1.	Selbst-Erhaltungs-Therapie
2.2.	Validations-Therapie
3.	Psychosoziale Interventionen
3.1.	Verhaltenstherapeutische Maßnahmen
3.2.	Psychoedukative Strategien

zum Gegenstand der nicht-medikamentösen Behandlung gemacht. Tab. **1** gibt einen Überblick über nicht-medikamentöse Maßnahmen, die mit unterschiedlichem Erfolg bei der Alzheimer-Krankheit eingesetzt wurden.

Kognitive Interventionsverfahren versuchen mit neuropsychologischen Behandlungsmethoden die kognitiven Leistungen direkt und mittelbar auch die Gesamtbefindlichkeit des Kranken zu verbessern. Das kognitive Training findet aufgrund seines Anforderungsprofils nahezu ausschließlich Anwendung bei leichtgradig dementen Kranken. Bei mittelgradig bis schwer dementen Kranken, die in Institutionen leben, wird bevorzugt das Realitäts-Orientierungs-Training (ROT) eingesetzt. Die Selbst-Erhaltungs-Therapie versucht bei Personen mit leichtgradiger Demenz dem Verlust der personalen Identität entgegenzuwirken; die Validations-Therapie besteht im Kern in der Akzeptanz des Kranken und dem Verstehen seiner Welt. Sie wird überwiegend in Pflegeheimen angewendet.

Für die beiden zuletzt genannten Interventionen liegen erst wenige systematisch gewonnene Therapieergebnisse vor. Die Effekte beziehen sich dabei auf eine Verbesserung von Verhaltensweisen der Kranken und einer verstärkten sozialen Einbindung, während die kognitive Leistungsfähigkeit nicht wesentlich zunimmt. Das ROT hat ebenfalls günstige Auswirkungen auf Stimmung und Verhalten des Demenzkranken; aber auch hier sind kognitive Effekte sehr gering und auf den Interventionszeitraum begrenzt. Diese Bewertung gilt auch für die Erinnerungstherapie. Die kognitiven Trainingsverfahren erwiesen sich nur dann als erfolgreich und nützlich für den Kranken, wenn sie individuell alltags- bzw. biografierelevantes Wissen zu vermitteln suchten [4]. Derartige Interventionen stehen aber gegenwärtig nur in einigen speziellen Zentren zur Verfügung, die sich gezielt mit diesen Maßnahmen befassen. Mit der Zunahme der diagnostischen Identifizierung von Personen mit leichten kognitiven Störungen wird diese Therapieform an Bedeutung gewinnen. Der therapeutische Schwerpunkt müsste sich bei dieser Klientel, die neben der medikamentösen Therapie gezielt nach erfolgreichen nicht medikamentösen Trainingsmethoden fragt, in der Konsolidierung von relevantem Alltagswissen und in der verbesserten Fähigkeit, vorhandene Informationslücken auszufüllen, bestehen sowie in der Fertigkeit, schwerer abrufbare Informationen durch erlernte Strategien freizusetzen.

Im Bereich der psychosozialen Interventionen sind bei verhaltenstherapeutischen Maßnahmen vor allem supportiv geleitete Strategien zur Verbesserung der Stimmung, des Antriebs und des psychischen Wohlbefindens eingesetzt worden, ferner sozio- und milieutherapeutische Strategien bei Wahrnehmungsstörungen der Kranken [5, 6, 11].

Psychoedukative Maßnahmen wurden bisher vor allem in Form von Gruppenarbeit mit Angehörigen, nur selten mit Angehörigen und Demenzkranken gemeinsam, realisiert [2, 3, 8, 9]. Diese Studien haben, unabhängig von ihrem jeweiligen methodischen Zugang gezeigt, dass sowohl die Angehörigen selbst kurz- und langfristig aus diesen Interventionsformen, bezogen auf ihr subjektives Wohlbefinden, einen Nutzen zogen, dass sich aber in der Regel auch für die Demenzkranken eine Verbesserung ihres Alltagsverhaltens nachweisen ließ, selbst wenn sie nicht im Mittelpunkt der therapeutischen Arbeit standen, sondern lediglich mittelbar von der vermutlich erzielten Verhaltensmodifikation ihres pflegenden Angehörigen profitieren konnten („Brückeneffekt"). Psychoedukative Maßnahmen werden mit immer häufiger zutreffend gelingender Identifizierung von leichten kognitiven Störungen für diesen Patientenkreis zunehmende Bedeutung bekommen.

Auch bei schwerst beeinträchtigten Alzheimerkranken sind noch über basale Aktivitäten stimulierende, musik- oder bewegungstherapeutische Interventionen spürbare Verbesserungen im Bereich der Stimmung und des Alltagsverhaltens zu erzielen [1, 7].

Fazit

Würdigt man die gefundenen Ergebnisse dieser nicht-medikamentösen Therapiemaßnahmen in ihrer Gesamtheit, so stehen für unterschiedliche Schweregrade der Krankheit Maßnahmen zur Verfügung, die spürbare Verbesserungen für die Kranken und ihre Bezugspersonen erreichen können. Allerdings genügt die Mehrzahl der durchgeführten Untersuchungen in ihrer Methodik den heutigen wissenschaftlichen Ansprüchen nicht in vollem Umfang, etwa weil ein kontrolliertes Design, eine klare diagnostische Zuordnung oder valide Erhebungsinstrumente fehlten [10]. Auch wurden bisher noch keine Studien vorgelegt, in denen medikamentöse und nicht-medikamentöse Maßnahmen kombiniert oder differenziell gegenübergestellt wurden. Die einzige Ausnahme bildet eine Untersuchung, die die Effekte von Haloperidol, Trazodon und einer verhaltenstherapeutischen Intervention auf nicht kognitive Störungen der Demenz prüfte [12]. Abgesehen davon wäre zum Beispiel für den Zeitpunkt der Institutionalisierung zu hoffen, dass sich die deutlich prolongierenden Effekte der Acetylcholinesterase-Hemmer und die der psychoedukativen Angehörigenarbeit zum Nutzen des Kranken und seiner Familie miteinander verbinden ließen.

Literatur

[1] Cohen-Mansfield J. Nonpharmacologic interventions for inappropriate behaviors in dementia. Am J Geriatr Psychiatr 2001; 9: 361 – 381

[2] Haupt M, Karger A, Baumgärtner D, Kuminoti D, Jänner M, Schneider F. Verbesserung von Unruhezuständen und Angst bei Demenzkranken nach psychoedukativer Gruppenarbeit mit pflegenden Angehörigen. Fortschr Neurol Psychiatr 2000a; 68: 216 – 223

[3] Haupt M, Siebel U, Palm B, Kretschmar J-H. Behandlungseffekte einer paartherapeutischen psychoedukativen Gruppenarbeit mit Demenzkranken und ihren pflegenden Angehörigen. Fortschr Neurol Psychiatr 2000b; 68: 503 – 515

[4] Haupt M. Strategien bei kognitiven Störungen. In: Förstl H (Hrsg). Lehrbuch für Gerontopsychiatrie und -psychotherapie. Stuttgart: Thieme, 2. Aufl. 2002

[5] Hinchliffe AC, Hyman IL, Blizard B, Livingston G. Behavioural complications of dementia – can they be treated? Int J Geriatr Psychiatr 1995; 8: 111 – 113

[6] Höwler E. Gerontopsychiatrische Pflege-, Lehr- und Arbeitsbuch für die Altenpflege. Hagen: Kunz, 2000

[7] Kilstoff K, Chenoweth L. New approaches to health and well-being of dementia day-care clients, family carers and day care staff. Int J NursPract 1998; 4: 70 – 83

[8] Marriott A, Donaldson C, Tarrier N, Burns A. Effectiveness of cognitive-behavioural family intervention in reducing the burden of care in carers of patients with Alzheimer's disease. Br J Psychiatr 2000; 176: 557 – 562

[9] Mittelman MS, Ferris SH, Shulman E, Steinberg G, Levin B. A family intervention to delay nursing home placement in patients with Alzheimer disease. JAMA 1996; 276: 1725 – 31

[10] Opie J, Rosewarne R, O'Connor DW. The efficacy of psychosocial approaches to behavioral disorders in dementia: a systematic literature review. Aust N Z J Psychiatr 1999; 33: 789 – 799

[11] Teri L, Logsdon RG, Uomoto J. Behavioral treatment of depression indemented patients: a controlled clinical trial. J Gerontol 1997; 4: 159 – 166

[12] Teri L, Logsdon RG, Peskind E, Raskind M, Weiner MF, et al. Treatment of agitation in AD: a randomized placebo-controlled clinical trial. Neurology 2000; 55: 1271 – 1278

6 Versorgung von Alzheimer-Patienten

6.1 Versorgung durch Haus- und Fachärzte

Eberhard Hesse

„Die Grundvoraussetzung für eine erfolgreiche Behandlung eines Demenzkranken ist eine möglichst frühzeitige Diagnose sowie ein therapeutisches Gesamtkonzept, welches – je nach Schwere der Erkrankung – medikamentöse, sozio- und psychotherapeutische Maßnahmen sowie Angehörigenbetreuung einbezieht. Dieses Konzept sollte entsprechend dem Erkrankungsstadium vom Patienten, seinen Angehörigen, den Ärzten sowie den beteiligten Therapeuten, Pflegern und sozialen Diensten gemeinsam verantwortlich und sich ergänzend getragen werden."

Für diese nur leicht veränderte Empfehlung zur Therapie demenzieller Erkrankungen der Deutschen Gesellschaft für Gerontopsychiatrie und -psychotherapie gilt: für Alzheimer-Patienten gibt es begrenzt wirksame Hilfe. Aber obwohl enorme Pflegekosten eingespart werden könnten, wenn das Fortschreiten der Demenz verzögert würde, erhalten in Deutschland weniger als 20 % der Demenzkranken eine angemessene Therapie. Die Unterversorgung scheint gravierend. Es besteht eine Unterversorgung, weil nur wenige Patienten eine aktive Frühdiagnostik und rechtzeitige Behandlung erfahren. Dies hat mehrere Gründe:

Der 4. Altenbericht der Bundesregierung bescheinigt den Hausärzten, der wichtigste Ansprechpartner für Hochbetagte zu sein. Doch gibt es enorme geriatrische und gerontopsychiatrische Wissenslücken. Die Prävalenz und Inzidenz der Alzheimer-Demenz in der hausärztlichen Praxis sind nicht gesichert, die Prävalenz der wirklichen Frühformen ist unklar. Offenbar infolge unterschiedlicher Methodiken werden unterschiedliche Prävalenzraten angegeben. Zaudig [11] bezeichnet die Erfassung leichter kognitiver Störungen in Feldstudien „als Stiefkind der Forschung". Die Prävalenzzahlen schwanken weit um 30 % in der gleichen Population. Gesichert scheint zu sein, dass innerhalb eines Jahres rund 15 % der Menschen mit leichten kognitiven Störungen eine Demenz entwickeln [4]. Dabei gibt es keine Unklarheit darüber, dass es zur Verzögerung einer Demenzerkrankung und zur Vermeidung von frühzeitiger Pflege von Bedeutung ist, leichte kognitive Störungen in der älteren Bevölkerung frühzeitig zu erfassen, zu beobachten und wenn möglich zu behandeln [5]. Es wäre also wichtig, den Hausärzten zu sagen, wo und wie sie suchen sollten. Frühdiagnostik muss gelernt werden.

Weitere Gründe, warum wir in der Früherkennung und in der Frühdiagnostik auf der Stelle treten: Unser Gesundheitssystem ist nicht auf Zusammenarbeit angelegt, und nur mit Zusammenarbeit lässt sich dieses Problem lösen. Die Bedrohung jedes Arztes durch Arzneimittelbudgets und die Budgetierung der Honorare erhöhen nicht die Bereitschaft, intensiv nach „teuren" Patienten zu suchen. Die Grundhaltung der Hausärzte ist also eher abwartend und zögerlich.

Bei Hausärzten noch weniger als bei Spezialisten und anderen Gesundheitsberufen gibt es einen Mangel an Theorieverständnis. Krankheit als einen sehr langen Prozess zu begreifen und Krankheitsentstehung nicht nur als pathogenetisches, sondern auch als mangelndes salutogenetisches Prinzip zu verstehen, ist nicht Gemeingut in der deutschen Ärzteschaft und den kooperierenden Berufen.

Die Bemühungen der Politik um Vernetzung im System sind erst ganz am Anfang. Den bisherigen vorsichtigen Zusammenschlüssen fehlt jede wirkliche Unterstützung von Seiten der Politik und der Krankenkassen. So nimmt es nicht wunder, dass Kooperation nicht geübt wird und die verschiedenartige Schnittstellenproblematik nicht gelöst werden kann.

Um möglichst frühe Stadien einer behandlungsbedürftigen Alzheimer-Demenz zu erkennen, brauchen wir – abgesehen von den Suchinstrumenten wie Hirnleistungstests, CT, MRT, PET, SPECT, computergestütztes EEG und Labortests – die Aufmerksamkeit und Kooperationsbereitschaft geschulter Menschen: der Angehörigen der Kranken einerseits und der Physiotherapeuten, Ergotherapeuten, Logopäden und Angehörigen der Pflegeberufe, die wie Hausärzte in die Häuser älterer Menschen gelangen und sich dort ganz selbstverständlich einen Eindruck von der Lebensfähigkeit der alten Menschen machen.

Auch soziale Dienste (Essen auf Rädern z. B.), die Apotheken mit ihrem Team, Fußpflegerinnen, Friseure sind in der Lage, zur Früherkennung beizutragen. Das Case-Management Buch des BDA spricht vom gemeindenahen, ambulanten Therapie-Team Demenz. Erst ein wirkliches Teamverständnis gewährleistet frühes Erkennen und integriertes Behandeln.

Dazu sind nicht nur veränderte Strukturen und andere Anreize im Gesundheitssystem erforderlich, sondern was ebenso not tut, ist eine umfassende Entstigmatisierung und Enttabuisierung des Krankheitsprozesses Demenz. Noch immer wird in unseren Familien der Versuch unternommen, die bewusst oder unbewusst wahrgenommenen zunehmenden Defizite eines Familienmitgliedes zu kompensieren, die Andersartigkeit allenfalls als Variante des Normalen anzuerkennen. Die Angehörigen halten oft jahrelang die Symptome einer Demenz für normale Erscheinungen des Alters und gehen mit dem Kranken falsch um, was zu einer erheblichen Störung der Beziehung und zu vermeidbarem Stress führen kann. Im Gefolge davon werden Schuldgefühle angehäuft, die später nach der Entdeckung der Erkrankung negative Auswirkungen auf die Versorgung des Patienten haben können. Pflegekräfte, vor allem im stationären Bereich, erleben dies täglich.

Doch nicht nur die Früherkennung und Diagnostik der Alzheimer-Demenz sind problematisch, auch ein verbindliches therapeutisches Gesamtkonzept gibt es bisher nicht. Dies ist aus therapeutischer Sicht problematisch und ökonomisch fragwürdig. Als gesichert gilt, dass mehr direkte Gesundheitsversorgung und weniger Pflege enorme Ressourcen sparen würde, bei Frühstadien wie bei Spätstadien. Auf der MMSE-Skala mit 30 Punkten bedeutet eine Veränderung um einen Punkt Kosten von 1500 bis 2000 Euro pro Jahr und Patient. Ohne Therapie ist im Durchschnitt mit einem Verlust von drei Punkten pro Jahr zu rechnen. Es muss also alles Bemühen darauf gerichtet sein, den Krankheitsprozess früh abzubremsen.

Es besteht Einigkeit darüber und eine deutliche Evidenz, dass einige Cholesterinesterasehemmer gut toleriert werden und besser als Plazebo die kognitive Funktion und den allgemeinen klinischen Zustand verbessern. Ähnliches gilt für den NMDA-Rezeptor-Antagonisten Memantin und den Extrakt aus Gingkoblättern. Keine Evidenz besteht bisher, dass eines dieser Medikamente die Lebensqualität der Menschen verbessern könnte [2]. Aber geht es nicht gerade darum?

Die Facetten der Lebensqualität des hochbetagten Menschen sind vielfältig und die der Demenzkranken besonders gewichtet. In dem „Dementia quality of life instrument" von Brod [1] werden das Selbstwertgefühl, positive Emotionen, negative Emotionen, gefühlte Geborgenheit, Sinn für Ästhetik und Interaktionsfähigkeit als die messbaren Facetten einer „Quality of life" beschrieben. Dabei zeigte sich, dass die letztgenannten zwei Bereiche für die Lebensqualität demenziell erkrankter Menschen in besonderem Maße von Bedeutung sind. Es ist mehrfach beschrieben und immer wieder zu beobachten, welch große Befriedigung Demenzkranke aus kreativen Aktivitäten gewinnen, die mit sensorischer Stimulation einhergehen: Musik, Tanz, Farben, Bewegung – möglichst in Gemeinschaft. Sicher ist es richtig, die Erfassung von Emotionen nicht zu vernachlässigen. Das geht auch in Spätstadien – wenn die Sprache schon eingeebnet ist – durch Mimik, Motorik und andere Lebensäußerungen. Auf jeden Fall ist es für demenziell erkrankte Menschen wichtig, wie andere Menschen auch Beziehungen zu Mitmenschen zu haben, diese aufrecht erhalten und sie sinnvoll nutzen zu können. So gehören zum therapeutischen Gesamtkonzept immer auch ausreichende soziale Hilfen.

So sehr wichtig wird damit der „Kümmerer", der pflegende Angehörige. So wie Mutter und Neugeborenes eine Dyade bilden, läuft die Beziehung zwischen zunehmend demenzkranken Menschen und ihren Kümmerern auf diese Dyade zurück. Geht es dem Kümmerer gut, profitiert davon der oder die Betroffene. Der 4. Altenbericht der Bundesregierung sieht es als grundlegende Bedeutung an, die Demenzproblematik nicht vordergründig als Aufgabe der Medizin abzuhandeln, sondern auch soziale Auswirkungen und Anforderungen an die Gesellschaft zu erfassen. 61,2 % der pflegenden Angehörigen fühlen sich stark oder sehr stark belastet (Umfrage im Rahmen des PRO DEM-Projektes) [7]. Der Unterstützungsbedarf der pflegenden Angehörigen ist vielfältig: von Informationen über finanzielle Hilfe im Zusammenhang mit der Betreuung, über die Möglichkeit zum Erfahrungsaustausch und zur Hilfe in Krisensituationen bis zur praktischen Unterstützung in der Durchführung der Pflege – und vor allem zeitliche Entlastung, um die erhöhte Morbidität dieser Gruppe zu verringern.

Zusammenfassung der Probleme

Früherkennung und therapeutisches Gesamtkonzept heißen derzeit die Zauberworte in der Versorgung der Alzheimer-Patienten. Die Früherkennung stellt sich als problematisch dar, weil es einerseits keine klar definierten Kriterien im Frühstadium gibt und andererseits das Frühstadium der Erkrankung herauszuschälen ist aus dem großen Topf der Altersveränderungen. Doch wird immer wieder nachgewiesen, dass je früher die therapeutischen Interventionen kommen, umso günstiger die Einflussnahme ist und desto sicherer Ressourcen eingespart werden. Der Früherkennung stehen viele gravierende Fehler unseres Gesundheitssystems entgegen: unzureichende Kooperation, Bestrafung von zusätzlichem Tun in der ärztlichen Praxis, mangelnde Gemeindenähe, unzureichendes Theorieverständnis und das Stigma der Erkrankung in unserer Gesellschaft. Das therapeutische Gesamtkonzept muss neben einer maßgeschneiderten Pharmakotherapie eine ebenso an den individuellen Hilfsbedarf des Patienten und des pflegenden Angehörigen angepasste soziale Intervention enthalten.

Das Soll-Konzept

In Kenntnis dieser Grundvoraussetzungen gibt es an manchen Stellen im Lande Kooperationsmodelle. Wohl am besten beschrieben ist das Projekt PRO DEM, am Stadtrand von Bremen.

Hier wollten Haus- und Nervenärzte mehr tun und dieses Mehr wurde durch die Finanzierung des Projektes für die Dauer von zwei Jahren durch die Industrie belohnt und nicht wie im Praxisalltag bestraft durch Regressandrohung. In jeder Praxis des Projektes wurde des Weiteren eine speziell ausgebildete Praxishelferin für ihr Engagement belohnt. So kam es binnen zwei Jahren zu einer Früherkennung der Erkrankung bei wenigstens der Hälfte der Patienten, die in dieser Region aufgrund der Prävalenz bei 60 000 Einwohnern anzunehmen waren. Dazu beigetragen haben ganz wesentlich die anderen Gesundheitsberufe, deren Aufmerksamkeit mit Hilfe von „Runden Tischen" auf das Thema gelenkt wurde. Die Kommunikation untereinander wurde durch vom „Runden Tisch" entwickelte Berichtsformulare erreicht. So wurden mehrere Demenzkranke durch die Therapeuten und die Pflege entdeckt. Der zentrale Drehpunkt waren zwei Betreuungskoordinatorinnen, die sowohl im Hause der Patienten als auch in den ärztlichen und therapeutischen Praxen dafür sorgten, dass pünktlich das Notwendige für den Patienten getan wurde. Zusätzlich zu der maßgeschneiderten Pharmakotherapie gab es Gruppenangebote mit verschiedenen Betreuungsbausteinen: Ergotherapie, Musiktherapie, Physiotherapie, Kunst und Bewegungstherapie. Als wichtig sind die Gruppen der pflegenden Angehörigen beschrieben: Sie funktionieren im Sinne von psychologisch therapeutischen Selbsthilfegruppen – anfangs angeleitet –, die Information, Emotion und Inspiration transportieren. Ehrenamtliche „Gesellschafterinnen" entlasten auf Zeit die pflegenden Angehörigen. Ein Rundbrief hält alle 3 Monate alle Beteiligten auf dem gleichen Wissensstand. Interdisziplinäre Fallkonferenzen werden durchgeführt.

Die Lebensqualität der Betroffenen wie die der Pflegenden verbesserte sich und der Bremseffekt auf den Krankheitsprozess war bei intensiver Teilnahme an den Angeboten des Projektes deutlich nachweisbar.

Fazit

Eine integrierte, gemeindenahe Versorgung der Alzheimer-Patienten durch Hausärzte, Fachärzte, therapeutische Gesundheitsberufe, Pflege, Apotheker, soziale Dienste im richtig verstandenen ambulanten Team bringt über die Verbesserung kognitiver und allgemein klinischer Zustände (ca. 2 Punkte auf der MMSE Skala pro Jahr) eine verbesserte Lebensqualität für die betroffenen Patienten und deren Familien. Dies führt zur Abbremsung des Krankheitsprozesses der Betroffenen und zur Einsparung von Ressourcen.

Was ist zu tun, um die Grundvoraussetzungen für eine erfolgreiche Behandlung eines Demenzkranken – nämlich die frühzeitige Diagnose und ein therapeutisches Gesamtkonzept, welches medikamentöse, sozio- und psychotherapeutische Maßnahmen sowie Angehörigenbetreuung einbezieht – flächendeckend umzusetzen?

Angesichts der demographischen Entwicklung und der damit voraussehbaren enormen Zunahme der Zahl von Demenzkranken in unserem Lande gibt es genügend Gründe, sich auf ein Case-Management zu einigen und danach zu verfahren. Der Vorschlag des BDA ist umfassend und praktikabel. Er hat den Nachteil, dass er mit Mehrarbeit für den Einzelnen verbunden ist, Mehrarbeit, die ihm derzeit finanziell nicht vergütet wird. Hier, wie überhaupt in unserem Gesundheitssystem, sind Anreize zu setzen zu vermehrter Kooperation, so dass flächendeckend kompetente kooperative, ambulant und stationär vernetzte Versorgungsstrukturen entstehen können. Das Maß aller Veränderung und allen Tuns muss die Lebensqualität des Demenzkranken im Verlaufe seines Krankheitsprozesses sein. Da die Krankenkassen ohnehin bisher nur einen minimalen Beitrag zur Versorgung dieser Patientengruppe leisten, muss die Ärzteschaft von der Regressbedrohung in der medikamentösen Versorgung freigestellt werden. Zur besseren Finanzierung dieser Versorgung gehört aber auch eine Aufhebung der sektoralen Budgets und eine Aufhebung der Trennung von Leistungen der Kranken- und Pflegekasse für Demenzkranke, da nur integrative Behandlung den Krankheitsprozess bremst. Es sind flächendeckend kompetente Versorgungsstrukturen zu fordern, die auch den pflegenden Angehörigen, damit sie nicht vermehrt krank werden, Aufklärung, Beratung, Anleitung und Entlastung zuteil werden lassen. Dabei ist es notwendig, denen, die an der Behandlung und Pflege Demenzkranker beteiligt sind, in Aus-, Weiter- und Fortbildung gerontopsychiatrisch genügend Wissen, eine ausgewogene Haltung und ausreichend Fertigkeiten zukommen zu lassen.

6.1.1 Versorgung durch den Hausarzt

Eberhard Hesse

Hausärzte wissen im Allgemeinen um ihre Aufgabe zur Früherkennung der Patienten mit Alzheimer-Demenz. Dennoch stellen Hausärzte die Diagnose Alzheimer-Demenz in einem eher fortgeschrittenen Stadium.

Die Arbeitsgruppe um Richard Grol [10] hat diese Diskrepanz aufzudecken versucht und festgestellt, dass diagnostische Unsicherheit in den Frühstadien der Alzheimer-Demenz, die Scheu, eine kognitive Untersuchung durchzuführen und die Diagnose zu besprechen, Mangel an Zeit und eben das zu seltene Kommen der Patienten Gründe für die späte Diagnose sind.

Die diagnostische Unsicherheit in den Frühstadien und die Durchführung und Besprechung von Hirnleistungstests sind lernbar. Die Erfahrungen aus dem Projekt PRO DEM haben gezeigt, dass das Angebot an den Patienten, die Hirnleistung zu überprüfen, inzwischen genauso leicht von der Hand geht, wie ein EKG zu schreiben. Einmal erkannte und in die Behandlung eingeschlossene Patienten folgen mit großer Erleichterung dem Ratschlag der Praxen und erweisen sich dann als präzise und dankbare Patienten. Die Frequenz der jährlichen Konsultationen bei Hausärzten verringert sich von 15 bei Patientinnen mit leichter Demenz auf 1 Konsultation bei schweren Demenzkranken. Bei den Nervenärzten sind es 14 und 9 Konsultationen [6], wobei nur ein geringer Anteil (7 %) der Kranken zur vollständigen Weiterbehandlung an die Nervenärzte überwiesen wird. Wenn überwiesen wurde, dann meist (86 %) zur Diagnostik in eine Facharztpraxis. Die weitere Betreuung Demenzkranker liegt danach ausschließlich in den Händen der Hausärzte [8]. Diese abnehmende Konsultationsfrequenz entspricht nicht dem tatsächlichen Behandlungsbedarf. Vielmehr sind der dementive Prozess selber, die daraus resultierenden oder ihn wenigstens begleitende Depression und die multifaktorielle Komorbidität behandlungsbedürftig – dazu kommen besondere Risiken: finanzielle Armut, arterielle Verschlusskrankheit, Schilddrüsenfunktionsstörung, Alkoholabusus und Inkontinenz [9]. Der Mangel an Zeit ist ein grundsätzliches Problem der Allgemeinpraxis. In der Regel wird es durch zunehmende Häufigkeit der Konsultationen und durch eine wachsende Vertrautheit in der Patienten-Arzt-Beziehung gelöst – eine Vertrautheit mit Einzelnen und Familien, die Frühzeichen einer Fehlentwicklung wahrzunehmen in der Lage ist.

Jan Heyrman und seine Arbeitsgruppe [3] haben sehr sorgfältig die Frühzeichen und Auslöser zur Erkennung der Alzheimer-Demenz in der Allgemeinpraxis zusammengetragen: das gestörte Funktionieren am Arbeitsplatz und Unsicherheiten in den Alltagsfunktionen, Fixierung auf betroffen machende Ereignisse, gestörtes Kurzzeitgedächtnis, die Unfähigkeit, einer Unterhaltung zu folgen, die Unfähigkeit, eigene Klagen zu formulieren, das Suchen nach der Unterstützung durch den Partner. Als hauptsächliche Auslöser wurden Medikamentenwechsel, der Verlust eines Partners oder eines pflegenden Angehörigen, eine Narkose und überhaupt Krankenhauseinweisung beschrieben. Hier muss der Hausarzt lernen, genau hinzuhören, denn die Patienten sind sehr geschickt im Verbergen von Defiziten, und anfangs sind die pflegenden Angehörigen nicht in der Lage, Fehlleistungen richtig zu interpretieren, bisweilen aus Scheu, den Patienten mit der Diagnose zu konfrontieren. Die Angehörigen von Demenzkranken im Frühstadium passen sich schrittweise der sich verändernden Situation an, oft ohne die vorgehende Pathologie zu bemerken. Die schrittweise Übernahme von Aufgaben und der Schutz des kranken Partners schaffen eine zerbrechliche Balance, die von den Kindern, Verwandten oder Nachbarn eines älteren Ehepaares nicht bemerkt wird. Wenn dieser „Kümmerer" jedoch krank wird, kommt es zur Krise. Erst dann wird deutlich, wie weit der dementive Prozess vorangeschritten ist. Andererseits bringt diese Krise die Chance, offen und ehrlich mit der veränderten Situation umzugehen, und für die Kinder die Chance, mehr Professionalität und Distanz in die Betreuung hineinzubringen, was oft notwendig ist, um vorherige nicht verstandene Geschehnisse vergessen zu machen. Es entsteht dann die oben besprochene Dyade im ganz positiven Sinne, getragen von Wohlwollen und Respekt einerseits und zunehmender Professionalität andererseits. In dieser Atmosphäre kommen die beschriebenen medizinischen und sozialen Hilfestellungen zum Tragen und erzeugen eine zunehmende – für den Demenzkranken eigene – Lebensqualität. Im Verlaufe des Projektes PRO DEM war zu erleben, wie sensibel Hausärzte diese Entwicklungen antizipieren und danach richtig handeln können, wenn sie für dieses Krankheitsgeschehen einmal sensibilisiert sind.

Ganz sicher ist in unserer Medizinerausbildung Demenz kein zentrales Thema, so dass das Wissen um den Erkrankungsprozess und um den Zusammenhang mit der Familie eher gering ist. Hier ist Handlungsbedarf, der hoffentlich nach der Novellierung der Approbationsordnung zum Tragen kommt.

Dazu kommen systemimmanente Gründe, die oben schon genannt wurden – die Budgetierung der Leistungen, also die Nichthonorierung zum Beispiel eines Demenztests und die Budgetierung der Medikation. Diese Bedrohung mit Regress führt bei Hausärzten zu einer restriktiven Grundhaltung.

So ist das Früherkennungsproblem nicht von der einzelnen Praxis allein zu lösen, sondern nur durch Kooperation – Kooperation im gemeindenahen Verbund mit den Pflegeberufen, den anderen Gesundheitsberufen, dem Apotheker und den sozialen Diensten. Alle müssen darauf eingestellt sein, Demenzkranke in ihren Frühstadien zu entdecken und einer geeigneten Behandlung zuzuführen. Auch die DGGPP teilt dem Hausarzt in der Betreuung von Demenzpatienten eine Schlüsselfunktion zu:

„Dabei ist er je nach Stadium der Erkrankung mit einer Vielzahl von Aufgaben konfrontiert u. a.

- Diagnosestellung,
- Therapieplanerstellung,
- regelmäßige Therapiekontrollen,
- Angehörigen-Beratung,
- Pflegeplanerstellung,
- Koordination der nichtärztlichen Therapeuten,
  - Krankengymnasten,
  - Logopäden,
  - Ergotherapeuten,
  - Pflegedienst,
- Heil- und Hilfsmittel,
- Kontakt zum Sozialamt,
- Beratung über Pflegeversicherung,
- Unterstützung bei der Begutachtung durch den MDK,
- Kurzzeitpflege,
- Heimunterbringung.“

Eine geeignete Behandlung in einem therapeutischen Gesamtkonzept ist einerseits medikamentöse und andererseits eine maßgeschneiderte nicht medikamentöse Therapie. Hier gibt es zunehmend Beratungsstellen, Betreuungsgruppen der Alzheimergesellschaft und – noch viel zu wenig – Gesprächs- und Informationsgruppen der pflegenden Angehörigen, mit denen Zusammenarbeit geübt und bezahlt werden muss. Nach Definition der Deutschen Gesellschaft für Allgemeinmedizin und der Lehrbeauftragtenvereinigung ist der Hausarzt angehalten, im Rahmen seiner haus- und familienärztlichen sowie ökologischen Funktion und im Rahmen seiner Gesundheitsbildungs- und Koordinationsfunktion dafür zu sorgen, dass erstens der Betroffene rechtzeitig und optimal versorgt wird und zweitens der pflegende Angehörige und die Familie sozial, psychisch und physisch unversehrt bleiben.

Was ist zu tun?

Die Politik hat den Paragraphen 45 a–c in das XI. Sozialgesetzbuch eingefügt, d. h. sie hat die Pflegeversicherung in die Lage versetzt, ein bisschen mehr für den Alzheimer-Kranken und seine Familie zu tun. Sie möchte Modelle und niedrigschwellige Angebote fördern. Das ist zwar lobenswert, bisher jedoch leider noch nicht umgesetzt – auch sind Hausärzte bisher außerstande, die Mehrarbeit, die eine stadiengerechte Betreuung im ambulanten Team ihnen aufbürdet, zu leisten. Im Case-Management des BdA ist zwar eine Aufgabenteilung im Case-Management des Demenzsyndroms vorgesehen – da jedoch die Hauptlast dieser Arbeit der hausärztlichen Praxis zufällt, die schon jetzt nur einen Teil ihrer Tätigkeit honoriert bekommt, sind Forderungen nach mehr Screening, Dokumentation und Koordination unrealistisch.

Gemeinsam haben Hausarztpraxis, nervenärztliche Praxis, Angehörige der nicht ärztlichen Gesundheitsberufe die Aufgabe zur Entstigmatisierung und Aufklärung über den Krankheitsprozess in der Region, in der sie leben und arbeiten. Eine wesentliche Voraussetzung für die Früherkennung in einem Case-Management ist die Entstigmatisierung des Krankheitsbegriffes Demenz. Solange eine Stigmatisierung der Demenzkranken bewusst oder unbewusst durch die Massenmedien und auch durch die gesellschaftlichen Institutionen betrieben wird, hat der einzelne Patient keine Chance, sich dem zu entziehen. Noch immer wird in den Familien auch der Versuch unternommen, die Krankheit nicht wahrzunehmen oder gar zu verbergen, die Andersartigkeit allenfalls als Variante des Normalen zu akzeptieren. Wenn es gelingt, die Demenz in ihrer Vielschichtigkeit und als behandlungsfähig – nicht heilbar – darzustellen, wird das Verkünden der Diagnose beim Patienten und seiner Familie andere Empfindungen auslösen als ohne dieses Vorwissen.

Der eigentliche Auftrag eines ambulanten Teams im gemeindenahen Verbund müsste aber für die Zukunft sein, präventiv zu arbeiten, präventiv zu wirken zum Wohle aller Senioren und Hochbetagten in der Gemeinde. Vokabeln wie „Enrichment" müssen zunehmend in den Sprachgebrauch eines sozial kompetenten Hausarztes aufgenommen werden. Nur so lässt sich der oben angesprochene Knoten lösen, die richtigen Patienten rechtzeitig aus dem großen Topf der Altersveränderung herauszulösen, zu erkennen und zu behandeln.

Literatur

[1] Brod M, Stewart A L, Sands L, Walton P. Conceptualization and measurement of quality of life in dementia: The Dementia Quality of Life Instrument (DqoL). In: The Gerontologist 1999; 39: 25 – 35

[2] Clinical evidence, Mental health, Alzheimer's disease, BMJ Publishing Group, 4. Issue Dec. 2000; 493 – 500

[3] De Lepeleire J, Heyrman J, Buntinx F. The early diagnosis of dementia: triggers, early signs and luxating events. In: Family Practice 1998; 15,5: 431 – 436

[4] Flicker C, Ferris S H, Reisberg B. In: Consensus paper 2000. Mild Cognitive Impairment in the elderly: prodictors of dementia. Neurology 1991; 41: 1006 – 1009

[5] Graham J E, Rockwood B L.Prevalence and severity of cognitive impairment with and without dementia in an elderly population. Lancet 1997; 349: 1793 – 1796

[6] Hallauer J, Schons M, Smala A, Berger K. Defizite in der Behandlung von Patienten mit Alzheimer-Erkrankung. In: Psycho 25 (Sonderausgabe 1/99) 31 – 34

[7] Klingenberg A, Szecsenyi J, Hesse E, Habs M, Schaper G, Bolley J, Kreisch M. PRO DEM – ein Projekt zur regionalen Versorgung Demenzkranker und ihrer pflegenden Angehörigen, Erfahrung und Ergebnisse; AQUA-Institut für angewandte Qualitätsförderung und Forschung im Gesundheitswesen GmbH, Göttingen 2001

[8] Riedel-Heller S G, Schork A, Fromm N, Angermeyer M C. Demenzkranke in der Hausarztpraxis – Ergebnisse einer Befragung. In: Zeitschrift für Gerontologie und Geriatrie 2000; 33 (1): 300 – 306

[9] Sandholzer H, Breull A, Fischer G C. Früherkennung und Frühbehandlung von kognitiven Funktionseinbußen: eine Studie über eine geriatrische Vorsorgeuntersuchung im unausgelesenen Patientengut der Allgemeinpraxis. In: Z Gerontol Geriat 1999; 32: 172 – 178

[10] Van Hout H, Vernooij-Dassen M, Bakker K, Blom M, Grol R. General practitioners on dementia: tasks, practices and obstacles. In: Patient Education and Counseling 2000; 39: 219 – 225

[11] Zaudig M. A new systematic method of measurement and diagnosis of „Mild Cognitive Impairment" and dementia according to ICD-10 and DSM-III-R criteria. International Psychogeriatrics 1991; 4,2: 203 – 219

6.1.2 Kapazität und Aufgabe fachärztlicher Versorgung

Gabriela Stoppe

Ausgangslage

In Deutschland geht die Psychiatrie aus einer gemeinsamen Tradition mit der Neurologie hervor. Deshalb ist die alleinige psychiatrische Kompetenz in der ambulanten Versorgung quantitativ nicht genau einzuschätzen. Ein eigenständiger Facharzt für Psychiatrie existiert erst seit einigen Jahren, zusätzlich sind neue Facharzttitel, wie z. B. der für *Psychiatrie und Psychotherapie* sowie der für *Psychotherapeutische Medizin,* geschaffen worden. Von den als ÄrztInnen für *Neurologie und Psychiatrie* respektive ÄrztInnen *für Nervenheilkunde* tätigen KollegInnen arbeitet ein Teil vorwiegend neurologisch, ein anderer vorwiegend oder ausschließlich psychiatrisch. Hinzu kommt, dass die Aufgabenbeschreibung der einzelnen Facharztgebiete zwar festgelegt ist, in der alltäglichen Praxis den Vertretern anderer medizinischer Fächer und vor allen Dingen auch der Öffentlichkeit noch nicht recht deutlich ist. In diesem Beitrag soll dennoch versucht werden darzustellen, welche Möglichkeiten die ambulante Betreuung durch PsychiaterInnen bietet.

Betrachtet man die Ausgangslage, so stehen (Tab. **1**) den etwa 1 Million Demenzkranken in Deutschland 4728 niedergelassene Ärzte und Ärztinnen für Nervenheilkunde, Psychiatrie sowie Psychiatrie und Psychotherapie gegenüber. Bei gleichmäßiger Verteilung der Demenzkranken müsste danach jeder dieser Ärzte über 200 Demenzpatienten betreuen.

Tatsächlich wird aber nach Schätzungen des Berufsverbandes nur jeder achte Demenzpatient fachärztlich (mit-)betreut [2]. Eine Reihe von Gründen muss hierfür berücksichtigt werden:

- Ein Teil der FachärztInnen hat wenig Interesse an der Versorgung Demenzkranker oder überhaupt psychisch kranker alter Menschen. So gab noch vor neun Jahren nur etwa die Hälfte der niedergelassenen Fachärzte in der Region Göttingen an, letztendlich keine älteren PatientInnen (mit Hirnleistungsstörungen) zu behandeln [10]. Ein weiterer Teil, der sich mit dem ersten sicher erheblich überschneidet, verfügt über keine wesentliche Kompetenz im Umgang mit dieser Patientengruppe. Dies muss vor dem Hintergrund gesehen werden, dass die Weiterbildung in großen Krankenhäusern wegen der internen Subspezialisierung nicht zwingend einen angemessenen Weiterbildungsabschnitt im Bereich der Gerontopsychiatrie vorsieht. Die kleineren universitären Einrichtungen, aber auch psychiatrische Abteilungen, die über eine volle Weiterbildungsermächtigung verfügen, sind ebenfalls zum Teil durch entsprechende Patientenselektion oft nicht in der Lage, ausreichende gerontopsychiatrische Kenntnisse zu vermitteln [4].
- Die Facharztdichte variiert erheblich. So ist in Städten, vor allen Dingen Universitätsstädten, die Versorgung relativ dicht, während in ländlichen Regionen der Weg zum Facharzt oft weit ist. Zudem muss oft mit langen Wartezeiten bei der Terminvergabe gerechnet werden. Dies muss auf dem Hintergrund einer oftmals geforderten flächendeckenden Einbeziehung psychiatrischer Kompetenz in die Versorgung Demenzkranker und auch in die Heimbetreuung gesehen werden.

Tab. **1** Ärztestatistik 2001 (Quelle: Bundesärztekammer, Internet, Stand 31.12.2001)

Fachgebiet	Anzahl berufstätiger Ärzte	niedergelassen	stationäre Versorgung	in Behörden und Körperschaften
Nervenheilkunde	5042	2977	1628	229
Psychiatrie	3335	1113	1876	184
Psychiatrie und Psychotherapie	1848	638	1105	60

Tab. **2** Arztkontakte der über 70-Jährigen in der Berliner Altersstudie [6]

85 % besuchten den Hausarzt im Mittel 6,3-mal im Quartal	60 % besuchten zusätzlich Fachärzte: – 37 % Augenärzte – 13 % Orthopäden – 8 % HNO-Ärzte – 7 % Urologen – 6 % Gynäkologen – 4 % Nervenärzte

- Auf der Seite der PatientInnen gibt es eine gewisse Schwelle, zu einem/r Facharzt/ärztin für Psychiatrie zu gehen. Dies betrifft insbesondere die heutige ältere Generation, die aufgrund historischer Erfahrungen und weil sie einen Autonomieverlust befürchtet, den Gang zu einem/r PsychiaterIn scheut. Selbst in einer fachärztlich relativ gut versorgten Stadt wie Berlin besuchten nur 4 % der über 70-Jährigen überhaupt eine(n) Facharzt/ärztin für Nervenheilkunde, während 85 % den/die Hausarzt/ärztin aufsuchten, im Mittel sogar mehrmals im Quartal (Tab. **2**) [6]. Dieses Bild einer relativ geringen Einbeziehung nervenärztlicher Kompetenz zeigte sich auch 1995 in einer repräsentativen Untersuchung der über 65-Jährigen in der Stadt Mannheim [1]. 28 % der Menschen in dieser Altersgruppe wurden überhaupt jemals wegen einer Demenz oder einem Verdacht auf Demenz untersucht, davon immerhin 13,8 % ambulant.

Welche Kompetenz bietet der / die Facharzt/ärztin für Psychiatrie in der ambulanten Versorgung?

Für die (Differenzial-)Diagnose

Ein(e) entsprechend gerontopsychiatrisch qualifizierte(n) Arzt/Ärztin hat eine höhere Kompetenz für die wesentlichen Differenzialdiagnosen einer Demenzerkrankung. Dies sind Depressionen, die gerade bei der Frühdiagnose der Demenz eine große Rolle spielen und die häufigste psychiatrische Erkrankung im Alter überhaupt darstellen. Zum anderen ist der Ausschluss eines deliranten Syndroms sowie die auch instrumentelle und neuropsychologische Differenzialdiagnose zum noch normalen Alter von großer therapeutischer Relevanz [8]. Hier weist der/die Facharzt/ärztin auch nach unseren Untersuchungen eine höhere Kompetenz auf [10]. Diese größere Kompetenz sollte dazu führen, dass zumindest bei entsprechenden Fragestellungen ein(e) Facharzt/ärztin mehr einbezogen wird (Tab. **3**), und es wäre sicherlich auch ökonomisch sinnvoll, wenn teure instrumentelle Untersuchungsverfahren von entsprechend kompetenten ÄrztInnen indiziert würden [2, 9].

Tab. **3** Aufgaben des/r Facharztes/ärztin für Psychiatrie (und Psychotherapie/und Neurologie) in der ambulanten Versorgung von Demenzkranken [nach 9]

Aufgaben
psychiatrische Anamnese und Untersuchung
ausführlicher (spezialisierter) Neurostatus
ausführliche neuropsychologische Untersuchung
Indikationsstellung für: – EEG, – Doppler, – Liquoruntersuchung ggfs. -druckmessung, – CT/MRT und funktionelle bildgebende Verfahren, – genetische Analysen (APOE-4, Chorea-Huntington-Gen u.a.) – Laboruntersuchungen: Folsäure, Immunparameter, Arzneimittelspiegel, Kupferstoffwechsel u. a.
bei Bedarf bzw. bei möglicher Kooperation: – Aufstellen eines Therapieplanes – konsiliarische Weiterbetreuung, – Verlaufsuntersuchung
sozialpsychiatrische Betreuung: – Betreuung in gesetzlichen und sozialen Fragen – Betreuung der Angehörigen

Für die Therapie

PsychiaterInnen verfügen zudem über ein entsprechendes therapeutisches „Arsenal". Von einer differenzierten Kenntnis der Pharmakologie bis hin zu Kenntnissen zur Indikation und Durchführung psychotherapeutischer Verfahren kann auch diese Kompetenz für Demenzpatienten nützlich sein. Gerade in fortgeschrittenen Stadien der Alzheimererkrankung sind in der Betreuung oft nicht die kognitiven Störungen, sondern so genannte nicht-kognitive Verhaltensstörungen das Hauptproblem. Agitation, Aggression, Wandern, Schreien, nächtliche Verwirrtheitsstörungen und andere Symptome bedürfen eines komplexen Managements und daher spezieller Kompetenz [7, 11, 12].

Inwieweit eine entsprechende Kompetenz für die Betreuung des ansteigenden Anteils von Demenzpatienten in Heimen gefordert werden muss, ist derzeit noch Gegenstand von Debatten und soll hier nicht weiter thematisiert werden.

Für die Betreuung der Angehörigen

Psychiatrische Kompetenz fließt auch in die Betreuung von Angehörigen ein. Angehörige, die ihre Demenzkranken betreuen, in der Regel Partner oder Kinder, insbesondere Töchter, haben aufgrund der Betreuung ein eigenes Erkrankungsrisiko von etwa 50% [3, 5]. Oft liegen Depressionen und andere Symptome psychosozialen Stresses vor. Die Beratung von Angehörigen, das Erkennen von Erkrankung bei ihnen und die entsprechende Behandlung profitieren von psychiatrischer Kompetenz.

Nicht zuletzt steht dem *case management* der HausärztInnen die *sozialpsychiatrische Kompetenz* der psychiatrischen FachärztInnen gegenüber. PsychiaterInnen haben in der Regel eine hohe Kompetenz, was Kenntnisse über Rehabilitation, Versorgungseinrichtungen und Zusammenarbeit mit sozialen Diensten angeht. Die Gestaltung eines entsprechenden Versorgungsnetzes für Demenzkranke oder auch die Betreuung von Gruppenangeboten können zur psychiatrischen Tätigkeit gehören.

Zusammenfassung

Die ambulante Versorgung von Demenzkranken kann von psychiatrischer Kompetenz erheblich profitieren. Das gilt vor allen Dingen in der Unterstützung von Frühdiagnose und Differenzialdiagnose, in der Betreuung und Behandlung von Angehörigen, in der differenzierten Psychopharmakotherapie und Psychotherapie von Demenzkranken und ihren Angehörigen und in der Organisation und Betreuung der Versorgungsmöglichkeiten im Bereich von Altenhilfe und sozialen Einrichtungen der Patienten. In der Realität steht der Vielzahl an Demenzkranken jedoch eine einerseits zu geringe Anzahl, andererseits eine oft noch zu geringe Qualifikation auch der FachärztInnen gegenüber.

Literatur

[1] Bickel H. Demenzkranke in Alten- und Pflegeheimen: Gegenwärtige Situation und Entwicklungstendenzen. In: Forschungsinstitut der Friedrich-Ebert-Stiftung (Hrsg). Medizinische und gesellschaftspolitische Herausforderung: Alzheimer Krankheit. Der langsame Zerfall der Persönlichkeit. Bonn: Friedrich-Ebert-Stiftung, 1995: 49–68

[2] Bohlken J. Demenz. 2010: 1,5 Millionen Patienten erwartet. NeuroTransmitter 2001 (Sonderheft 1): 32–36

[3] Gräßel E. Belastung und gesundheitliche Situation der Pflegenden. Querschnittsuntersuchungen zur häuslichen Pflege bei chronischem Hilfs- und Pflegebedarf im Alter. Egelsbach: Hänsel-Hohenhausen (Deutsche Hochschulschriften; 1134) 1997

[4] Hirsch RD. Gesundheitspolitische Aspekte der Gerontopsychiatrie. Psycho 1997; 23 (suppl.): 14–24

[5] Klingenberg A, Szecsenyi J. Unterstützungsbedarf von pflegenden Angehörigen. Befragungsergebnisse von Familien Demenzkranker in einer ländlichen Region bei Bremen. Z Alllg Med 1999; 75: 1113–1118

[6] Mayer KU, Baltes PB. Die Berliner Altersstudie. Berlin: Akademie Verlag, 1996

[7] Quayhagen MP, Quayhagen M, Corbeil RR, Hendrix RC, Jackson JE, Snyder L, Bower D. Coping with dementia: evaluation of four nonpharmacological interventions. Int Psychogeriatr 2000; 12: 249–265

[8] Stoppe G. Die kardinalen psychiatrischen Probleme im Alter. Internist 2000; 41: 538–543

[9] Stoppe G. Diagnostik des Demenzsyndroms. In: Wächtler C (Hrsg). Demenzen. Stuttgart: Thieme Verlag, 1997: 17–39

[10] Stoppe G, Sandholzer H, Staedt J, Winter S, Kiefer J, Kochen MM, Rüther E. Diagnosis of dementia in primary care: Results of a representative survey in lower Saxony, Germany. Eur Arch Psychiatry Clin Neurosci 1994; 244: 278–283

[11] Stoppe G, Sandholzer H, Winter S, Kiefer J, Staedt J. Treatment of the Memory Disturbed Elderly in Primary Care. Primary Care Psychiatry 1998; 4: 205–209

[12] Stoppe G, Staedt J. Psychopharmakotherapie von Verhaltensstörungen bei Demenzkranken. Z Gerontol Geriat 1999; 32: 153 – 158

6.1.3 Niedergelassene Neurologen und Psychiater

Rolf Horn

Ausgangslage

In Deutschland sind im ambulanten nervenärztlichen Bereich nicht nur Psychiater und Neurologen, sondern vor allem Nervenärzte (Arzt für Neurologie und Psychiatrie) tätig.

Der Nervenarzt oder Arzt für Neurologie und Psychiatrie ist drei Jahre in der Neurologie und zwei Jahre in der Psychiatrie ausgebildet, der Neurologe hat eine dreijährige Ausbildung in der Neurologie und im Regelfall ein Jahr Psychiatrie. Außerdem gibt es niedergelassene Ärzte, die beide Fachärzte haben, also Arzt für Neurologie und Arzt für Psychiatrie sind.

Darüber hinaus gibt es noch Psychiater, Neurologen und Nervenärzte, die zusätzlich noch den Facharzt für „Psychotherapeutische Medizin" erworben haben.

Eine spezifische Ausbildung in der Diagnostik und Therapie von Demenzpatienten wird in den meisten neurologischen Kliniken in Deutschland nicht angeboten.

Einen gerontologischen/geriatrischen Ansatz gibt es in der deutschen Neurologie bisher nicht.

Welche Versorgungsaufgaben kann und darf der Arzt für Neurologie in der Versorgung des Alzheimer-Patienten wahrnehmen?

Sein Wissen und Ausbildungsstand entspricht seinem subjektiven Interesse an dem Krankheitsbild und ist nicht durch festgelegte Ausbildungsbestandteile, Curricula oder Zusatzbezeichnungen definiert.

Aus diesem Grunde ist es für die Patienten und deren Angehörige nicht ersichtlich, ob ein ausgewählter Neurologe sich besonders um dieses Krankheitsbild kümmert oder ob er fachkompetent ist.

Im Hinblick auf die GKV ist zu beachten, welche zusätzlichen Einschränkungen durch kassenrechtliche Vorgaben (Budgets, Einschränkungen der Abrechnung von Leistungen) bestehen.

So kann ein Arzt für Neurologie nach dem EBM keine psychiatrischen Ziffern, wie z. B. 820 psychiatrische Untersuchung, 822 und 823 psychiatrische Behandlung abrechnen; umgekehrt kann der Psychiater keine neurologischen Untersuchungen mit der Ziffer 800 abrechnen usw.

Diagnostik

Die Versorgung durch den Neurologen beschränkt sich auf die rein neurologische Diagnostik, Differenzialdiagnostik und spezifische Therapie. Die Diagnostik führt er mit den ihm technisch zur Verfügung stehenden Untersuchungsinstrumenten wie z. B. Elektroenzephalogramm (EEG) oder computergestütztem EEG-mapping, Doppler, Transkraniellem-Doppler, Duplex und elektrophysiologischen Untersuchungen wie sensibel evozierten Potenzialen (SEP), Messung der motorischen und sensiblen Nervenleitgeschwindigkeit (NLG), Elektromyographischen Untersuchungen (EMG) und testpsychologischen Untersuchungen durch. Ergänzt werden diese technischen Untersuchungen noch durch laborchemische Untersuchungen und eine mögliche Liquoruntersuchung, die aber meist stationär durchgeführt wird.

Falls notwendig, ergänzt er die Untersuchungen durch bildgebende Verfahren wie Computertomographie (CT), Kernspintomographie (MR), Single-Photon-Emission-Computer-Tomographie (SPECT) und Positron-Emission-Tomographie (PET).

Behandlung

Der Neurologe kann nach der Diagnosestellung den Alzheimer-Patienten mit spezifischen Antidementiva behandeln und zusätzliche unterstützende Maßnahmen wie Ergotherapie, Krankengymnastik und logopädische Behandlungen veranlassen. Auf GKV-Ebene besteht die Möglichkeit, Zusatzbudgets (Versorgung in Pflegeheimen und zu Hause) abrechnungstechnisch zu nutzen. Im Verlauf der Erkrankung steht häufig die Behandlung von neurologischen Begleiterkrankungen, wie z. B. Parkinson-Syndrom und vaskulären Begleiterkrankungen, im Vordergrund. Die Behandlung von psychiatrischen Begleiterkrankungen, wie z. B. Depressionen, Wahnvorstellungen,

Halluzinosen, Delir und Verhaltensstörungen muss er dem Psychiater überlassen.

Niedergelassene Nervenärzte (Arzt für Neurologie und Psychiatrie) oder Ärzte, die sowohl Neurologe als auch Psychiater sind, können entsprechend beide Funktionen wahrnehmen. Sie sind unter GKV-Bedingungen auch in der Lage, beide Fachbereiche abzurechnen und ebenfalls über ein Zusatzbudget die Versorgung zu Hause oder im Pflegeheim zu übernehmen.

Die größten Einschränkungen in der medikamentösen Versorgung mit Antidementiva, wie z. B. den empfohlenen Acetylcholinesterasehemmern, wird durch die jeweiligen Medikamentenrichtgrößen verursacht. So darf ein Nervenarzt pro Rentner im Bereich der KV-Nordrhein im Durchschnitt 99,83 Euro pro Patient und Quartal ausgeben. Diese Beträge variieren für jede KV. Mit Kosten von ca. 500 Euro pro Quartal für ein Medikament sprengen Demenzpatienten das Medikamentenbudget.

Als erste KV hat die KV-Westfalen Lippe im Juni 2002 diese Medikamentengruppe aus dem Individualbudget durch eine Kennziffer herausgenommen. In den meisten KV-en ist die Behandlung dementer Patienten jedoch noch nicht einmal als Praxisbesonderheit vorgesehen im Gegensatz z. B. zur Behandlung von Parkinson-Patienten oder an Epilepsie erkrankten Patienten.

Dies wird noch weiter verschärft, falls der Einsatz eines modernen Neuroleptikums notwendig wird. Hier kommt aktuell noch die „off-label-use"-Regelung als Hindernis ins Spiel, da die modernen Neuroleptika bisher meist nur eine Zulassung zur Behandlung der Schizophrenie haben und somit trotz Empfehlung zuständiger Fachgesellschaften und vorliegender wissenschaftlicher Veröffentlichungen für GKV-Versicherte demente Patienten nicht zulasten der Krankenkasse zu verordnen sind.

Forderungen für die Zukunft

Die wichtigste Forderung an die Politiker zur Verbesserung der Versorgung dementer Patienten ist, die vorliegenden sozioökonomischen Daten zur Kenntnis zu nehmen und Konsequenzen daraus zu ziehen.

Dies müsste zur Folge haben, dass erkannt wird

- dass das Verschieben der Patienten von einem Topf in den anderen aus Krankenversicherung in Pflegeversicherung oder Rentenkasse keinen Sinn ergibt,
- dass die entstehenden sozioökonomischen Kosten insgesamt bewertet werden müssen und daraus notwendige Umstrukturierungen folgen.

Hierzu gehört, dass man dafür sorgt,

- dass die adäquate medikamentöse Behandlung nicht an Medikamentenbudgets oder „off-label-use"-Vorschriften scheitert,
- dass den beteiligten Ärzten der Sinn einer verknüpften Behandlung Hausarzt – Facharzt in Zusammenarbeit mit allen in diesem Bereich unterstützend arbeitenden Fachgruppen, Diensten und Selbsthilfeorganisationen einsichtig wird, um ein möglichst effektives kräfteschonendes Gesamtergebnis zu erreichen,
- dass für den Laien erkennbar wird, wer besonderes Fachwissen und Kompetenz in der Behandlung älterer Patienten hat,
- dass Behandlungsbudgets (Praxisbugets, Fallzahlbegrenzung, Fallbudgets) abgeschafft werden, damit eine rechtzeitige und adäquate Behandlung dieser Patienten möglich wird und nicht auf ungewisse Zeit verschoben wird und dadurch entsprechende Mehrkosten entstehen.

Zusammenfassung

Resümierend muss leider festgestellt werden, dass bis heute sowohl von politischer Seite als auch von Seiten der Kostenträger, der Fachgesellschaften und der Ärztekammern den Schwierigkeiten, die sich aus der Veränderung der Bevölkerungsstruktur und dem damit auch vermehrten Auftreten demenzieller Prozesse ergeben, bisher nicht die notwendige Aufmerksamkeit geschenkt wird.

Somit verwundert es auch nicht, dass der einzelne Hausarzt oder Facharzt sich in seiner Einschätzung ähnlich verhält und durch die bestehenden Reglementierungen sogar gezwungen wird, diese Entwicklung zu ignorieren.

Dem gegenüber stehen wissenschaftliche Untersuchungen und einzelne niedergelassene Ärzte, die durch ihre Arbeit und ihre Kompetenz in ihrem Einzugsgebiet zeigen, dass es auch anders funktionieren kann. Bisher wird von diesen Ärzten neben der oben aufgeführten Fachkompetenz aber noch ein außergewöhnliches Maß an Zivilcourage (Regressandrohungen) und extremes Durchhaltevermögen abgefordert, um die politisch-bürokratisch vorgegebenen Restriktionen zu überwinden.

6.1.4 Versorgung durch den Geriater

Ingo Füsgen

Die Therapie des Demenzkranken darf nicht auf die isolierte Korrektur einzelner Störungen abzielen, sondern ist auf die Lebensqualität des Patienten und seine Kompetenz zur Bewältigung des Alltags auszurichten. Demzufolge richtet sich die Therapieplanung nicht in erster Linie an Krankheit und Organschädigungen aus, sondern an Einschränkungen der Funktion mit den daraus resultierenden Folgen im sozialen Umfeld. Diese Therapievorstellung lässt sich nur mit einem ganzheitlichen Therapieansatz realisieren. Ausdruck dieses Denkens ist der Einsatz des Geriatrischen Assessments, das in diesem Sinne auch Ausdruck einer erfolgreichen bzw. erhaltenden Therapie ist und entsprechend als Dokumentationsgrundlage dient.

Dabei spielen bei älteren und alten Demenzpatienten neben psychosozialen Einflussfaktoren eine Reihe weiterer Einflussparameter eine Rolle, die beachtet werden müssen (Tab. **1**). Herausgegriffen seien an dieser Stelle neben dem Geriatrischen Assessment die physiologischen Altersveränderungen, die bestehende Multimorbidität und Polymedikation, die bisher in der Therapie des älteren Patienten zu wenig beachtet bzw. tabuisiert werden.

Eine Ausbildung der Ärzte, aber auch der meisten Therapeuten und Pflegekräfte für diese so wichtigen Fragen in der Behandlung der älteren Menschen wird bisher nur unzureichend durchgeführt. Auch die neue Approbationsordnung für die Ärzte berücksichtigt diesen Bedarf nur unzureichend.

Tab. **1** Kriterien für die Therapieplanung beim älteren Patienten

- Wertvorstellungen des Patienten
- physiologische Veränderungen
- bestehende Multimorbidität
- bestehende Multimedikation
- momentane funktionelle Situation
- momentane Krankheitseinsicht
- möglichst Vermeidung von stationären Aufenthalten

Physiologische Altersveränderungen

Physiologische Altersveränderungen haben eine hohe Bedeutung im Hinblick auf das Auftreten von Krankheiten bei Belastungssituationen (z. B. abgeschwächte Immunantwort), aber ganz besonders in der Interaktion mit bestehenden Krankheitsbildern (z. B. Lungenfunktionsabnahme und Pneumonie). Besondere Bedeutung bekommen die physiologischen Altersveränderungen aber für die medikamentöse Therapie. So betreffen Nebenwirkungen von Medikamenten in hohem Maße die älteren Patienten. Sie treten bei Älteren etwa drei- bis siebenmal häufiger auf als bei Jüngeren. Im Alter nimmt nicht nur ihre Häufigkeit, sondern auch ihr Schweregrad zu. Ausschlaggebend für den größten Teil der individuell unterschiedlichen Arzneimitteleffekte im Alter sind die veränderte Pharmakokinetik und Pharmakodynamik. In der Pharmakokinetik können sich diese Altersveränderungen auf die Absorption, den Metabolismus, die Verteilung und die Exkretion auswirken.

Eine ausreichende Kenntnis über die veränderten Arzneimittelwirkungen aufgrund der physiologischen Altersveränderungen, besonders bei einer Einnahme von mehreren Medikamenten gleichzeitig, ist bisher in der ärztlichen Praxis nur beschränkt vorhanden. Neben der fehlenden Aus- und Weiterbildung ist hier auch anzumerken, dass zwar im Bereich der Pharmakokinetik viele Untersuchungen vorliegen, aber bisher nur wenige Untersuchungen pharmakodynamische Parameter bei älteren Menschen erfasst haben.

Geriatrisches Assessment

Altersprozesse und Krankheiten – auch wenn sie individuell unterschiedlich ausgeprägt sind – resultieren fast immer in funktionellen Beeinträchtigungen des Alltags, die sich auf die Lebensqualität auswirken. Eine ausschließlich an Diagnosen orientierte Arbeitsweise ohne Berücksichtigung funktioneller Aspekte wird den Problemen betagter Patienten und ganz besonders von Demenz betroffenen Patienten in der Regel nicht gerecht und kann nur bedingt erfolgreich sein. In der geriatrischen Medizin hat sich deshalb zur Überprüfung der Funktionsebenen das sog. Multidimensionale Geriatrische Assessment (engl.: assess = „einschätzen, beurteilen, bewerten") eingebürgert, das man etwa mit umfassender Bestandsaufnahme oder Beurteilung übersetzen kann.

Das Assessment stellt eine Ergänzung der üblichen klinischen Diagnostik dar, indem es die praktische Bedeutung rein medizinischer Befunde berücksichtigt. Im Zentrum des Interesses steht die Frage, was der Patient „nicht mehr kann" und was er „noch kann" (Defizit-Ressourcen-Modell). Diese für den Verlauf und die Erfolgsbeurteilung der durchgeführten Therapie so wichtigen Assessmentuntersuchungen beim Dementen werden in der Regel im Anfangsstadium der Krankheit nicht durchgeführt und kommen erst beim Eintritt der Pflegebedürftigkeit zum Tragen. Die Folge sind übersehene Rehabilitationsmöglichkeiten und therapeutische Erfolgsbeurteilungen, die sich eben beim Dementen nicht nur an der Beeinflussung isolierter Störungen auf Facharztebene beurteilen lassen.

Die Ursache für die oft nicht ganzheitlich durchgeführte Einschätzung, Verlaufsbeobachtung und Dokumentation aufgrund des fehlenden Geriatrischen Assessments in der ärztlichen Praxis sind sicherlich einerseits in der fehlenden Honorierung dieser bedarfsgerechten und patientenbezogenen Maßnahme zu suchen, aber andererseits auch in bestehenden Aus- und Fortbildungsdefiziten.

Multimorbidität

Charakteristisch für das Auftreten von Krankheiten bei älteren Menschen sind Multimorbidität und chronischer Verlauf. Dies betrifft in gleicher Weise den Älteren mit dem Krankheitsbild einer Demenz. Er ist in keiner Weise gesünder als nicht Demente und hat in gleicher Weise mit mehreren gleichzeitig behandlungsbedürftigen Krankheiten (mit 75 Jahren z. B. 5–7 Krankheiten) zu rechnen. Der Anteil der von Demenz betroffenen Patienten, bei denen unentdeckte klinisch bedeutsame Zweiterkrankungen vorliegen, dürfte bei mindestens einem Drittel liegen. Bei klinisch behandelten Demenzkranken finden sich Herzinsuffizienz (42 %), Herzrhythmusstörungen (20 %), Arteriosklerose und Hypertonus (20 %).

Die Erfassung solcher verschiedener Begleiterkrankungen ist unbedingt notwendig, auch wenn es sich um Krankheitsbilder handelt, die ätiopathogenetisch nicht unmittelbar im Zusammenhang mit einer Demenz stehen. Sie können aber im weiteren Verlauf den körperlichen Zustand des Patienten in einer Weise verändern, die psychopathologische Konsequenzen nach sich zieht. Die Demenz kann auch direkt durch diese zusätzlichen Erkrankungen beeinflusst werden: Alle internistischen oder neurologischen Erkrankungen, die zu einer sekundären Demenz führen, wirken sich naturgemäß auch auf eine bereits bestehende primäre Demenz vom Alzheimer-Typ bzw. Multiinfarkt-Demenz negativ aus. Eine bedarfsgerechte und der Multimorbidität angepasste Therapie ist notwendig. Diese Therapie muss ganzheitlich und angepasst erfolgen, denn nicht nur Begleiterkrankungen, sondern auch nicht angepasste medizinische Maßnahmen können beim Demenzkranken delirante Syndrome auslösen.

Die in den vorliegenden Studien deutlich werdende diagnostische Unterversorgung von Demenzkranken im Hinblick auf ihre bestehende Multimorbidität und die sich daraus auch ergebende Unter- und Fehlbehandlung (Abb. **1**) verschlechtert die Aussichten auf eine erfolgreiche Betreuung und Versorgung des Demenzkranken.

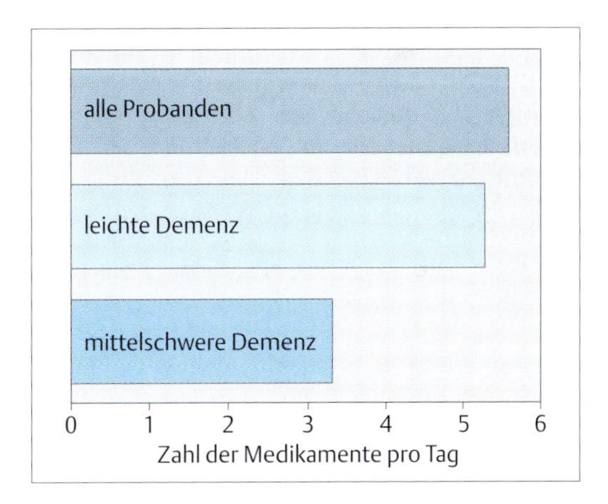

Abb. **1** Multimedikation bei demenziellen Erkrankungen (n. Linden 1996).

Multimedikation

Die häufig notwendige medikamentöse Mehrfachverordnung erhöht das Problem der Nebenwirkungen und das Problem der Interaktion kommt zum Tragen. Die Einnahme von Medikamenten führt bei älteren Menschen häufiger als bei jüngeren zu kognitiven Defiziten. Einigen Studien zufolge lassen sich sogar bis zu 12 % der demenziellen Syndrome auf die nicht sachgerechte medikamentöse Behandlung der Multimorbidität zurückführen. So kommt der richtigen Medikamentenauswahl in der medikamentösen Behandlung im Rahmen der bestehenden Multimorbidität beim Dementen besonderes Gewicht zu.

Besondere Bedeutung gewinnt dies auch direkt für die Demenz-Behandlungsstrategien: Es ist wenig sinnvoll, ein Antidementivum zur kognitiven Besserung zu geben und gleichzeitig ein Neuroleptikum mit negativer Auswirkung auf die Kognition. Ein anderes Beispiel wäre die Gabe eines Cholinesterasehemmers bei gleichzeitiger Verabreichung eines liquorgängigen Spasmolytikums (Anticholinergikum) im Rahmen einer krankheitstypischen Dranginkontinenzbehandlung. Therapie gegen Therapie findet leider aufgrund fehlender geriatrischer Ausbildung noch viel zu häufig statt.

Aber es sind nicht nur die Interaktionen der Wirkungen, sondern auch die Interaktionen in der Metabolisierung zu beachten (z. B. das Cytochrom-P450-System der Leber). Im Rahmen einer Multimedikation ist von einem Antidementivum bzw. der notwendigen begleitenden Therapie kein oder nur ein sehr geringes Wechselwirkungspotential mit anderen Medikamenten zu fordern.

Forderungen

Wenn es gelingen soll, demenzielle Prozesse nicht nur zu diagnostizieren, sondern auch erfolgreich in der täglichen Praxis zu bewältigen, dann ergeben sich aus Sicht der Geriatrie folgende Forderungen:

1. Geriatrisch spezialisierte Schwerpunktweiterbildung für die Gebiete Innere Medizin, Neurologie und Psychiatrie, da sie am häufigsten mit der Mulitmorbidität Dementer und der damit verbundenen Aufstellung eines Therapiekonzeptes kontaktiert sind. Unabhängig davon muss eine geriatrische Basisweiterbildung der niedergelassenen Hausärzte erfolgen.
2. Ausreichende und altersangepasste Behandlung der Multimorbidität des Dementen.
3. Beachtung der Nebenwirkungen und Interaktionen bei der Demenztherapie im Rahmen der oft notwendigen Polymedikaton.
4. Regelmäßige Durchführung des Geriatrischen Assessments, bereits in der Frühphase beginnend.

Literatur

[1] Füsgen I. Der ältere Patient in der Hausarztpraxis. München: Urban & Vogel, 1999

[2] Füsgen I. Demenz – Praktischer Umgang mit Hirnleistungsstörungen. München: Urban & Vogel, 2001

[3] Linden M, Wernicke T. Pharmakotherapie bei dementiellen Erkrankungen und kognitiven Leistungseinbußen im hohen Alter. In: 150 Jahre Psychiatrie. Peters UH, Schifferdecker M, Krahl A (Hrsg). Köln: Martini, 1996: 442 – 445

6.2 Stationäre Versorgung

Jörg Lohse

Die Situation demenzerkrankter Menschen in Bezug auf die Versorgung in Heimen und auf die medizinische Behandlung in Krankenhäusern hat sich in den letzten Jahrzehnten grundlegend geändert. Einer erfreulichen Spezialisierung und Weiterentwicklung von diagnostischen und therapeutischen Standards steht der immer raschere Anstieg des Bedarfs in bedenklichem Ausmaß entgegen.

Die stationäre Versorgung in Einrichtungen der Altenhilfe

Die Versorgung in stationären Einrichtungen (Heimen im weiteren Sinne) kommt bei uns etwa 28 % aller pflegebedürftigen Menschen, allerdings 40 % aller Menschen mit mittel- bis hochgradigen demenziellen Syndromen zugute. Während es noch vor 20 Jahren zwischen „zu Hause oder für immer im Heim" kaum Alternativen gab, bereichert sich derzeit das Spektrum um einige wichtige Alternativen.

Kurzzeitpflege und Tagespflege

Aus dem Übergangsbereich zwischen stationär und ambulant sollen nachfolgend die wichtigsten Elemente, die Kurzzeitpflege und das Konzept der Tagesstätten dargestellt werden:

Die Entwicklung der Kurzzeitpflege zielte zunächst ausschließlich auf die Entlastung pflegender Angehöriger. Hier werden – meist eingebettet in Heime – Pflegeplätze auf Zeit angeboten, um Angehörigen Zeit zur Erholung zu geben und dadurch die Fähigkeit zur ambulanten Versorgung langfristig zu erhalten. Dieser prinzipiell bestechende Gedanke erweist sich jedoch für Demenzerkrankte als problematisch.

Durch den Ortswechsel entsteht in vielen Fällen eine erhöhte Irritation des Betroffenen, die zu verstärkter Unruhe und Weglaufgefährdung führt. Die bundesweit etwa 14 200 ausgewiesenen Kurzzeitpflegeplätze sind auf diese Problematik nicht vorbereitet, da sie zum weit überwiegenden Anteil auf körperbezogene Pflegebedürftigkeit ausgerichtet sind. Sie verfügen nicht über den nötigen erhöhten Personalansatz und bieten nur selten die Möglichkeit einer beschützenden Unterbringung für orientierungsgestörte und mobile Bewohner. Tagesstrukturierende Programme werden selten angeboten. So befinden sich Demenzpatienten nach einem vier- bis sechswöchigen Aufenthalt nahezu regelhaft in einem schlechteren Zustand bezüglich Mobilität, Kontinenz, Antrieb und aversivem Verhalten. Diese Feststellung kann nicht mit einer systematischen Untersuchung belegt werden, sondern basiert auf vielfachen Praxisberichten von pflegenden Angehörigen. So findet das Konzept der Kurzzeitpflege als Entlastung für die Angehörigen von Demenzkranken nur geringe Akzeptanz. Die jüngste Entwicklung, Kurzzeitpflegeeinrichtungen als Übergang auf dem Weg vom Krankenhaus zu einem endgültigen Heimplatz zu nutzen, muss aus den genannten Gründen äußerst kritisch betrachtet werden.

Bei den Tagespflegeeinrichtungen liegt der Schwerpunkt völlig anders: Hier steht die langfristige Unterstützung einzelner Erkrankter oder die langfristige Entlastung pflegender Angehöriger im Vordergrund. Werktags für sieben bis zehn Stunden wird ein meist auf demenzerkrankte Besucher zugeschnittenes Tagesprogramm angeboten. Wichtige Aspekte sind kleine Gruppen, Konstanz des Betreuungspersonals und gemeinsame Aktivitäten. Einige Tagespflegeeinrichtungen sind aus Selbsthilfegruppen pflegender Angehöriger entstanden, die Mehrzahl ist allerdings an vollstationäre Einrichtungen angegliedert. Versuche, einzelne Plätze innerhalb größerer Heime als Tagespflege auszuweisen, haben sich nicht bewährt. Die Entwicklung der Tagespflegeplätze zwischen 1988 und 1998 zeigt Tab. **1**.

Tab. **1** Entwicklung der Tagespflegeplätze

Jahr	1988	1993	1998
Zahl	800	3180	23000

(Statistisches Bundesamt 2000)

Trotz dieser Kapazitätssteigerung wird allgemein – wenn auch mit großen regionalen Unterschieden – ein Mangel beklagt bei gleichzeitigen Auslastungsproblemen einzelner Einrichtungen. Eine entscheidende Engstelle stellt der Transport von zu Hause zur Tagespflege dar. Gerade in Flächenlandkreisen sind die langen Anfahrtswege eine schwer zu bewältigende Hürde, wobei die Problematik durch die Einrichtung eines finanziell günstigen und unkomplizierten Fahrdienstes schlagartig gelöst werden kann.

Die Irritation durch den täglichen Wechsel zwischen dem eigenen Zuhause und den Räumlichkeiten der Tagespflege hält sich bei regelmäßigen Besuchen (mindestens zweimal pro Woche) in Grenzen. Schwierige Verhaltensauffälligkeiten können durch Kooperation mit einer spezialisierten Ambulanz oder einem Facharzt behandelt werden.

Durch den Ausbau dieser Tagespflegeeinrichtungen kann inzwischen einer Vielzahl Demenzerkrankter noch ein jahrelanges Leben im häuslichen Umfeld ermöglicht werden.

Altenheime

Nach dem 2. Weltkrieg begann in den fünfziger bis in die siebziger Jahre der Bau großer Heime in den Ballungszentren, meist in Trägerschaft der Wohlfahrtsverbände. Es war die Aufgabe dieser Heime, eine große Zahl Pflegebedürftiger günstig unterzubringen.

Mit dem zunehmenden Anteil von Demenzkranken in den achtziger Jahren begann die Architektur der helleren und weitläufigeren Heime, die auch Bewegungsfreiräume für mobilere Bewohner bot. In diesen Heimen wurden auch Appartmentbereiche für kompetentere Senioren angeboten, eine Entwicklung, die nach Einführung der Pflegeversicherung wieder rückläufig ist.

Seit zehn bis fünfzehn Jahren rückt die spezielle Architektur für Demenzbewohner immer weiter in den Vordergrund. Nun werden gemeinsame Speise- und Aufenthaltsräume geschaffen, in sich geschlossene Einheiten mit Gärten, die Orientierungsgestörten zwar Mobilität ermöglichen, Verlaufen jedoch verhindern. Aufgrund des steigenden Bedarfs werden die alten Heime meist weiterbetrieben, da trotz niedrigen Standards die Auslastung gehalten werden kann. Zahlen zur Entwicklung der vollstationären Heimplätze sind in Tab. **2** wiedergegeben.

Tab. **2** Vollstationäre Heimplätze insgesamt

Jahr	1992	1995	1999–2001
Zahl	660 048	675 588	714 979

Zur Qualität der Versorgung in diesen Altenheimen gibt es äußerst divergierende Aussagen, was auch an dem Problem der Messbarkeit von Qualität in diesem Bereich liegt.

Seit langem ist bekannt, dass inadäquate Reize, der Mangel an demenzgerechter Kommunikation und der Mangel an kompetenzfördernden Therapien zu erheblichem Verlust an Lebensqualität und zu erheblichen Verhaltensstörungen führt [6]. Dennoch wird die überwiegende Zahl der Demenzerkrankten gemeinsam in Einrichtungen mit somatisch Pflegebedürftigen betreut.

Der Großteil der älteren Heime ist durch Mehrbettzimmer, enge und dunkle Flure gekennzeichnet, es existieren meist keine Gemeinschafts- oder gar Therapieräume. Das Angebot tagesstrukturierender Maßnahmen ist meist als „Kommstruktur" auf kognitiv nicht beeinträchtigte Menschen ausgerichtet. Die Architektur dieser Häuser ist für orientierungsgestörte und möglicherweise antriebsgesteigerte Menschen vollkommen ungeeignet, was zu sedierender Medikation, wiederholten Krankenhausaufenthalten oder Verlegung führt.

Neuere Heime bieten oft verschiedene Wohnformen an (betreutes Wohnen, Pflege im Appartment), wandeln sich aber derzeit aus mehreren Gründen immer mehr zu Pflegeheimen. Hier ist oft eine Hinwendung zu teilweise ausgezeichneten tagesstrukturierenden Maßnahmen mit einer „Hol-Struktur" aus dem eigenen Zimmer in einen Gemeinschaftsbereich zu verzeichnen, teilweise aber auch die Umwandlung von Wohnbereichen zu Pflegebereichen ohne jede Tagesstruktur.

Während die Raumausstattung und die Architektur noch objektiv messbar und vergleichbar sind, kann die personelle Qualität nur schwierig bemessen werden. Die Fachpersonalquote ist natürlich wichtig, wichtiger aber ist die reale Existenz, die Motivation, die Fluktuation und damit auch die Konstanz der Mitarbeiter (Tab. **3**).

Ein weiterer Aspekt ist die ärztliche Behandlung in Heimen. Während eine ambulante allgemeinärztliche Betreuung mit regelmäßigen Hausbesuchen flächendeckend gewährleistet ist, fehlt die gerontopsychiatrische ärztliche Betreu-

Tab. 3 Berufsabschlüsse der Personals deutscher Altenheime in Prozent

Pflegefachkraft (Alten-, Kranken-, Kinderkrankenpflege)	30,4 %
staatl. anerkannte Pflegehilfe	7,7 %
sonstiger pflegerischer oder sozialer Berufsabschluss	6,3 %
hauswirtschaftlicher Berufsabschluss	4,8 %
sonstiger Berufsabschluss	24,4 %
ohne Berufsabschluss/in Ausbildung	24,1 %

[Statistisches Bundesamt 2001 c: Pflegestatistik, 7]

ung fast regelmäßig. Erste Verbesserungen sind durch Einbindung von Psychiatern zu beobachten, die Kooperation mit gerontopsychiatrischen Schwerpunktärzten oder Fachambulanzen ist die Ausnahme.

Neben dieser ganz überwiegenden Zahl eher undifferenzierter stationärer Pflegeeinrichtungen entwickeln sich seit Jahren demenzspezifische stationäre Versorgungskonzepte:

Neuere Entwicklungen stationärer Wohnformen

Gerontopsychiatrische Wohngruppen

Angelehnt an die in Schweden entwickelten „Group Living Facilities" werden auch in der Bundesrepublik gerontopsychiatrische Wohngruppen eingerichtet. Hier leben sechs bis zwölf Demenzerkrankte in möglichst wohnungsähnlichen Einrichtungen im eigenen Zimmer, aber auch mit Gemeinschaftsräumen wie Küche und Wohnzimmer. Die Betreuung erfolgt durch Pflegepersonal, Sozialpädagogen und andere Therapeuten. Meist besteht eine enge Kooperation mit einer gerontopsychiatrischen Ambulanz oder einem Facharzt. Der Tages- und Wochenrhythmus soll dem Leben zu Hause weitestgehend angenähert sein. So werden beispielsweise Mahlzeiten gemeinsam vorbereitet, Spaziergänge unternommen, Gartenarbeiten durchgeführt [1]. Die soziale Interaktion in konstantem Umfeld ohne Leistungsdruck führt zu Sicherheit und Wohlgefühl, so dass nur selten stärkere Unruhe oder Weglaufen auftreten. Die Grenzen dieses Wohnkonzeptes liegen in gezielter und starker Weglauftendenz, ausgeprägter Pflegebedürftigkeit oder auch in schwierigen Verhaltensauffälligkeiten des Bewohners. Von Bewohnern selbst wie auch von Angehörigen werden die gerontopsychiatrischen Wohngruppen als sehr positiv erlebt. Allerdings stehen etwa für den Ballungsraum München mit etwa zwei Millionen Einwohnern nur vier Einrichtungen mit Gerontopsychiatrischen Wohngruppen sowie eine Wohngemeinschaft eines privaten Vereins zur Verfügung.

Domus-Prinzip

Das Domus-Prinzip beschreibt ein britisches Konzept, bei dem Gruppen stärker verhaltensauffälliger Demenzkranker in architektonisch spezifisch zugeschnittenen Einrichtungen gemeinsam leben. Mit dem betreuenden Personal und auch miteinander wird eine möglichst intensive Kommunikation gepflegt, eine starke Abgrenzung untereinander findet nicht statt. Neben dem Erhalt der Selbständigkeit und der Kommunikationsfähigkeit der Bewohner wird ein Schwerpunkt auf die Betreuung der Betreuenden gelegt. Das Personal, das in diesem Konzept weniger vom Bewohner abgegrenzt ist, sondern intensiv durch Kommunikation und Kontakt gefordert ist, wird besonders unterstützt. Durch eine höhere Selbständigkeit, flexible Arbeitsbereiche und Arbeitszeiten sollen die Mitarbeiter in ihrem Engagement optimale Bedingungen haben [5]. In Deutschland findet das Domus-Prinzip erst zögerlich Verbreitung, wobei es in Norddeutschland deutlich stärker repräsentiert ist.

Weitere Konzepte

Verschiedenste, teil private, aber auch öffentlich unterstützte Modellprojekte finden derzeit ihre Realisierung. Die Variationen liegen in Abtrennung oder Zusammenführung von Alt und Jung, es werden Versuche mit Einbindung von Angehörigen gemacht, die Integration in die Ortsmitte oder die Separierung an den Ortsrand wird propagiert. So verschieden die Modelle sein mögen, die vom Bewohner und Angehörigen positiv erlebten Konzepte zeigen folgende Gemeinsamkeiten: kleinere Sozialgemeinschaften mehr oder weniger stark demenziell Erkrankter, Wohnortnähe zur besseren Einbindung Angehöriger, Konstanz der Mitarbeiter, gerontopsychiatrische Betreuung durch Fachärzte und eine architektonische Lösung, die den Verbleib in dem gleichen Zimmer auch bei aufgetretener Pflegebedürftigkeit ermöglicht.

Die stationäre Krankenhausbehandlung

Neben der dauerhaften Versorgung stellt die Krankenhausbehandlung durch ihre weichenstellende Funktion einen entscheidenden Faktor im Lebenslauf eines Demenzpatienten dar. Medizinische Behandlung kann zu Symptomverbesserung, Krankheitsverzögerung und zu Verbesserung im Bereich der nicht kognitiven Störungen führen. Außerdem bietet die stationäre Behandlung einen unverzichtbaren Bestandteil der Krisenbewältigung, sei es bei einer akut aufgetretenen Störung oder auch durch den akuten Ausfall des versorgenden Umfeldes. Eine sorgfältige und professionelle Planung der poststationären ambulanten Versorgung ermöglicht häufig den Erhalt des häuslichen Umfeldes und verhindert Heimeinweisungen.

Derzeit erfolgt die Behandlung von Demenzpatienten überwiegend in wohnortnahen Allgemeinkrankenhäusern, geriatrischen Abteilungen oder – spätestens bei problematischen Verhaltensstörungen oder Weglaufgefährdung – in den gerontopsychiatrischen Fachabteilungen der Psychiatrie.

Insbesondere die Gerontopsychiatrie konnte im letzten Jahrzehnt durch medizinische Weiterentwicklung enorme Fortschritte verzeichnen. Neben der sich stetig verbessernden Diagnostik und Behandlung der kognitiven Störungen rückt die Behandlung nicht kognitiver Symptome in den Vordergrund, wodurch die Lebensqualität entscheidend verbessert werden kann.

Durch den Aufbau gerontopsychiatrischer Tagkliniken ist es bei geeigneter Infrastruktur möglich geworden, gerade Demenzpatienten ohne Entnahme aus dem gewohnten Umfeld gezielter Diagnostik und Behandlung zuzuführen.

Fachambulanzen, angegliedert an die stationären Einrichtungen, ermöglichen moderne Diagnostik und Therapie und behandeln zunehmend im Verbund mit Haus- und Fachärzten auch in Heimen.

Die aktuelle Situation ist aber geprägt von einem grundlegenden Umbruch in der Patientenversorgung: Die steigenden absoluten Zahlen Hochbetagter – und damit der Risikoträger für Demenzerkrankungen – führt zu einem Anstieg der demenzbedingten Krankenhausbehandlungen. Die Einführung des Krankenhausentgeltes gemäß Fallpauschalen (DRG-System) wird allerdings bereits in kurzer Zeit dazu führen, dass die Pufferfunktion von allgemeinen Krankenhäusern, beispielsweise in sozialen Krisen, wegfällt. Auch akut somatisch erkrankte Demenzpatienten werden bereits jetzt zunehmend in gerontopsychiatrische Abteilungen eingewiesen. Diese Abteilungen sind allerdings in keiner Weise auf diese Entwicklung vorbereitet, sondern unterliegen einer gegenläufigen Entwicklung: Die Gerontopsychiatrie ist Teilbereich der allgemeinen Psychiatrie und unterliegt damit der Psychiatrieplanung. Hier aber herrscht seit Jahren das Primat der kleinen gemeindenäheren Abteilungen unter Aufgabe größerer spezialisierter Zentren. So werden große Abteilungen aufgelöst und die Betten in kleine Abteilungen mit 50 bis 100 Behandlungsplätzen, angegliedert an Allgemeinkrankenhäuser, verteilt. Da hier keine eigene Gerontopsychiatrie mehr vorgehalten werden kann, kommt es zum Verlust gerontopsychiatrischer Kapazität. Durch den allgemeinen Bettenabbau um 8300 Betten (entsprechend 13 %) von 1995 bis 1999 in der Psychiatrie wird diese für die gerontopsychiatrische Klientel bedenkliche Entwicklung noch beschleunigt.

Am Beispiel des gerontopsychiatrischen Zentrums am Bezirkskrankenhauses Haar (Versorgung der Stadt München und Umgebung) kann dies konkret nachvollzogen werden: Von 1995 bis 2001 erhöhten sich die gerontopsychiatrischen Neueinweisungen um 95 % bei kleiner werdendem Einzugsgebiet [2, eigene Zahlen]. Bei gleichzeitig sinkenden Bettenzahlen verkürzte sich im gleichen Zeitraum die mittlere Aufenthaltsdauer eines Patienten von 71 auf 34 Tage. Die Psychiatrieplanung des Bezirkes Oberbayern als Träger geht von einer zukünftigen Liegezeit von 25,5 Tagen aus [3]. Während im aktuellen Einzugsgebiet (1 800 000 Einwohner) dieser Klinik weiterhin eine gerontopsychiatrische Behandlung auf eigenen Stationen stattfindet, werden die Patienten der nun ausgegliederten Versorgungsbereiche (400 000 Einwohner) in allgemeinen psychiatrischen Abteilungen gemeindenah behandelt. Für die Bewohner dieser Landkreise ist damit die Möglichkeit einer spezialisierten gerontopsychiatrischen Krankenhausbehandlung verlorengegangen.

Zusammenfassung

Die aktuelle Entwicklung der Krankenhausversorgung Demenzerkrankter ist bedenklich. Zwar kann durch eine qualitativ hochwertige stationäre Behandlung die subjektive Lebensqualität erheblich verbessert, das pflegende Umfeld entscheidend entlastet und die ambulante Versorgungsstruktur langfristig stabilisiert werden. Aber für den steil steigenden Bedarf stehen zunehmend weniger Kapazitäten zur Verfügung, sei es im Bereich der Allgemeinkrankenhäuser oder der gerontopsychiatrischen Fachabteilungen. Obwohl im 4. Altenbericht in der Bundesrepublik Deutschland 2002 die Notwendigkeit gerontopsychiatrischer Fachabteilungen ausdrücklich betont wird [8], ist für die nächsten Jahre keinerlei Korrektur in der Krankenhausplanung erkennbar.

Die stationäre Versorgung Demenzerkrankter in Einrichtungen der Altenhilfe in Deutschland gibt zu Sorge und Hoffnung Anlass:

- Eine große Anzahl, vermutlich die meisten demenzerkrankten Menschen, werden in Altenheimen versorgt, die noch keine spezifische Ausstattung für diese Klientel aufweisen. Weder die räumliche noch die personelle oder therapeutische Ausstattung ist befriedigend. Diese Einrichtungen können jedoch durch den verbreiteten Mangel an Pflegeplätzen weiter existieren.
- Eine größer werdende Zahl von Heimen stellt sich auf die Versorgung von Demenzpatienten ein. Es werden geeignete Tagesstrukturen aufgebaut, architektonische Elemente integriert, die auch bei ausgeprägter Orientierungsstörung deutlich gehobenere Lebensqualität ermöglichen. Abhängig von Standort und Träger werden hier durch geeignetes Personal mit guter Ausbildung und geringer Fluktuation ausgezeichnete Angebote entwickelt.
- Neue Formen stationärer Versorgung wie Wohngruppen, Wohngemeinschaften, Domus-Einheiten und andere Modelle bewähren sich zunehmend, stehen aber nur einer sehr begrenzten Zahl von Bewohnern zur Verfügung.

Literatur

[1] Annerstedt L, Sanada J, Gustafson D. A dynamic long-term care system for demented elderly. International Psychogeriatrics 1996; 8(4): 561–574

[2] BADO 1995 bis 2001 des BKH, eigene Zahlen

[3] Bezirk Oberbayern, Fortschreibung des Psychiatrie- und Suchthilfekonzeptes 2001, Versorgungsplanung im stationären und teilstationären Bereich der Erwachsenenpsychiatrie, München 2001

[4] Gerostat – Deutsches Zentrum für Altersfragen 2002: Heimstatistik. Berlin

[5] Lindesay J, Briggs K, Lawes M. The Domus Philosophy: A comparative Evaluation of a new approach to residential care for the demented elderly. International Journal of Geriatric Psychiatry 1991; 6: 727–736

[6] Rovner BW, Katz IR. Psychiatric disorders in the nursing home: A selective review of studies related to clinical care. International Journal of Geriatric Psychiatry 1993; 8: 75–87

[7] Statistisches Bundesamt (2001c): Kurzbericht Pflegestatistik 1999 – Pflege im Rahmen der Pflegeversicherung – Deutschlandergebnisse. Bonn, Statistisches Bundesamt.

[8] Vierter Bericht zur Lage der älteren Generation in der Bundesrepublik Deutschland: Risiken, Lebensqualität und Versorgung Hochaltriger – unter besonderer Berücksichtigung demenzieller Erkrankungen, 2002, 218

6.3 Aufgaben und Angebot von Tageskliniken und Tagespflege

Sabine Jansen

Für Alzheimer-Patienten und ihre Familien ist ein abgestuftes Versorgungssystem mit unterschiedlichen Angeboten wichtig, um den verschiedenen Lebenssituationen und Krankheitsstadien gerecht zu werden. So ist die teilstationäre Versorgung in Tageskliniken oder Tagespflegeeinrichtungen als Zwischenstufe zwischen ambulanter und stationärer Diagnostik, Betreuung und Pflege aus dem Spektrum der Versorgungslandschaft nicht wegzudenken. Sie gewährleistet den Verbleib der Patienten in ihrer gewohnten häuslichen Umgebung, stellt aber gleichzeitig eine umfassende Versorgung sicher. Leider sind diese Einrichtungen insbesondere in ländlichen Gebieten nicht überall vorhanden.

Tageskliniken

In der Bundesrepublik gibt es zur Zeit 37 gerontopsychiatrische Tageskliniken [4]. Der Aufenthalt in einer Tagesklinik für demenziell erkrankte Menschen kann sinnvoll sein, um zunächst eine Diagnose zu stellen. Durch die Angliederung einer Tagesklinik an bestehende Krankenhauseinrichtungen, etwa an Universitätskliniken, stehen ihr umfassende diagnostische Möglichkeiten zur Verfügung. Anders als in der niedergelassenen Praxis ist die Einbeziehung von Experten unterschiedlicher Berufsgruppen (Ärzte, Pflegekräfte, Psychologen, Sozialarbeiter, Ergo- und Physiotherapeuten) bei der Diagnosestellung ohne zusätzliche Überweisungen und Wege möglich. In der Tagesklinik werden die Patienten für mehrere Wochen aufgenommen, kehren aber abends sowie an Wochenenden und Feiertagen in ihre häusliche Umgebung zurück. Durch den Aufenthalt am Tage über einen Zeitraum von mehreren Wochen wird eine Beobachtung der Patienten über den sonst bei einem ambulanten Arztbesuch zur Verfügung stehenden Zeitraum hinaus möglich. Dies kann für diagnostische Fragestellungen, aber auch zur Beurteilung des Erfolgs einer medikamentösen oder nicht-medikamentösen Behandlung wichtig sein. Auch lässt sich herausfinden, über welche Fähigkeiten und Ressourcen die betroffenen Patienten verfügen, wie ihr Lebensumfeld aussieht und welche Vorlieben sie haben. Um sich ein umfassendes Bild über den erkrankten Menschen machen zu können, ist auch der Kontakt und das Gespräch mit den Angehörigen wichtig. In der Tagesklinik stehen meist vielfältige Behandlungsmöglichkeiten zur Verfügung. Neben der Einstellung auf medikamentöse Therapien sind die nicht medikamentösen Behandlungsverfahren für Alzheimer-Patienten sehr bedeutsam. Mit Bewegungstherapie und Toilettentraining werden beispielsweise Wege zur Rehabilitation der Patienten beschritten. Bei Demenzkranken geht es vor allem darum, Fähigkeiten zu mobilisieren, um ein möglichst selbstständiges Leben für den Menschen zu ermöglichen. Als weitere nicht medikamentöse Behandlungsformen kommen z. B. Beschäftigungs-, Musik- oder Erinnerungstherapie in Frage, wobei der praktische Bezug zum Alltagsleben wichtig ist. Ein Vorteil des teilstationären Aufenthalts ist, dass die Patienten die Verbindung zu ihrem häuslichen Umfeld nicht verlieren, so dass eine Umsetzung in die Lebenspraxis erfolgen kann. Ziel des Aufenthaltes ist es, eine Wiederaufnahme gewohnter Alltagsaufgaben zu erreichen und das soziale Netz so zu festigen, dass die Rückkehr in die häusliche Umgebung und in die ambulante ärztliche Versorgung möglich wird.

Tagespflege

Tagespflegeeinrichtungen, die mittlerweile zumindest in vielen Städten existieren, sind in der Pflege und Betreuung von Alzheimer-Patienten unentbehrlich geworden. Wo ambulante Pflege den umfassenden Beaufsichtigungs- und Betreuungsbedarf nicht mehr abdecken kann oder Angehörige, die seit Jahren betreuen und pflegen, eine weiter reichende Entlastung brauchen, kann Tagespflege oft einen ansonsten unausweichlichen Heimaufenthalt verhindern. Allerdings sind bestehende Einrichtungen häufig nicht ausreichend auf die spezifischen Probleme Demenzkranker ausgerichtet und nicht in der

Lage, mit besonders problematischen Verhaltensweisen wie Weglaufgefährdung oder starker Unruhe umzugehen [2].

Mit einem Fahrdienst werden die Kranken idealerweise zu Hause abgeholt, um den Tag in der Tagespflegeeinrichtung zu verbringen. Dieser folgt immer einem strukturierten gleichbleibenden Tagesablauf, der den Kranken die Möglichkeit des Wiedererkennens und der Orientierung bietet. Neben den gemeinsamen Mahlzeiten, die häufig mit einem Lied beginnen, bietet die Tagespflege eine Vielzahl von Beschäftigungsmöglichkeiten. So werden zum Beispiel leichte Gymnastik (auch im Sitzen), gemeinsames Singen und Zeitung lesen, Spiele oder Spaziergänge im Garten oder in der Umgebung angeboten. Auch die Übernahme von hauswirtschaftlichen Tätigkeiten wie z. B. Kartoffeln schälen oder bügeln dient zur Beschäftigung und hilft, vorhandene Kompetenzen zu fördern und das Selbstbewusstsein zu stärken. Neben der Bereitstellung von Tagesstruktur und Beschäftigungsmöglichkeiten kann eine Tagespflegeeinrichtung auch pflegerische Tätigkeiten wie baden oder duschen übernehmen [1].

Tagespflege verschafft nicht nur den Angehörigen freie Zeit und Entlastung, sondern hat auch einen positiven Effekt auf den Kranken. Fähigkeiten werden mobilisiert und soziale Kontakte gefördert. Dabei kann insbesondere der Kontakt zu Menschen mit einem ähnlichen Krankheitsbild entlastend wirken, weil Erkrankte untereinander anders kommunizieren können als mit Gesunden. Der Druck, den viele verspüren, wenn sie einer Kommunikation unter Gesunden nicht mehr adäquat folgen können und von Versagensgefühlen gequält werden, ist im Kontakt mit gleich Betroffenen nicht vorhanden.

Neben der Tagespflege hat man an einigen Orten versucht, Nachtpflegeeinrichtungen zu etablieren. Obwohl der Bedarf nachgewiesen ist – viele Kranke haben einen gestörten Tag-Nacht-Rhythmus und sind nachts munter – wurde dieses Entlastungsangebot z. B. in Berlin [3] nicht ausreichend angenommen und musste wieder eingestellt werden.

Literatur

[1] Alzheimer Gesellschaft Mittelhessen e.V. (Hrsg). Mensch sein Mensch bleiben. Das Alzheimer Tageszentrum in Wetzlar. Eigenverlag, 1995

[2] Deutsche Alzheimer Gesellschaft e.V. (Hrsg) Versorgungskonzept der Deutschen Alzheimer Gesellschaft. Eigenverlag, 2000

[3] Freter H-J, Neumann E-M. Nachtpflegekonzept für Demenzkranke. In: Pflegen ambulant 1996; 2: 10 – 16

[4] Wormstall H, Morawtz C, Adler G, Schmidt W, Gunthner A. Behandlungsverläufe und therapeutische Effektivität in einer gerontopsychiatrischen Tagesklinik. Fortschr Neurol Psychiat 2001; 69: 78 – 85

6.4 Nicht-ärztliche Versorgungsformen

6.4.1 Ambulante Versorgungsformen

Sabine Jansen

Die Mehrzahl der Demenzkranken lebt in häuslicher Umgebung und wird von Angehörigen, vornehmlich Partnern und Töchtern bzw. Schwiegertöchtern, gepflegt. Aufgrund der demographischen Entwicklung und der Tatsache, dass die Zahl der 1-Personen-Haushalte ansteigt, wird es auch zunehmend mehr allein lebende Demenzkranke geben. Für diese, aber auch zur Entlastung der pflegenden Angehörigen, sind die ambulanten Versorgungseinrichtungen wichtig. Neben den „etablierten" Angeboten wurden in den letzten Jahren neue Angebote wie die Betreuungsgruppen und Helferinnenkreise entwickelt.

Ambulante Pflegedienste

Flächendeckend stehen auch in ländlichen Regionen ambulante Pflegedienste zur Verfügung. Diese werden entweder von Wohlfahrtsverbänden oder privaten Anbietern betrieben. Neben examinierten Krankenschwestern bzw. -pflegern, die für die Grund- und Behandlungspflege wie z. B. Verbände wechseln oder Injektionen verabreichen zuständig sind, arbeiten in den ambulanten Diensten Hauspflegerinnen, die Aufgaben der hauswirtschaftlichen Versorgung der Patienten übernehmen können. Bei der Pflege von Demenzkranken kann es erforderlich sein, die Angehörigen im Bereich der Körperpflege oder durch morgendliches Waschen und abendliches Zu-Bett-Bringen zu entlasten. Leider gibt es nur wenig Pflegedienste, die sich auf gerontopsychiatrisch erkrankte Patienten spezialisiert haben. Beim Einsatz von ambulanten Diensten in der Pflege von Alzheimer-Kranken ist es wichtig, Pflegerinnen einzusetzen, die sich auf den Umgang mit Demenzkranken verstehen, auf deren krankheitsbedingte Verhaltensweisen einzugehen wissen und möglichst auch kontinuierlich zur Verfügung stehen.

Beratungsstellen

Viele Angehörige wissen nicht, welche Hilfsangebote ihnen zur Verfügung stehen und wie sie finanziert werden können. Deshalb ist die Beratung der Angehörigen von größter Bedeutung. Beratungsstellen unterschiedlicher Träger, z. B. der Alzheimer Gesellschaften oder auch die Sozialpsychiatrischen Dienste der Kommunen, informieren über örtliche Entlastungsmöglichkeiten wie Tagespflegeeinrichtungen oder den Fahrbaren Mittagstisch. Gegenstand der Beratung sind auch rechtliche und finanzielle Aspekte: die Leistungen der Pflegeversicherung, des Schwerbehindertenrechts und der Sozialhilfe sowie das Betreuungsrecht. Für einige Belange gibt es spezielle Beratungsstellen, z. B. Betreuungsvereine, die ehrenamtliche Betreuer unterstützen, oder Beratungsstellen für Wohnraumanpassung, die Tipps geben, wie eine Wohnung so gestaltet werden kann, dass die Pflege und Betreuung möglichst hindernisfrei möglich ist. Auch viele ambulante Pflegedienste beschäftigen neben den Krankenpflegerinnen und Hauspflegerinnen Sozialarbeiterinnen, die die Angehörigen über die oben genannten Themen informieren und bei der Antragstellung unterstützen.

Viele Beratungsstellen bieten zusätzlich zu Einzelgesprächen Gruppenangebote oder gesellschaftliche Aktivitäten an. In den Gruppen, die meistens 14-tägig stattfinden, können sich Angehörige untereinander austauschen, sich gegenseitig Tipps geben, schwierige Situationen in der Pflege und Betreuung besprechen und voneinander lernen. Zusätzliche gesellschaftliche Aktivitäten wie zum Beispiel ein Alzheimer-Tanzcafé oder gemeinsame Ausflüge helfen die Isolation zu überwinden, in die viele Familien aufgrund des Krankheitsgeschehens geraten [1].

Memory-Kliniken

In Memory-Kliniken („Gedächtnissprechstunden") steht die Diagnostik im Vordergrund. Memory-Kliniken bzw. Gedächtnissprechstunden sind ambulante Einrichtungen an Kliniken, vielfach an psychiatrischen oder neurologischen Universitätskliniken. Hierher wenden sich Menschen, die aufgrund von Symptomen wie Vergesslichkeit, Orientierungs- und Konzentrationsstörungen befürchten, erkrankt zu sein. Anhand unterschiedlicher Untersuchungen – körperliche Untersuchungen, bildgebende Verfahren, psychologische Tests, Blutuntersuchungen und eine Sozialanamnese – wird festgestellt, welche Krankheit die Symptome verursacht. Sollte eine Alzheimer-Krankheit diagnostiziert werden, findet eine Beratung der Angehörigen statt. Außerdem bieten manche Memory-Kliniken Angehörigen, teilweise auch Patienten, für einen begrenzten Zeitraum die Möglichkeit von Gesprächsgruppen, in denen sie sich auf den weiteren Verlauf der Krankheit vorbereiten und ihre Sorgen und Nöte mit anderen Betroffenen austauschen können.

Urlaubsangebote, Kurzzeitpflege

Die Alzheimer-Krankheit ist eine Krankheit, die viele Jahre dauert. Die Angehörigen werden über einen langen Zeitraum rund um die Uhr von den Kranken beansprucht. Viele Freunde und selbst Familienangehörige ziehen sich im Laufe der Zeit zurück, insbesondere Paare mit einem demenzkranken Partner sind häufig isoliert. In Untersuchungen wurde festgestellt, dass die pflegenden Angehörigen selbst eine erhöhte Wahrscheinlichkeit von psychischen und psychosomatischen Erkrankungen haben [2]. Neben den regelmäßigen ambulanten und teilstationären Angeboten benötigen pflegende Angehörige auch einmal Urlaub.

Eine Möglichkeit ist, den Kranken während des Urlaubs der Angehörigen in einer Kurzzeitpflege (Finanzierung im Rahmen der Pflegeversicherung möglich) unterzubringen. Kurzzeitpflege wird in der Regel von Heimen angeboten und bietet die Aufnahme in einem Heim für einen begrenzten Zeitraum. Dieses Versorgungsangebot ist auch dann hilfreich, wenn der Angehörige sich z. B. selbst ins Krankenhaus begeben muss. Viele Angehörige sind aber über lange Jahre der Betreuung und Pflege so mit dem Kranken verbunden, dass sie ihre Angehörigen nur ungern in einer Kurzzeitpflegeeinrichtung unterbringen. Sie haben die Befürchtung, dass der Kranke nicht ihren Vorstellungen entsprechend betreut wird. Auch wirkt sich der Umgebungswechsel auf die Demenzerkrankung unter Umständen negativ aus und verstärkt Orientierungsschwierigkeiten. Angehörige haben deshalb häufig Schuldgefühle, wenn sie dieses Versorgungsangebot in Anspruch nehmen. Die Inanspruchnahme der Kurzzeitpflege kann allerdings auch am fehlenden Angebot in der Nähe scheitern.

Eine andere Möglichkeit, Erholung zu finden, kann deshalb ein gemeinsamer Urlaub mit den Patienten sein. Diese Form der Entlastung wird schon seit mehreren Jahren von den Alzheimer Gesellschaften und anderen Trägern angeboten. Mehrere Kranke fahren gemeinsam mit ihren Angehörigen in ein Haus, wo jedes „Paar“ (es muss nicht immer ein Ehepaar sein) für sich untergebracht ist. Besonders erholsam sind für die Angehörigen die Zeiten, in denen sie für sich allein sein können. Währenddessen werden die Kranken von Betreuungspersonen versorgt. Als günstig hat sich dabei ein Betreuungsverhältnis von 1 : 1 erwiesen. Dieses optimale Betreuungsverhältnis haben die Alzheimer Gesellschaften in Nordrhein-Westfalen, die den Betreuten Urlaub schon seit einigen Jahren ermöglichen, anbieten können, indem Altenpflegeschüler in die Betreuung einbezogen wurden [5]. Neben den Zeiten, in denen Angehörige und Kranke jeweils für sich sind, gibt es auch Gruppenaktivitäten wie Ausflüge oder Tanznachmittage mit allen Beteiligten: den Angehörigen, Kranken und Betreuungspersonen. Neben dem Erholungseffekt, den eine andere Umgebung und das Versorgt-Sein bietet, ist auch das Zusammensein in einer Gemeinschaft mit Menschen, die ein ähnliches Schicksal teilen, hilfreich und schafft Kraft für die Zeit nach dem Urlaub.

Betreuungsgruppen

Vor mehr als zehn Jahren wurde in Stuttgart-Birkach die erste Betreuungsgruppe gegründet. Pflegende Angehörige haben sich mit dieser neuartigen Form der Patientenbetreuung selbst eine Entlastungsmöglichkeit geschaffen. Aus dem Bedürfnis heraus, auch einmal ein paar Stunden für sich zu haben, haben sich ehemals pflegende Angehörige mit einer Fachkraft zusammengefunden, um aktuell Pflegenden für ein paar Stunden die Betreuung ihrer Kranken abzunehmen. Ihren Kranken einmal loszulassen, sollte den Angehörigen dadurch leicht gemacht werden, dass eine „gute“ Betreuung mit einem Schlüssel 1 : 1 von Betreuungsperson zu demenzkrankem Gast geboten wurde. Dieser Schlüssel ermöglicht auch die Betreuung von Kranken mit schwierigen Verhaltensweisen wie Weglaufen. Um die Finanzierung – der Beitrag für die Teilnahme sollte nicht zu hoch sein – zu ermöglichen, arbeitet in den Betreuungsgruppen eine bezahlte Fachkraft mit ehrenamtlichen Helfern zusammen, die eine Aufwandsentschädigung erhalten.

Der Ablauf eines Betreuungsnachmittags, der mindestens einmal die Woche stattfindet, folgt einem wiederkehrenden Schema. Meist fängt der Nachmittag mit einer Kaffeerunde an, später wird gespielt, gebastelt, spazieren gegangen. Die Aktivitäten werden dabei selbstverständlich auf die Fähigkeiten der Kranken abgestimmt. Am Anfang und Ende steht häufig ein gemeinsames Lied. Gleiche Rituale im Ablauf des Betreuungsnachmittags geben Halt und Orientierung und sind deshalb für die Besucher wichtig [3].

Helferinnenkreise

Ein dringendes Bedürfnis pflegender Angehöriger ist die stundenweise Entlastung im häuslichen Umfeld. Jenseits der Entlastung im pflegerischen Bereich durch ambulante Dienste brauchen pflegende Angehörige manchmal „ein

Tab. **1** Übersicht über die ambulanten Versorgungsangebote

Art des Versorgungsangebots	typische Leistungen des Versorgungsangebots	Nutzen und Grenzen des Angebots
Ambulante Pflegedienste	Grund- und Behandlungspflege, hauswirtschaftliche Versorgung, Beratung (teilweise), Vermittlung von ergänzenden Diensten wie z. B. Fahrbarer Mittagstisch (teilweise)	flächendeckend vorhanden, wichtig für Unterstützung der körperlichen Pflege, deckt keine allgemeinen Betreuungs- und Beaufsichtigungsaufgaben ab, häufiger Wechsel der Pflegeperson für Demenzkranke ungünstig
Beratungsstellen	psychosoziale Beratung, Information über rechtliche und finanzielle Fragen, Information über Hilfsangebote, Gruppenangebote (teilweise), kulturelle und soziale Angebote (teilweise)	wichtig für die Unterstützung der Angehörigen, gesellschaftliche und Gruppenangebote wichtig, um der Isolation zu entgehen, schwierig: muss aufgesucht werden
Memory-Kliniken	Diagnostik, Einleitung der Therapie, zeitlich begrenzte Gruppenangebote, Beratung	wichtig für „richtige" Diagnose und Einleitung der Behandlung, nur in größeren Städten vorhanden, Angebote zeitlich begrenzt
Urlaubsangebote	Organisation und Durchführung eines gemeinsamen Urlaubs von Kranken und Angehörigen	wichtig zum Auftanken ohne Schuldgefühle, wohltuend: gemeinsamer Urlaub mit Gleichbetroffenen, zu wenig Angebote vorhanden
Kurzzeitpflege	zeitlich befristeter Aufenthalt für Demenzkranke, um Angehörigen eigenen Urlaub zu ermöglichen oder auch krankheitsbedingte Abwesenheiten aufzufangen	hilft dauerhafte stationäre Aufenthalte zu vermeiden, vorübergehende ungewohnte Umgebung und Bezugsperson schwierig für Demenzpatienten, häufig mit Schuldgefühlen beim Angehörigen verbunden
Betreuungsgruppen	regelmäßige Betreuung von Demenzkranken, meistens an einem Nachmittag in der Woche durch ehrenamtliche Helferinnen und eine Fachkraft	Entlastung für die Angehörigen, Gewöhnung an andere Bezugsperson durch regelmäßige Besuche, kostengünstig, nicht überall vorhanden
Helferinnenkreise	Betreuung und Beaufsichtigung von Demenzkranken im häuslichen Umfeld durch qualifizierte Helferinnen	aufsuchendes Angebot, zeitlich flexibel und doch verlässlich, kostengünstig, nicht überall vorhanden

paar Stunden Urlaub" [4], um zum Arzt oder Frisör zu gehen, Behördengänge zu machen oder einmal ein paar freie Stunden zu haben. Wo keine familiären oder nachbarschaftlichen Ressourcen zur Verfügung stehen, benötigen die Angehörigen eine Helferin, die regelmäßig, aber möglichst auch zeitlich flexibel, verlässlich und bezahlbar zur Verfügung steht. Voraussetzung für eine qualitativ gute Entlastung ist, dass die Helferin geschult ist, d.h. Wissen über das Krankheitsbild, die Situation der Angehörigen, den Umgang und die Kommunikation mit den Kranken sowie Grundlagen der Pflege erworben hat.

Um diesem Bedürfnis nach zeitlich flexibler, niedrigschwelliger Hilfe im eigenen Haushalt gerecht werden zu können, haben Alzheimer Gesellschaften, Beratungsstellen und andere Träger Helferinnenkreise ins Leben gerufen. Ehrenamtliche Helferinnen werden geworben und erfahren unter fachlicher Anleitung der o.g. Träger eine Ausbildung, die in der Regel ca. 40 Stunden umfasst. So vorbereitet, gehen sie zur Unterstützung der pflegenden Angehörigen in die Haushalte. Für ihre Tätigkeit erhalten sie eine Aufwandsentschädigung. Um die dauerhafte Qualität dieses Angebotes zu gewährleisten, erfolgt auch nach der Ausbildung eine Begleitung durch eine Fachkraft des Trägers.

Durch das seit dem 1. April 2002 in Kraft getretene Pflegeleistungs-Ergänzungsgesetz wird es künftig auch möglich sein, die Kosten für die beiden Angebote der Betreuungsgruppen und der Helferinnenkreise bis zu einer Höchstgrenze von 460 Euro im Jahr erstattet zu bekommen.

Zusammenfassung

In der ambulanten Versorgung steht ein breites Spektrum an Versorgungsstrukturen zur Verfügung (Tab. **1**). Nach erfolgter Diagnostik ist zunächst die umfassende Beratung von Angehörigen und Kranken erforderlich. Diese ist flächendeckend zu gewährleisten, damit die Betroffenen von Hilfsmöglichkeiten erfahren und über finanzielle Unterstützungsmöglichkeiten informiert werden. Ambulante Dienste zur Grund- und Behandlungspflege sowie zur hauswirtschaftlichen Versorgung werden zwar bundesweit angeboten, decken aber nicht alle Bedürfnisse ab. An einigen Orten haben sich zusätzliche an den Bedürfnissen der Familien orientierte Angebote entwickelt. Allerdings sind Betreuungsgruppen, Helferinnenkreise und Urlaubsangebote noch längst nicht überall vorhanden. Der Aufbau dieser Versorgungsstrukturen ist weiter zu fördern. Es steht zu hoffen, dass ein Schritt in diese Richtung mit dem Pflegeleistungs-Ergänzungsgesetz erreicht werden kann. Insbesondere in Hinblick auf die demographische Entwicklung und die Zunahme von allein lebenden Demenzkranken ist die flächendeckende Förderung von unterschiedlichen ambulanten Angeboten unabdingbar. Wünschenswert dabei wäre, Angebote möglichst vernetzt anzubieten, damit pflegende Angehörige neben der Belastung mit der Pflege und Betreuung nicht noch zusätzlich mit dem Dschungel unseres Gesundheits- und Versorgungssystems zu kämpfen haben.

Literatur

[1] Dirksen W, Matip E-M, Schulz C. Wege aus dem Labyrinth der Demenz (Praxishandbuch für Profis). Münster: Bundesarbeitsgemeinschaft Alten- und Angehörigenarbeit (BAGA) e.V. (Hrsg), 1999

[2] Gräßel E. Belastung und gesundheitliche Situation der Pflegenden. Querschnittuntersuchung zur häuslichen Pflege bei chronischem Hilfs- oder Pflegebedarf im Alter. 2. Auflage. Egelsbach, Frankfurt am Main, Washington: Hänsel-Hohenhausen, 1998

[3] Hipp S. Betreuungsgruppen für Alzheimer-Kranke. Informationen und Tipps zum Aufbau. Berlin: Deutsche Alzheimer Gesellschaft e.V. (Hrsg), 2001

[4] Pilgrim K, Tschainer S. „Für ein paar Stunden Urlaub". Die stundenweise Entlastung pflegender Angehöriger von Demenzkranken durch freiwillige Helferinnen. Nürnberg: Angehörigenberatung e.V. Nürnberg (Hrsg), 1998

[5] Springmann J. Betreuter Urlaub in Boltenhagen für Alzheimerkranke und ihre Angehörigen im Ostseebad Boltenhagen 2001. In: Brücken in die Zukunft. Berlin: Deutsche Alzheimer Gesellschaft (Hrsg), 2001: 169–173

6.4.2 Wohngruppen

Ulrike Reder

Einführung

Im Jahre 1977 wurde in Rueil-Malmaison in Frankreich das erste „Cantou" in einem ehemaligen Pflegeheim gegründet [1].

Das Wort „Cantou" bezeichnet ursprünglich eine offene Feuerstelle, um die man sich in den Bauernhäusern Südwestfrankreichs versammelte und an der sich das Familienleben abspielte. In einem heutigen Cantou lebt eine kleine Gruppe von hilfsbedürftigen älteren, zum Teil desorientierten Menschen ihren gemeinsamen Alltag. Die Gebäude sind kleine Wohneinheiten und in normalen Wohnvierteln angesiedelt. Die BewohnerInnen können bis zu ihrem Lebensende dort bleiben.

Die Grundprinzipien eines Cantous basieren auf dem Gemeinschaftsgedanken und der Erhaltung der Selbstständigkeit der BewohnerInnen. Zur Gemeinschaft eines Cantous gehören nicht nur die BewohnerInnen, sondern auch ihre Angehörigen und die Mitarbeiter, die sie begleiten. Die Angehörigen nehmen am täglichen Leben des Cantous teil und stehen gemeinsam in der Verantwortung. Sie treffen sich regelmäßig auf einer Versammlung (Conseil de Communauté).

Die Cantous haben auch den Anspruch, die Gesellschaft in Frankreich dazu anzuregen, mehr Verantwortung für hilfsbedürftige ältere Menschen zu übernehmen. Die positiven Erfahrungen aus den Cantous haben gezeigt, dass solche kleinen Wohneinheiten mit familienähnlichem Charakter besonders für demente Menschen geeignet sind.

Seit einigen Jahren entstehen auch in Deutschland immer mehr Haus- oder Wohngemeinschaften für demente Menschen. Diese haben sich von dem Gemeinschaftsgedanken der Cantous sehr stark inspirieren lassen. Dieser Ansatz ist in der herkömmlichen Landschaft der stationären Altenhilfe in Deutschland völlig ungewöhnlich und neu.

Als ein weiteres Vorbild dient auch das „Anton-Piek-Hofje" in Haarlem in den Niederlanden.

Ambulant betreute Haus- oder Wohngemeinschaften in Deutschland

Der Grundgedanke einer ambulant betreuten Haus/Wohngemeinschaft besteht darin, für sechs bis zehn ältere demente Menschen eine familienähnliche Wohn- und Lebensform bereitzustellen, die eng an den normalen Anforderungen des täglichen Lebens orientiert ist. Das Gemeinschaftsleben einer Haus- oder Wohngemeinschaft spielt sich im Wohnzimmer mit offener angeschlossener Küche ab. Hier wird mit Hilfe der Mitarbeiter das Mittagessen gekocht, das Gemüse dazu geschnipselt, der Kuchen für den Nachmittagskaffee gebacken, Geschirr gespült, geputzt, gebügelt, Wäsche zusammengelegt, Knöpfe angenäht, aber auch gesungen und Rätsel gelöst.

Einige BewohnerInnen beteiligen sich ihren Fähigkeiten und Vorlieben entsprechend aktiv an den alltäglichen Aktivitäten. Andere sitzen einfach dabei und beobachten das Geschehen genau.

Auf klassische beschäftigungstherapeutische Angebote wie malen oder basteln kann diese Wohnform weitgehend verzichten, da der normale Alltag genügend Möglichkeiten für sinnvolle Tätigkeiten der BewohnerInnen bietet.

Alle BewohnerInnen verfügen über Rückzugsmöglichkeiten in ihr privates, mit eigenen Möbeln und Einrichtungsgegenständen individuell gestaltetes Wohn- und Schlafzimmer. Dazu gehört auch, dass im eigenen Zimmer „gekramt" werden kann; hier darf verändert, versteckt und gesucht werden.

Die BewohnerInnen haben prinzipiell in den Haus- oder Wohngemeinschaften ein Bleiberecht bis zum Lebensende.

Bei eingetretener Schwerstpflegebedürftigkeit, vor allem auch bei Bettlägerigkeit, verbleiben die BewohnerInnen in der Haus- oder Wohngemeinschaft und werden meist bis zu ihrem Tod dort betreut.

Bei akuten schweren internistischen oder auch psychiatrischen Krisen kann natürlich ein Krankenhausaufenthalt nötig werden.

Ein weiteres typisches Merkmal ist die Einbindung der Haus- oder Wohngemeinschaft in ihr Stadtviertel: Die BewohnerInnen suchen mit Begleitung die umliegenden Läden, den Wochenmarkt und Cafes auf und nehmen am Gottesdienst der jeweiligen Kirchengemeinde teil.

Die Angehörigen werden, soweit sie es wünschen, aktiv in die Situation der Haus- oder Wohngemeinschaft einbezogen. Weiterhin dienen sie als wichtige Informanten, um biografische Hintergründe zu klären. Einige Haus- oder Wohngemeinschaften organisieren regelmäßige Treffen, bei denen die Angehörigen oder die gesetzlichen Betreuer mit den Mitarbeitern organisatorische Dinge besprechen (z. B. was gekocht und getrunken wird) und versuchen entstandene Konflikte gemeinsam zu lösen. Das hohe Mitspracherecht der Angehörigen oder gesetzlichen Betreuer ergibt sich aus der rechtlichen Konstruktion solcher Wohngruppen als „Nicht-Einrichtung" im Sinne des Heimgesetzes.

Rechtliche Situation der Haus- oder Wohngemeinschaften

Die schwierige Rechtskonstruktion solcher Wohngruppen als „Nicht-Einrichtungen" im Sinne des Heimgesetzes machte ihre Etablierung bislang sehr schwierig und aufwändig.

Der ambulante Status einer Haus- oder Wohngemeinschaft kann durch folgende Maßnahmen erreicht werden:

- Trennung von Wohnungsanbieter und Betreuungsanbieter
- Die BewohnerInnen bzw. ihre gesetzlichen Betreuer schließen einen Mietvertrag über das Einzelzimmer und die anteilige Gemeinschaftsfläche bei einem gemeinnützigen Verein ab, der als Generalmieter/-vermieter auftritt. Dieser Verein darf nichts mit dem Pflegeanbieter zu tun haben.
- Wahlfreiheit bezüglich des Pflegeanbieters
  Zusätzlich schließen die BewohnerInnen einen Pflegevertrag mit einem ambulanten Pflegedienst ab.
  Die BewohnerInnen müssen Wahlfreiheit bezüglich des Pflegeanbieters haben, d. h. es muss möglich sein, bei Unzufriedenheit den ambulanten Pflegedienst wechseln zu können. Das bedeutet auch, dass die BewohnerInnen (bzw. die Angehörigen/gesetzlichen Betreuer) nicht nur wählen können, von wem sie gepflegt werden wollen, sondern auch wie sie die Pflege und Betreuung wünschen und wie sie ihren Tagesablauf gestalten möchten.
- Der Tatbestand der Häuslichkeit muss gegeben sein
  Die BewohnerInnen müssen prinzipiell einen Haushalt führen können; d. h. die Wohnung muss so eingerichtet sein, dass es möglich ist, zu kochen, zu waschen und den Lebensraum zu reinigen.

Verschiedene Modelle von Haus- oder Wohngemeinschaften

Die verschiedenen Modelle von Haus- oder Wohngemeinschaften für demente Menschen unterscheiden sich vor allem in der personellen Ausstattung, Finanzierung und Zusammensetzung der Gemeinschaft der BewohnerInnen.

Prinzipiell können drei verschiedene Typen unterschieden werden.

1. **Der ambulante Typus mit zentraler Bezugsperson:**
   Diese Haus- oder Wohngemeinschaften haben einen kontinuierlichen Ansprechpartner für ihre BewohnerInnen. Diese Person wird meist als Präsenzkraft oder Alltagsbegleiter bezeichnet. Diese Präsenzkraft kann eine Hauswirtschaftskraft oder ein Sozialarbeiter sein. Zusätzlich wird die Haus- oder Wohngemeinschaft von einem oder mehreren ambulanten Pflegediensten **mehrmals täglich** versorgt. Der ambulante Dienst übernimmt die Grund- und Behandlungspflege der BewohnerInnen.
   Als Beispiel für diesen Typus von Haus- oder Wohngemeinschaft ist die „Villa Hittorfstraße" in Münster zu nennen.
   Diese Wohnform ist besonders für leicht bis mittelschwer demente Menschen geeignet.

2. **Der ambulante Typus mit Versorgung durch einen ambulanten Pflegedienst:**
   Diese Haus- oder Wohngemeinschaften werden rund um die Uhr von einem beständigen Team eines ambulanten Pflegedienstes versorgt.
   Jeder einzelne Bewohner realisiert seine individuellen Ansprüche an den jeweiligen Kostenträger und kann sich auf diese Weise die für ihn nötige Pflege einkaufen. Durch die gemeinsame Wohnform können diese Ansprüche quasi addiert werden und der ambulante Pflegedienst muss anhand dieser addierten Einzelansprüche seine Einsätze so gestalten,

dass eine Betreuung „rund um die Uhr“ möglich wird. In diesen Wohngemeinschaften sind am Tag meistens zwei Mitarbeiter anwesend. Aufgrund der hohen Präsenz von Mitarbeitern ist diese Wohnform besonders für mittel bis schwerst demente Menschen geeignet, welche zusätzlich erheblich pflegebedürftig sind. Vor allem in Berlin gibt es zahlreiche Haus- oder Wohngemeinschaften von diesem Typus. Es sei hier vor allem exemplarisch die Alten-Wohngemeinschaft „Marienfelder Allee“ genannt.

3. **Der ambulante Typus einer therapeutischen Wohngemeinschaft mit zusätzlicher Versorgung durch einen ambulanten Pflegedienst**
   Diese Wohnform besteht aus einer ambulanten therapeutischen Wohngemeinschaft, die zusätzlich von einem Team eines ambulanten Pflegedienstes versorgt wird. Die Mitarbeiter der therapeutischen Wohngemeinschaft sind Fachpflegekräfte für Gerontopsychiatrie und/oder Sozialpädagogen.
   In diesem Typus werden die Leistungen einer ambulanten therapeutischen Wohngemeinschaft für seelisch Behinderte insbesondere die psychosoziale Betreuung oder Krisenintervention mit den Leistungen der ambulanten Altenhilfe ergänzt. Diese Mischung von Leistungen macht sich auch in der Mischfinanzierung der Wohnform bemerkbar. Für die Leistungen der therapeutischen Wohngemeinschaft, der so genannten Eingliederungshilfe, ist der Bezirk als Träger der ambulanten Psychiatrie zuständig. Der ambulante Pflegedienst rechnet seine Sachleistungen nach dem Pflegeversicherungsgesetz ab. Trotzdem verstehen sich alle Mitarbeiter einer solchen Wohngemeinschaft als Alltagsbegleiter. Nicht die Pflege steht im Mittelpunkt, sondern das alltägliche Leben.
   Mit dieser Mischung aus Altenhilfe und Psychiatrie wird versucht, gerade den komplexen Problemen von schwerst dementen und schwerst pflegebedürftigen Menschen gerecht zu werden. Somit ist dieser Typus vor allem für mittel bis schwerst demente Menschen geeignet, die zusätzlich Verhaltensauffälligkeiten wie motorische Unruhe, depressive Verstimmungen, aggressives Verhaten, auftretende Angstzustände oder wahnhafte Symptomatik zeigen. Weiterhin ist sie auch für so genannte Frühbetroffene geeignet, da diese oft erheblich psychisch unter ihrer Erkrankung leiden. Diese Wohnform sieht sich als Alternative zu einer geschlossenen Unterbringung in einem Altenheim.
   Exemplarisch für diesen Typus ist die „Rothenfußer-Wohngemeinschaft“ in München zu nennen.

Zusammenfassung: Was kann diese Wohnform Neues bieten?

Alle Typen von Haus- oder Wohngemeinschaften (Tab. **1**) bieten, vereinfacht ausgedrückt, eine Alltags- aber auch Lebensbegleitung für demente Menschen bis zum Lebensende an.

Typische Merkmale dieser Begleitung sind
- der lange Erhalt der alltagspraktischen Kompetenzen der BewohnerInnen,
- das Angebot eines Lebens in einer Gemeinschaft,
- das hohe Mitspracherecht der BewohnerInnen und/oder ihrer Angehörigen oder gesetzlichen Betreuer in Bezug auf die Betreuung durch den ambulanten Pflegedienst. Weiterhin kann zum Teil mitbestimmt werden, wer als neue BewohnerIn in die Gemeinschaft einziehen darf. Zum Teil besteht auch die Möglichkeit, sich selbst als Angehöriger aktiv in die Betreuung des dementen Menschen einzubringen, um eventuell die Selbstbeteiligungskosten zu senken,
- ein Bleiberecht bis zum Lebensende,
- die Vermeidung einer Unterbringung auf einer geschlossenen Station eines Altenheimes: Es hat sich gezeigt, dass Haus- oder Wohngemeinschaften mit Verhaltensauffälligkeiten der BewohnerInnen, vor allem der so genannten Weglaufgefährdung, gut zurecht kommen,
- ein Einzelzimmer, das vollkommen mit eigenen Möbeln ausgestattet werden kann.

Aber auch die Haus- oder Wohngemeinschaften müssen sich mit einigen Schwierigkeiten auseinander setzen:

Die Haus- oder Wohngemeinschaften leben vom Engagement und der Verantwortungsbereitschaft der Angehörigen und gesetzlichen Betreuer; d. h. die Angehörigen/gesetzlichen Betreuer müssen bereit sein, den Gemeinschaftsgedanken mitzutragen.

Dies bedeutet auch, dass allein stehende demente Menschen ohne jeglichen Angehörigenkontakt weniger Chancen haben, in solch eine Wohnform aufgenommen zu werden.

Tab. **1** Zusammenfassung der dargestellten Haus- oder Wohngemeinschaften

	Villa Hittorfstraße	Alten-WG Marienfelder Allee	„Rothenfußer"-WG
Bewohneranzahl	10	6	7
Pflegebedürftigkeit	Pflegestufe I bis III	Pflegestufe II bis III	Pflegestufe II bis III
Zusammensetzung der Gruppe	leicht bis mittelschwer demente BewohnerInnen	meist mittelschwer demente BewohnerInnen	mittel- bis schwerst demente BewohnerInnen, die zusätzlich Verhaltensauffälligkeiten zeigen, wie motorische Unruhe oder depressive Verstimmungen, Frühbetroffene werden bevorzugt
personelle Ausstattung	Präsenzkraft als Alltagsbegleiter; amb. Pflegedienst kommt zu bestimmten Zeiten zusätzlich	immer zwei Mitarbeiter eines amb. Pflegedienstes sind anwesend; Mischung aus Fachpflegekräften und Pflegehelfern	Mitarbeiter der Therap. WG (gerontopsych. Fachpflegekraft und Sozialpädagogin) und amb. Pflegedienst; immer zwei Mitarbeiter sind anwesend
	nachts: Rufbereitschaft im Haus	nachts: Rufbereitschaft in der Wohnung	nachts: Rufbereitschaft in der Wohnung
Finanzierung der Betreuung SGB XI (soz. Pflegevers.) oder/und SGB IX (Rehabilitation / Teilhabe Behinderter)?	Mischfinanzierung: Betreuungspauschale, Pauschale für Nachtbereitschaft und individuelle Kosten für Sachleistungen nach dem SGB XI	individuelle Kosten für Sachleistungen nach dem SGB XI	Mischfinanzierung: Kosten für die Leistungen nach SGB IX (früher genannt Eingliederungshilfe) wird einkommensunabhängig vom Bezirk übernommen, zusätzlich kommen individuelle Kosten für Leistungen nach dem SGB XI hinzu
Wohnform	offene Wohnform, Altenhilfe	offene Wohnform, Altenhilfe	offene Wohnform, Gerontopsychiatrie
Besonderheit			bei Einzug muss ein psychiatrisches Gutachten vorgelegt werden, dass Aufnahme erforderlich ist
bauliche Ausstattung	alte Professoren-Villa, BewohnerInnen haben zum Teil eigenes Bad, eigenen Garten	normale Wohnung im Wohnviertel, zwei große altengerechte Bäder	behindertengerechte Wohnung im Wohnviertel, zwei große altengerechte Bäder und zusätzliche Toilette

Da diese Wohnform von einem ambulanten Dienst betreut wird, erhalten die BewohnerInnen von der Pflegeversicherung auch nur die Leistungen für eine ambulante Versorgung. Diese ist bei Pflegestufe I und II erheblich weniger als bei einer stationären Versorgung. Von daher sind die Kosten, die eine BewoherIn für das Leben in einer Haus- oder Wohngemeinschaft aufbringen muss, insgesamt teurer als die Unterbringung in einer stationären Einrichtung.

Weiterhin sollte nicht unerwähnt bleiben, dass es natürlich auch demente Menschen gibt, die das Leben in solch einer räumlich engen Gemeinschaft nicht ertragen. Von daher versuchen die Haus- oder Wohngemeinschaften durch Schnuppertage herauszufinden, welche BewohnerInnen in die Gemeinschaft passen.

Literatur

[1] Cossannell M. Concept d'un mode d'accompagnement des personnes dependantes. Rueil-Malmaison: Foyer Emilie De Rodat, 2000

6.4.3 Erfahrungen mit Urlaubsangeboten aus der Schweiz

Oskar Diener

Gemeinsame Ferien für Demenzkranke und ihre pflegenden Angehörigen

Ferienangebote, die speziell auf die Bedürfnisse von Demenzkranken und ihre pflegenden Angehörigen zugeschnitten sind, erfreuen sich in der Schweiz seit Jahren großer Beliebtheit. So hat zum Beispiel die Schweizerische Alzheimervereinigung 1992 ein Konzept entwickelt, das es pflegenden Angehörigen ermöglicht, mit ihrem kranken Partner, ihrer kranken Mutter bzw. ihrem kranken Vater in einer verständnisvollen Umgebung gemeinsam Ferien zu verbringen.

Entlastung ohne Trennung

Das Ferienkonzept der Schweizerischen Alzheimervereinigung beruht auf der Feststellung, dass viele pflegende Angehörige, die dringend Entlastung benötigen, nicht bereit sind, sich von der demenzkranken Person zu trennen, sei es auch nur für einige Stunden oder Tage. Um auch diesen Pflegenden die Gelegenheit zu bieten, wenigstens einmal pro Jahr für einige Zeit aus ihrem oft monotonen Pflegealltag ausbrechen zu können, führt die Schweizerische Alzheimervereinigung jährlich mehrmals Ferienwochen für je zehn Demenzkranke und ihre betreuenden Angehörigen durch. Zu diesem Zweck wählt sie komfortable Hotels aus, in touristisch zentral und schön gelegenen Erholungsorten. Die Hotels müssen jeweils rollstuhlgängig sein, damit auch körperlich schwer behinderte Demenzkranke teilnehmen können.

Den Pflegepersonen bietet diese Form von Urlaub unter anderem die Möglichkeit:
- mit anderen Angehörigen Erfahrungen auszutauschen
- zu beobachten, wie andere Angehörige ihre kranken Partner bzw. Eltern betreuen
- sich entlasten zu lassen, ohne sich von der kranken Person trennen zu müssen
- sich ausruhen und entspannen zu können
- zu lernen, die Pflege vorübergehend an Drittpersonen abzutreten
- zu erfahren, dass sich die demenzkranke Person auch an andere Pflegepersonen gewöhnen kann.

Der demenzkranken Person bieten diese Ferien unter anderem die Möglichkeit:
- mit der/dem Angehörigen auf emotionaler Ebene gemeinsam angenehme Situationen (wieder) zu erleben und Erinnerungen aus früheren Lebensabschnitten wachzurufen
- sich an neue Pflegepersonen zu gewöhnen.

Begleitung durch freiwillige Helferinnen und Helfer

Jedes Paar wird während der Urlaubswoche von einer freiwilligen Helferin oder einem freiwilligen Helfer unterstützt und begleitet, wobei viele Helfer bereits früher in ihrem eigenen Angehörigenkreis eine demenzkranke Person gepflegt haben. Nach dem Tod oder dem Heimeintritt der Person, die sie begleitet haben, hilft manchen das Engagement als freiwillige Begleiterin bzw. Begleiter, eine gewisse Leere zu füllen und gleichzeitig anderen Pflegenden die reiche Erfahrung zugute kommen zu lassen, die sie im Laufe der Jahre erworben haben. Aber auch professionelle Fachkräfte sowie Personen, die sonst nur wenig mit Demenzkranken in Berührung kommen, sind oft spontan bereit, einen Teil ihrer Urlaubszeit im Rahmen der Alzheimervereinigung als freiwillige Ferienbegleiter einzusetzen. Alle stellen ihre Zeit und ihre Fähigkeiten gratis zur Verfügung. Als Gegenleistung finanziert ihnen die Alzheimervereinigung den Aufenthalt im Hotel und die Reisekosten. Zudem bietet sie ihnen ein ganztägiges Vorbereitungsseminar an. Für die Angehörigen der Kranken ist es in der Regel sehr beruhigend zu wissen, dass alle Freiwilligen mit der Demenzproblematik vertraut sind. Ihr Einsatz ist oft sehr heikel. Sie müssen bereit sein, zu helfen und zu begleiten ohne sich aufzudrängen, nur so weit wie es vom Kranken und seiner Pflegeperson gewünscht und angenommen wird. Die meisten Freiwilligen fühlen sich während der Ferienwoche sehr herausgefordert, aber empfinden ihr Engagement gleichzeitig als ein bereicherndes und beglückendes Erlebnis. Die Leitung der Ferien obliegt immer einer erfahrenen Fachperson, die von der Alzheimervereinigung angestellt und bezahlt wird.

Gestaltung des Tagesablaufs

Morgens werden die kranken Urlauberinnen und Urlauber je nach Bedürfnis und Wunsch ihrer pflegenden Angehörigen von den freiwilligen Helferinnen und Helfern betreut. Manche sind noch selbständig beim Aufstehen und bei der Toilette, andere benötigen Hilfe bei den meisten Verrichtungen täglichen Lebens. Die Mahlzeiten, die gemeinsam eingenommen werden, prägen die Gruppendynamik während des Urlaubs. Bei ungezwungenen Gesprächen lernen sich die Angehörigen, die Kranken und die freiwilligen Begleiter näher kennen. Gleichzeitig können sich die Angehörigen und die freiwilligen Helfer gegenseitig beim Umgang mit den Kranken beobachten und voneinander lernen, wie und mit welchen Strategien andere schwierigen Situationen begegnen. Alle nehmen so an einer Art Schulungsprozess teil, ohne dabei das Gefühl haben zu müssen, von jemandem belehrt zu werden.

Bei schönem Wetter gehen die freiwilligen Helfer und/oder die Angehörigen mit den Kranken spazieren oder auch auf längere Wanderungen, zu zweit, zu dritt, oder in größeren Gruppen, je nach Lust und Laune eines jeden. Manchmal nutzen die pflegenden Angehörigen diese Gelegenheit, um sich im Hotel auszuruhen oder um ganz allein etwas zu unternehmen. Bei schlechtem Wetter und abends geben sich die Teilnehmer bei ungezwungener Atmosphäre Freizeitbeschäftigungen hin wie turnen, spielen, singen und tanzen.

Wenn möglich übernehmen abends die freiwilligen Helferinnen und Helfer die Pflege der Kranken und begleiten sie zu Bett, damit die Angehörigen sich in Ruhe unterhalten können. Auch hier gilt selbstverständlich die Regel, dass die pflegenden Angehörigen bestimmen, inwiefern sie sich entlasten lassen wollen.

Aktivitäten für die pflegenden Angehörigen

Während der Urlaubswoche treffen sich die Angehörigen zweimal ohne die Kranken zu einem Gruppengespräch. In der Regel wissen sie diese Gelegenheit zu nutzen, um sich ungehindert und unbefangen auszutauschen und sich ihr Leid anzuvertrauen. Gleichzeitig bereichern sie sich gegenseitig mit Anregungen, Tipps und Tricks, die ihnen später im Alltag helfen, heikle Situation zu meistern und das Zusammenleben mit einem Menschen zu vereinfachen, der fortwährend alles vergisst, ständig die gleichen Fragen stellt, sich verunsichert, argwöhnisch bzw. aggressiv zeigt oder sein Umfeld durch andere Verhaltensstörungen herausfordert.

Die meisten Angehörigen nehmen auch an ein bis zwei gemeinsamen Ausflügen teil und sind bereit, während dieser Zeit die demenzkranke Person den freiwilligen Helferinnen und Helfern anzuvertrauen. Vielen Angehörigen gelingt es erst beim zweiten Ausflug, sich gedanklich von ihrer Partnerin bzw. ihrem Partner loszulösen und von der Natur sowie dem Zusammensein mit anderen gesunden Menschen voll zu profitieren.

Aus vielen spontanen Erfahrungsberichten geht hervor, dass die Beteiligten diese Form von Ferien in der Regel als sehr erholsam und lehrreich empfinden. Die meisten Angehörigen kehren jeweils moralisch gestärkt und mit vielen neuen Anregungen und Tipps nach Hause zurück, was ihnen hilft, den weiteren Pflegealltag mit frischem Mut und neuen Betreuungsstrategien zu bewältigen. Auch nach den Ferien bleiben die betreuenden Angehörigen nicht selten untereinander und mit den freiwilligen Helfern in regem Kontakt.

Ferienseminare zur Schulung betreuender Angehöriger

Verschiedene Memory-Kliniken führen in der Schweiz Ferienseminare für Ehepaare durch, bei denen eine Person an Demenz erkrankt ist. Angestrebt werden einerseits Erholung, Erlebnis und Entspannung für alle Beteiligten und andererseits die aktive Schulung der betreuenden Angehörigen. Während der Seminare werden die Demenzkranken durch Fachpersonal betreut.

Voraussetzungen für die Organisation von Urlaubsangeboten für Demenzkranke und ihre Angehörigen

- Die Ferienangebote müssen auf die Bedürfnisse der Demenzkranken und ihrer Angehörigen abgestimmt sein.

- Die Organisationen, welche für Demenzkranke und ihre Angehörigen Ferien anbieten, müssen die Leitung einer oder mehreren erfahrenen Fachpersonen anvertrauen. Sie müssen eine 1 : 1-Betreuung gewährleisten können.
- Die Ferienangebote müssen für Demenzkranke bzw. ihre pflegenden Angehörigen finanziell attraktiv sein. Ein Teil der Finanzierung muss deshalb durch die öffentliche Hand oder Wohltätigkeitsorganisationen sichergestellt werden können.

6.4.4 Gedächtnissprechstunden / Memory-Kliniken

Gabriela Stoppe

Begriff und Entwicklung

Von den üblichen Begriffen *Memory-Klinik, Gedächtnissprechstunde, Gedächtnisambulanz, Alzheimer-Zentrum, Alzheimer-Ambulanz* haben sich vor allen Dingen die ersten beiden Begriffe inzwischen durchgesetzt. Die Bezeichnung Memory-Klinik ist bisher eher in nicht-psychiatrischen Einrichtungen zu finden. Hier soll der Ausdruck Gedächtnissprechstunde verwendet werden.

Die Etablierung entsprechender Einrichtungen beruhte auf einer Forderung der Weltgesundheitsorganisation, die bereits vor etwa 20 Jahren die Einrichtung von ambulanten Stellen zur Frühdiagnose von psychischen Erkrankungen im Alter forderte [6]. Seit der Einrichtung der ersten Memory-Klinik in London durch Exton-Smith wurden im deutschsprachigen Bereich 1985 die Memory-Klinik an der Geriatrischen Universitätsklinik in Basel und die Alzheimer-Ambulanz an der Psychiatrischen Klinik der Technischen Universität München gegründet [4, 5]. In den folgenden Jahren wuchs die Anzahl entsprechender Ambulanzen erheblich. Seit 1995 gibt es im deutschsprachigen Bereich jährliche Arbeitstreffen, bei deren letztem im Jahr 2002 in Göttingen bereits etwa 200 Teilnehmer zusammenkamen.

Wodurch zeichnet sich eine Gedächtnissprechstunde z. B. im Vergleich zu einer fachärztlichen Praxis aus?

Interdisziplinarität

Ein wesentliches Kennzeichen einer Gedächtnissprechstunde (Tab. **1**) ist traditionell die Interdisziplinarität [2, 3]. Typischerweise arbeiten Ärzte, (Neuro-)Psychologen und Sozialarbeiter eng zusammen. Es erscheint sinnvoll, neuro-psychiatrische Kompetenz vorzuhalten. Die publizierten Erfahrungen belegen, dass die überwiegende Mehrzahl der Patienten, die eine solche Einrichtung aufsuchen, entweder eine Demenz haben oder eine andere seelische Störung [zusammengefasst bei 4]. In der Regel wird auch jeder Patient in einer Fall- bzw. *Diagnosekonferenz* besprochen. Die Vorteile eines entsprechenden interdisziplinären Vorgehens wurden eingehend untersucht.

Verknüpfung von Versorgung und Forschung

Gedächtnissprechstunden sind traditionell der Forschung stark verpflichtet, zumal sie oft universitäre Einrichtungen sind. So kommt es zu einem in der Regel sinnvollen Interessensausgleich in der Form, dass Patienten stets die neuesten therapeutischen Möglichkeiten vermittelt bekommen bzw. auch mit den besten diagnostischen Methoden untersucht werden, und andererseits klinische Daten, Erfahrungen, Liquor-Proben etc. auch wiederum in die klinische Forschung einfließen. Erwähnenswert ist zudem, dass sehr oft auch die Finanzierung dieser Einrichtungen über entsprechend eingeworbene „Drittmittel" erfolgt.

Tab. **1** Kennzeichen einer Gedächtnissprechstunde / Memory-Klinik

Kompetenz:
Die Gedächtnissprechstunde / Memory Klinik stellt fehlende (Spezial-)Kompetenz in der ambulanten Versorgung zur Verfügung.

Frühdiagnose:
Die Frühdiagnose und der frühzeitige Therapiebeginn sind Ziel der Arbeit. Das gegenwärtig übliche „Akute-Krisen-Management" wird dadurch vermeidbar.

Forschung:
Die Gedächtnissprechstunde / Memory Klinik kann Forschung initiieren, koordinieren, intensiv begleiten (auch multizentrisch).

Angehörigenberatung:
Die Gedächtnissprechstunde / Memory Klinik kann die Patienten und Angehörigen kompetent beraten und die Selbsthilfe fördern.

Tab. **2** Viele gute Gründe für die Frühdiagnose von Demenzen

- frühe (Differenzial-)Diagnostik anderer (besser) behandelbarer Störungen (z.B. Depressionen)
- Die Behandlung ist wirkungsvoller, je weniger fortgeschritten die Krankheit ist.
- Erschließung von Möglichkeiten zur Prävention bzw. Frührehabilitation
- Die Angehörigen können rechtzeitig über die Krankheit und ihre Folgen sowie über Unterstützungsmöglichkeiten informiert werden.
- Ethische Konsequenzen: einerseits größere Gefahr „falsch positiver" Fälle, andererseits „unbedenklichere" Einwilligung in Maßnahmen

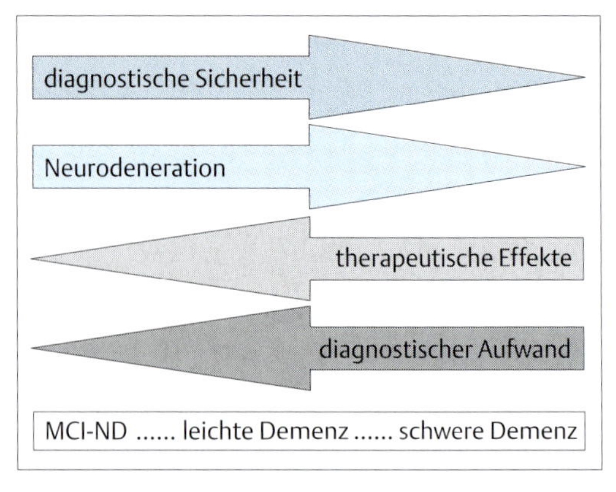

Abb. **1** Schematischer Zusammenhang zwischen diagnostischer Sicherheit und notwendigem frühen Eingreifen in den demenziellen Prozess sowie des daraus resultierenden größeren diagnostischen Aufwandes.

Hohe Expertise für Diagnostik, Behandlung, Beratung und Betreuung

Gedächtnissprechstunden sind Einrichtungen für die Frühdiagnostik, die gleichzeitig notwendig, aber auch schwierig ist. Wichtige Gründe für die Frühdiagnose finden sich in Tab. **2**. Abb. **1** verdeutlicht den Zusammenhang zwischen diagnostischem Aufwand und Sicherheit einerseits und therapeutischem Erfolg andererseits. Diese Ambulanzen sind auch eine Anlaufstelle für Informationen bzw. für die Vermittlung von Therapien, Training, Selbsthilfegruppen etc. Eine Überprüfung der Situation, die Vorbereitung und Klärung der finanziellen und rechtlichen Situation kann auf dem Hintergrund einer genauen Kenntnis über die Probleme Demenzkranker durch Sozialarbeiter geleistet werden [1, 4].

Die Frage, welche Rollen Gedächtnissprechstunden derzeit in der Versorgung spielen, kann nicht abschließend beantwortet werden. Es zeigt sich jedoch, dass die Zunahme von entsprechenden Einrichtungen sicher auf einen Bedarf zurückzuführen ist. Länger etablierte Ambulanzen wie die Göttinger Ambulanz (seit 1991) erfreuen sich in der Regel einer mit der Zeit immer besseren Zusammenarbeit mit der niedergelassenen Ärzteschaft, wobei auch Zuweisungen von Fachärzten erfolgen. Typischerweise kommen auch viele Patienten als Selbstüberweiser, sofern dies strukturell möglich ist. Die Angst vor einem Verlust der kognitiven Fähigkeiten ist weit verbreitet. Gedächtnissprechstunden spielen somit eine zunehmend bedeutsamere, ergänzende Rolle in der ambulanten Versorgung Demenzkranker und ihrer Angehörigen.

Zusammenfassung

Gedächtnissprechstunden sind der Frühdiagnose von demenziellen Erkrankungen und der Beratung und Betreuung dieser Patienten und ihrer Angehörigen verpflichtet. Auch durch interdisziplinäre Arbeit verfügen sie über hohe Kompetenz und sind oft wissenschaftlich aktiv. Sie stellen eine immer mehr akzeptierte und verbreitete Ergänzung in der ambulanten Versorgung Demenzkranker dar und dienen hier (potentiell) erheblich der Qualitätsverbesserung.

Literatur

[1] Frießner K. Aufgaben des Sozialarbeiters/-pädagogen in der Memory Clinic. In: Radebold H, Hirsch RD, Kipp J, Kortus R, Stoppe G, Struwe B, Wächtler C (Hrsg) Depressionen im Alter. Darmstadt: Steinkopff Verlag; 1997: 253 – 254

[2] Nehen HG. Das geriatrische Team in der Memory Clinic. Z Gerontol Geriatr 1995; 28: 113 – 117

[3] Stähelin HB, Ermini-Fünfschilling D, Grunder B, Krebs-Roubicek E, Monsch A, Spiegel R. Die Memory Klinik: Programm und erste Erfahrungen. Ger Rehab 1989; 2(4): 205 – 211

[4] Stoppe G. Wozu sind Gedächtnissprechstunden / Memory Clinics gut? Z Allg Med 1998; 74: 533 – 540

[5] Van der Cammen TJ, Simpson JM, Fraser RM, Preker AS, Exton-Smith AN. The Memory clinic. A new approach to the detection of dementia. Brit J Psychiatry 1987; 150: 359 – 364

[6] WHO Bureau régional de l'Europe: La géronto-psychiatrie dans la collective. La Santé publique en Europe 10, Kopenhagen: 1981

6.5 Anforderungen an die Pflege von Demenzkranken

Jens Bruder

Wichtige Rahmenbedingungen und Einflussfaktoren

Mehr als 50% aller stationär gepflegten alten Menschen sind heute bereits bei der Aufnahme in eine Institution der Altenpflege dement [4]. Darüber hinaus wird ein erheblicher Teil der zu diesem Zeitpunkt noch nicht kognitiv Eingeschränkten im Verlaufe des Aufenthaltes demenzkrank. Das bedeutet, dass die große Mehrheit der über 8000 stationären Altenpflegeheime in Deutschland zu Einrichtungen für Demenzkranke wurde, in denen auch körperlich pflegebedürftige alte Menschen versorgt werden.

Insgesamt sind gegenwärtig also etwa 300–350 000 der ca. 500 000 stationär gepflegten alten Menschen dement, wobei viele zugleich körperliche Einschränkungen aufweisen.

Der Hauptgrund für diese Entwicklung ist, dass der seit Ende der 80er Jahre (Gesundheitsreformgesetz) erfolgte Ausbau der ambulanten Dienste immer häufiger möglich macht, die häusliche Lebens- bzw. Versorgungssituation aufrecht zu erhalten, solange diese – stetig weiter entwickelten, zum großen Teil technologiegestützten – Hilfsangebote abgerufen bzw. genutzt werden können. Da Demenz dies ihrem Wesen nach (Verlust der Einsichts-, Entscheidungs- und Handlungsfähigkeit) immer unmöglicher macht, versagen die ambulanten Hilfssysteme bei den schwerer Demenzkranken, insbesondere wenn sie allein leben.

Wichtig ist außerdem, dass unter den familiär Versorgten diejenigen mit ausgeprägteren Verhaltenstörungen (u. a. Unruhe, Antriebsschwäche, Rufen/Schreien, überraschende Schwankungen der Symptomausprägung, Aggressivität) ihre Betreuungspersonen früher erschöpfen, so dass sie stationär weiterversorgt werden müssen. Mittelfristig ist demnach nicht nur allgemein von der weiteren Zunahme stationärer Demenzkranker auszugehen, sondern sogar von der stationären Massierung schwer und verhaltensgestörter Demenzkranker, also solcher, die pflegerisch besonders herausfordern und belasten.

Angesichts der skizzierten bedeutsamen und zudem sehr rasch abgelaufenen Veränderungen muss ein zentrales Merkmal der stationären Versorgungssituation Demenzkranker beachtet werden: Betreuung und Versorgung Demenzkranker bedeutet – ebenso wie bei somatischer Pflege – Förderung von erhaltenen Fähigkeiten, Ergänzung von Defiziten und nötigenfalls Ersatz von Verlorengegangenem. Im geistig-seelischen Bereich erfordert das Erkennen von Erhaltenem, Defizitärem und Verlorengegangenem sowie die Suche nach Kompensationsmöglichkeiten jedoch – wenn man sich nicht mit der bloßen Feststellung von Gedächtnisstörungen zufrieden geben will – viel mehr geistige und emotionale Anstrengung als bei nur körperlich Pflegebedürftigen (Erkundung und Verständnis der früheren Persönlichkeit, Wahrnehmen von Wünschen und Bedürfnissen, Hilfe beim sprachlichen Ausdruck, Einfühlung in bzw. Ersatz des verlorengegangenen Willens, Hilfe bei der Gestaltung der Zeit/Tagesstrukturierung u. v. m.).

Im Zusammenhang mit dieser Tatsache, die zu der Forderung nach besonders engagierten und qualifizierten Betreuern führen muss, ist leider festzustellen, dass Berufsbild und Selbstbewusstsein der Altenpflege immer noch gering entwickelt bzw. brüchig sind. Im Vergleich zur medizintechnisch geprägten Krankenpflege mit ihren immer kürzer werdenden Verweildauern wird der hohe Rang der Kernaufgabe der Altenpflege nicht (ausreichend) erkannt: Leben von Menschen in ihrer letzten Lebensphase entscheidend mitzugestalten. Umfassender kann eine Aufgabe kaum sein.

Die Identitätsschwäche und die damit eng zusammenhängende geringe Attraktivität der Altenpflege wirken sich besonders ungünstig auf die Personal- und Qualitätsbedürfnisse in der stationären Dementenbetreuung aus.

Hilfreiche Detaillierungen zum Qualifikationsproblem der Altenpflege finden sich im 4. Altenbericht der Bundesregierung [2].

Wichtige Forderungen und Entwicklungsnotwendigkeiten

Die wenigen bisher aufgeführten Merkmale der stationären Betreuung verdeutlichen die schwierige Gesamtsituation der institutionellen Dementenversorgung, insbesondere soweit diese Merkmale zueinander im Gegensatz stehen (wie etwa Qualitätsnotwendigkeiten und geringes Interesse am Altenpflegeberuf). Die Reaktionen in den über 8000 Altenpflegeeinrichtungen sind vielfältig und schwer übersehbar. Sehr energiereichen und fantasievollen Bemühungen und neuen Ansätzen stehen Einrichtungen gegenüber, in denen der Einsichtsprozess in das Wesen von Demenz mit auch nur elementaren Konsequenzen noch ganz am Anfang zu stehen scheint. Innovativ arbeitende Institutionen und Dienste haben sich seit 1995 in der Deutschen Expertengruppe Dementenbetreuung (DED; jährlich zwei Arbeitstagungen) zusammengeschlossen, der einzigen nationalen Organisation mit dieser Zielsetzung.

Dennoch ist davon auszugehen, dass darüber hinaus in manch einem der vielen deutschen Heime wertvolle Entwicklungen stattfinden, von denen kaum jemand erfährt. Deshalb benötigt die bundesweite Fachwelt dringend eine neutrale Beobachtungsinstanz, die Neues systematisch erfasst, analysiert und ihr zur Verfügung stellt. Dazu gehört auch die Erarbeitung von entsprechenden Standards [2].

Eine Reihe von Forderungen kennzeichnet die nach heutigem Erkenntnisstand notwendigen Entwicklungen. Bei den Überlegungen zu ihrer Umsetzung ist es hilfreich, vier Bereiche als zentrale Merkmale von Milieutherapie im Auge zu haben [1, 3]:

- räumlich-materielle Umgebung,
- Wissen, Einstellungen, Haltungen der Betreuer,
- Aspekte der Arbeitsorganisation und,
- Umgang mit den Kranken.

Diesen Bereichen lassen sich die Maßnahmen zuordnen, die zur Verwirklichung folgender elf Forderungen zu treffen sind:

1. Die Versorgung und Betreuung Demenzkranker ist Aufgabe jedes Alten- und Pflegeheimes. Alle Mitarbeiter müssen über ausreichendes demenzbezogenes Wissen verfügen.
2. Jedes Alten- und Pflegeheim muss zur Berücksichtigung des sich im Bereich der Dementenversorgung rasch ausweitenden Wissens bereit sein. Die dafür erforderlichen Konzepte sind ständig weiterzuentwickeln. In diesen Entwicklungsprozess sind alle Mitarbeiter einzubeziehen.
3. Bei der Gestaltung der Heimumgebung von Demenzkranken sollte Familienähnlichkeit bzw. Kleinweltlichkeit maßgeblich sein, also besonders die möglichst weitgehende Fortsetzung der bisher gewohnten Überschaubarkeit des Umfeldes mit einer begrenzten Zahl fremder Personen (Wohngemeinschaftscharakter als Annäherung an Familie). Nur so können sich demente Menschen (allmählich) heimisch fühlen.
4. Die Betreuung jedes Kranken ist möglichst individuell zu gestalten, also auf seine Wesensart, seinen ihm eigenen Lebenslauf sowie seine erhaltenen und verlorenen Fähigkeiten abzustimmen.
5. Für die Gruppe der schwer und verhaltensgestörten Demenzkranken (etwa 15 %) sind besondere stationäre Bereiche zu schaffen mit einem spezifischen, konzeptgeleiteten Milieu. Dieses wirkt sich günstig auf die Störungen aus.
   Kleine Einrichtungen müssen bei der Schaffung solcher Spezialbereiche kooperieren. Diese Spezialbereiche benötigen ebenso wie Wohngemeinschaften für Demenzkranke eine besonders gute Personalausstattung. Den Mitarbeitern muss die systematische Reflexion ihrer Arbeit unter fachkundiger Begleitung ermöglicht werden.
6. Besonders für diese Spezialbereiche ist eine kontinuierliche Kooperation mit fachkundigen Ärzten erforderlich, die interdisziplinär orientiert zum gemeinsamen Nachdenken über alle dort zu versorgenden Kranken imstande sind. Aus dieser Forderung folgt, dass für einen Bereich (Station) jeweils nur einer oder wenige Ärzte zuständig sein sollten. Sonst lassen sich keine differenzierteren Konzepte des Umgangs mit schwer und verhaltensgestörten Demenzkranken entwickeln, die von allen Beteiligten getragen werden.
7. Alle therapeutischen Bemühungen um eine Zustandsverbesserung der Demenzkranken sollten nur in der ihnen vertrauten Umgebung stattfinden. Das Krankenhaus mit seiner zusätzlich belastenden Reizfülle ist nur aus besonderen Gründen erforderlich (aufwändige Diagnostik, schwere körperliche

Begleiterkrankungen, schwerste Verhaltenstörungen).

8. Das Ziel aller therapeutischen Bemühungen um Demenzkranke ist die Verbesserung ihres Wohlbefindens. Dazu tragen in unterschiedlicher Kombination
   - ihre seelische Gestimmtheit
   - ihr Gefühl von Sicherheit und Aufgehobensein
   - der Umfang ihres Aktiv-Seins
   - die Erfahrung eigenständigen Handelns
   - die Befriedigung gewohnter und fortbestehender Bedürfnisse
   - ihr soziales Eingebundensein
   - ihre Vertrautheit mit sich selbst
   - und als sehr wichtiges Merkmal ihr körperliches Wohlbefinden bei.

   Allen an der Betreuung Demenzkranker Beteiligten muss dies bewusst sein.
9. Wo therapeutische Bemühungen stattfinden, muss auch versucht werden, ihre Wirkungen zu erfassen und für andere erfahrbar zu machen.
10. Demenzprozesse verlaufen über Jahre und erfassen alle Bereiche menschlichen Empfindens und Handelns. Deshalb haben die Kranken einen Anspruch darauf, dass ihre wichtigen Veränderungen sorgfältig wahrgenommen und die sich daraus ergebenden jeweiligen Betreuungsnotwendigkeiten zuverlässig berücksichtigt werden.
11. Soweit es Angehörige gibt, sind diese in die stationäre Betreuung und Versorgung einzubeziehen. Dies betrifft besonders
    - ihre Beratung (Wissen und Verständnis von der Krankheit, angemessener Umgang mit den Störungen)
    - ihre emotionale Unterstützung
    - Fragen der Mitverantwortung und
    - ihre Beteiligung an der Versorgungsarbeit.

Literatur

[1] Bruder J. Alten- und Pflegeheime. In: Förstl H. (Hrsg). Demenzen in Theorie und Praxis. Berlin, Heidelberg, New York: Springer, 2001: 403 – 420

[2] Bundesministerium für Familie, Senioren, Frauen und Jugend: Vierter Bericht zur Lage der älteren Generation in der Bundesrepublik Deutschland: Risiken, Lebensqualität und Versorgung Hochaltriger – unter besonderer Berücksichtigung demenzieller Erkrankungen. Berlin, 2002: 358 – 359

[3] Klingenfeld H, Bruder J. Nichtmedikamentöse Behandlungs- und Betreuungsformen Demenzkranker. fidem aktuell 1997; 2

[4] Schneekloth U, Müller U (Hrsg). Wirkungen der Pflegeversicherung. Forschungsprojekt im Auftrag des Bundesministeriums für Gesundheit, durchgeführt von I + G Gesundheitsforschung, München, und Infratest Burke Sozialforschung, München. Schriftenreihe des Bundesministeriums für Gesundheit. Bd. 127. Baden-Baden: Nomos, 2000: 135

Organisationen

Deutsche Expertengruppe Dementenbetreuung (DED), Rakower Weg 1, 24354 Rieseby

6.6 Einstufung in die Pflegeversicherung

Uwe Brucker

Einführung

Die Begutachtung von demenziell Erkrankten und anderen hirnorganisch veränderten Pflegebedürftigen im Rahmen der Pflegeversicherung erfolgt durch den Medizinischen Dienst der Krankenkassen (MDK). An der Feststellung der Pflegebedürftigkeit wird seit Einführung der Pflegeversicherung kritisiert, dass der sog. allgemeine Beaufsichtigungsbedarf von Personen mit eingeschränkter Alltagskompetenz in der Einstufung nicht angemessen berücksichtigt werde. Es wird darin eine verfassungsrechtlich bedenkliche Schlechterstellung von psychisch Kranken gesehen, weil sie im Vergleich zu somatisch bedingt Pflegebedürftigen ungleich bei der Feststellung des Pflegebedarfs behandelt würden. In diesem Beitrag werden die Kriterien der Begutachtung von Demenzkranken zur Feststellung des Pflegebedarfs nach SGB XI dargelegt; dazu gehört auch das Verfahren, das am 1.1.2002 Eingang in das SGB XI gefunden hat.

Der Pflegebedürftigkeitsbegriff des SGB XI

Leistungen aus der Pflegeversicherung erhält nur, wer einen Antrag gestellt hat und pflegebedürftig ist. Pflegebedürftig sind Personen, die wegen einer körperlichen, geistigen oder seelischen Krankheit oder Behinderung für die gewöhnlichen und regelmäßig wiederkehrenden Verrichtungen im Ablauf des täglichen Lebens auf Dauer, voraussichtlich für mindestens sechs Monate, in erheblichem oder höherem Maße der Hilfe bedürfen.

Als Krankheiten und Behinderungen gelten

1. Verluste, Lähmungen oder andere Funktionsstörungen am Stütz- und Bewegungsapparat,
2. Funktionsstörungen der inneren Organe oder der Sinnesorgane,
3. Störungen des Zentralnervensystems wie Antriebs-, Gedächtnis- oder Orientierungsstörungen sowie endogene Psychosen, Neurosen oder geistige Behinderungen.

Für das Zentralnervensystem werden in Abweichung von der Systematik zu den Störungen im Bewegungsapparat, der inneren Organe und Sinnesorgane im Gesetz keine Funktionsstörungen benannt, sondern eine Auswahl von Symptomen und Diagnosen. Diese entspricht nach Einschätzung von Höft „nicht (mehr) der derzeit anerkannten psychiatrischen Nomenklatur“ [3]. In der Begutachtungspraxis sind die MDK-Gutachter gehalten, die pflegebegründende Diagnose anhand der Internationalen Klassifikation der Krankheiten der WHO, ICD-10, im Gutachtenformular zu dokumentieren. Allerdings unterstellt dies, dass der Gutachter vor Ort auf eine abgesicherte Diagnostik zurückgreifen kann, was gerade im Zusammenhang mit den demenziellen Erkrankungen selten der Fall ist.

In § 14 Abs. 3 SGB XI sind für *alle* Pflegebedürftigen gleichermaßen die verschiedenen Formen der Hilfeleistung definiert (Anleitung und Beaufsichtigung, Unterstützung, teilweise und vollständige Übernahmen von Verrichtungen des täglichen Lebens), die bei der Pflegestufe berücksichtigt werden müssen. Diese Hilfeformen gehören zu einem oder mehreren der folgenden Bereiche:

- im Bereich der Körperpflege: das Waschen, Duschen, Baden, die Zahnpflege, das Kämmen, Rasieren, die Darm- und Blasenentleerung,
- im Bereich der Ernährung: das mundgerechte Zubereiten oder die Aufnahme der Nahrung,
- im Bereich der Mobilität: das selbstständige Aufstehen und Zu-Bett-Gehen, An- und Auskleiden, Gehen, Stehen, Treppensteigen oder das Verlassen und Wiederaufsuchen der Wohnung,
- im Bereich der hauswirtschaftlichen Versorgung: das Einkaufen, Kochen, Reinigen der Wohnung, Spülen, Wechseln und Waschen der Wäsche und Kleidung oder das Beheizen.

Bei der Begutachtung von Pflegebedürftigkeit hat der Gutachter des MDK ausschließlich das Vorliegen dieser Kriterien zu werten.

Der Hilfebedarf der in der öffentlichen Diskussion verkürzend als „Demente“ bezeichneten besonderen Gruppe von Pflegebedürftigen besteht oftmals sowohl bei den genannten Verrichtungen des täglichen Lebens (nach § 14 Abs. 4 SGB XI) als auch bei der allgemeinen Lebensführung. Den im Bereich der allgemeinen Lebensführung bestehenden Hilfebedarf (allgemeine Beaufsichtigung) kann und darf der Gutachter des MDK bei der Bemessung der Pflegestufe nicht werten. Diese Betroffenen werden durch das Pflege-Leistungsergänzungsgesetz in § 45a SGB XI als „Personen mit eingeschränkter Alltagskompetenz" bezeichnet. Soweit die Einschränkungen dieser Personen die Körperpflege, die Ernährung, die Mobilität und die Hauswirtschaft betreffen, werden sie auch bei der Bewertung des Pflegebedarfs berücksichtigt. Ein erheblicher Teil der bei diesem Personenkreis tatsächlich geleisteten Hilfen wird dadurch jedoch nicht erfasst, wie z. B.

- eine Beziehung aufnehmen, aufrechterhalten und beenden,
- mit Problemen und Realitäten umgehen,
- seine Rechte wahren, seine Pflichten erfüllen,
- sich orientieren und informieren,
- persönlichen Besitz verwalten
- wohnen.

Der MDS hat in einer Studie [6] gezeigt, dass bei Personen mit eingeschränkter Alltagskompetenz für die Bereiche Körperpflege, Ernährung und Mobilität ein erhöhter Bedarf an grundpflegerischen Hilfen und Unterstützung durch die Gutachter der Medizinischen Dienste unter Zugrundelegung der Begutachtungsrichtlinien bei den regelmäßig wiederkehrenden Verrichtungen des täglichen Lebens berücksichtigt wird. Vor allem für die Hilfeformen „Anleitung", „Beaufsichtigung" und „Unterstützung" sind bei dem genannten Personenkreis höhere Pflegezeiten dokumentiert. Bezogen auf die vom Gesetzgeber abschließend aufgezählten Verrichtungen des täglichen Lebens bildet sich der erhöhte Versorgungsaufwand der Dementen und der Personen mit eingeschränkter Alltagskompetenz bereits heute beim somatisch ausgerichteten Pflegebedürftigkeitsbegriff im SGB XI pflegestufenrelevant im Gutachten ab [6].

Eine Berliner Studie, die auf stationär versorgte Pflegebedürftige bezogen ist, gelangt zu vergleichbaren Aussagen [7].

Der Hausbesuch des Gutachters

Die Begutachtung von Pflegebedürftigkeit erfolgt in der Regel im Rahmen eines Hausbesuches des MDK-Gutachters. Die Berücksichtigung der demenziellen Veränderung des Antragstellers erfolgt in verschiedenen Stadien der Begutachtung. Informativ für die Vorbereitung und Durchführung der Begutachtung sind Unterlagen über ggf. durchgeführte Krankenhausbehandlungen. Liegen den Pflegekassen entsprechende Unterlagen vor, werden sie zusammen mit dem Antrag dem MDK vorgelegt. In gleicher Weise ist der MDK gehalten, bei der Auswertung des Hausbesuchs und bei der Bearbeitung von Widersprüchen von psychisch Kranken zu verfahren [4]. Die Begutachtungsrichtlinien gehen dezidiert auf die Besonderheiten der Ermittlung des Hilfebedarfs bei Personen mit psychischen Erkrankungen und/oder geistigen Behinderungen ein. Darin werden die MDK-Gutachter verpflichtet, der Spezifik der Begutachtung demenziell erkrankter Personen unter besonderer Berücksichtigung der zugrunde liegenden Krankheitsbilder bei der Vorbereitung der Begutachtung, in der Begutachtungssituation selbst, bei der Beschreibung des Hilfebedarfs und bei den Empfehlungen des individuellen Pflegeplans (gegenüber den Pflegekassen) Rechnung zu tragen.

Da in der Begutachtungssituation eine Person anwesend sein sollte, die den Antragsteller kennt, ist es für den Gutachter hilfreich, vor dem Hausbesuch zu wissen, wer die Pflegeperson ist, ob ein gesetzlicher Betreuer oder ein Bevollmächtigter mit dem entsprechenden Aufgabenkreis bestellt oder benannt ist (Name, Adresse, Telefonnummer des Betreuers bzw. Bevollmächtigten), ob und welche ambulanten Dienste oder (teil-)stationären Einrichtungen genutzt werden. Die Gutachter sollen ggf. auch weiterführende Auskünfte im Rahmen der Vorbereitung der Begutachtung z. B. vom Hausarzt, von behandelnden Neurologen, Geriatern, Krankenhäusern oder dem Sozialpsychiatrischen Dienst einholen.

Bei der Begutachtung sollte die Pflegeperson unbedingt anwesend sein. Der MDK bittet bei der Ankündigung seines Begutachtungsbesuchs auch schriftlich darum. Im stationären Bereich sollte der MDK den Termin der Begutachtung mit der Einrichtung so abstimmen, dass die für die Bezugspflege zuständige Pflegeperson bei der Begutachtung anwesend sein kann. Es kann auch erforderlich werden, den zu begutachtenden Demenzkranken und die Pflegeperson getrennt zu befragen, wenn z. B. Scham oder Verleugnung seitens des zu begutachtenden Demenzkranken einer realistischen Schilderung des Hilfebedarfs entgegenstehen.

Die gutachterliche Ermittlung des Hilfebedarfs bei Demenzkranken

Gedächtnis- und Orientierungsstörungen machen es Personen mit eingeschränkter Alltagskompetenz im Verlauf der Krankheit in zunehmender Weise schwer, selbstbestimmt zu handeln. Ohne dass dabei eine körperliche Beeinträchtigung vorliegen müsste, sind sie vielfach zu eigenverantwortlicher, selbständiger Lebensführung nicht mehr in der Lage. Bei der Organisation ihres Alltags bedürfen sie mit dem Fortschreiten der Erkrankung zunehmend der Hilfestellung Dritter.

Kaum „vollständige Übernahme", vielfach „Beaufsichtigung" und „Anleitung"

Demenzkranke sind oft insbesondere im Anfangsstadium ihrer Erkrankung nicht auf eine vollständige Übernahme der Verrichtung durch die Pflegeperson angewiesen. Krankheitsbedingt erkennen sie jedoch oft die Notwendigkeit der Durchführung der Verrichtung nicht, sind aber nach Aufforderung zur selbständigen Erledigung in der Lage. Ohne die auffordernde Hilfe der Pflegeperson unterbleiben hier die notwendigen Verrichtungen des täglichen Lebens. Bei Demenzkranken ist es deshalb regelmäßig erforderlich, sie zu den entsprechenden Handlungen anzuleiten oder zu motivieren. In Fällen, in denen der Demenzkranke eine Verrichtung des täglichen Lebens im Sinn des SGB XI zwar beginnt, jedoch nicht zielgerichtet zu Ende führt oder sich bei der Verrichtung im Umgang mit alltäglichen Gefahrenquellen gefährdet, sind die Hilfeleistungen der Beaufsichtigung und der Anleitung von besonderer Bedeutung. Sie gehen über das bloße Bereitstehen oder das reine „Anhalten" zur Durchführung hinaus [1].

Anleitung bedeutet, dass die Pflegeperson bei einer konkreten Verrichtung den Ablauf der einzelnen Handlungsschritte oder den ganzen Handlungsablauf anregen, lenken oder demonstrieren muss. Die Anleitung hat zum Ziel, die Erledigung der täglich wiederkehrenden Verrichtung durch den Pflegebedürftigen selbst sicher zu stellen. „Eine aktive Durchführung der jeweiligen Tätigkeit durch die Kranken ist in aller Regel einer ggf. schneller durchgeführten Verrichtung durch eine Pflegeperson vorzuziehen. Die selbständige Durchführung kann ein allzu rasches Fortschreiten der Erkrankung infolge von Passivität und den vorzeitigen Verlust von noch erhaltenen Fähigkeiten verhindern helfen" [5]. Dabei kann der mit der Anleitung verbundene Aufwand sehr unterschiedlich sein. Die konkrete Lenkungs-, Demonstrations- und Überwachungsfunktion der Pflegeperson ist bei der Begutachtung von Demenzkranken unter Zugrundelegung der individuellen Gegebenheiten insofern zu berücksichtigen, als die Pflegeperson in gleicher Weise örtlich und zeitlich gebunden wird wie bei unmittelbarer körperlicher Hilfe; die Pflegeperson muss durch die Anleitung an der Erledigung anderer Dinge oder am Schlafen gehindert sein [1].

Bei der Hilfeform **Beaufsichtigung** steht die Sicherheit beim konkreten Handlungsablauf der jeweiligen Verrichtung des täglichen Lebens im Vordergrund; eine Beaufsichtigung beim Rasieren ist z. B. erforderlich, wenn sich der Pflegebedürftige durch unsachgemäße Benutzung der Klinge oder des Stroms selbst gefährdet. Beaufsichtigung kann auch die Kontrolle darüber sein, ob die entsprechenden Verrichtungen in der erforderlichen Art und Weise durchgeführt werden. Gesetz und Begutachtungsrichtlinien verpflichten den MDK-Gutachter, Art und Umfang der Hilfeleistungen „Beaufsichtigung" und „Anleitung" allein im Zusammenhang mit den regelmäßig wiederkehrenden Verrichtungen im Ablauf des täglichen Lebens nach § 14 Abs. 4 SGB XI zu ermitteln. Weitergehende Hilfen für demenziell Erkrankte im Sinne einer allgemeinen Beaufsichtigung und Betreuung z. B. wegen Unruhe, Weglauftendenz oder Eigen- und Fremdgefährdung haben für die Feststellung des Hilfebedarfs keine Bedeutung [2]. Die Begutachtungsrichtlinien stellen ausdrücklich fest, dass „ein unabhängig von den in § 14 Abs. 4 SGB XI genannten Verrichtungen erforderlicher allgemeiner Aufsichts- und Betreuungsbedarf z. B. eines geistig Behinderten, zur Vermeidung einer möglichen Selbst- oder Fremdgefährdung bei der Feststellung des Hilfebedarfs nicht zu berücksichtigen ist" [4].

Ebenfalls nicht anrechnungsfähig sind Zeiten der allgemeinen Zuwendung, um den Ängsten des Kranken entgegenzuwirken, sich mit seinem Denken auseinander zu setzen, Kommunikation und Sozialleben zu fördern, Anregungen zu Alltagsaktivitäten zu geben oder Orientierungshilfe und Tagesstruktur zu vermitteln. Von den Angehörigen selbst durchgeführte Beschäftigungsangebote oder Gymnastik finden genauso wenig Anrechnung wie die Begleitung auf Spaziergängen, zur Kirche oder zu kulturellen Veranstaltungen. Dabei kann einer Vielzahl dieser Aktivitäten ihre therapeutische Wirkung nicht abgestritten werden, werden durch sie doch die Orientierung und die Selbstversorgungsfähigkeiten gefördert, womit auch die Hilfen bei Verrichtungen des täglichen geringer ausfallen können.

Der Zeitaufwand für „Anleitung" und „Beaufsichtigung" bei den einzelnen Verrichtungen muss in jedem Einzelfall individuell ermittelt und im Gutachten bewertet werden. Bei der Untersuchung des demenziell Erkrankten kann es sinnvoll und notwendig sein, dass sich der Gutachter den Hilfebedarf bei einzelnen regelmäßig wiederkehrenden Verrichtungen des täglichen Lebens demonstrieren lässt. Bei der Pflegezeitbemessung wird die gesamte Zeit berücksichtigt, die für die Erledigung der Verrichtung benötigt wird. Entfernt sich z. B. ein unruhiger Demenzkranker beim Waschen aus dem Badezimmer, so ist auch die benötigte Zeit für ein beruhigendes Gespräch, das die Fortsetzung des Waschens ermöglicht, zu berücksichtigen. Um im Begutachtungsergebnis Diskrepanzen zwischen den Feststellungen des Gutachters und den Aussagen der Pflegeperson zum Hilfebedarf des Demenzkranken von vornherein zu vermeiden, ist es für die Pflegeperson ratsam, den Aufwand für die Hilfeformen „Anleitung" und „Beaufsichtigung" in einem Pflegetagebuch zu dokumentieren. Diese Angaben soll der Gutachter werten; gleichwohl ist dabei eine Plausibilitätsprüfung erforderlich.

Die Berücksichtigung des nächtlichen Hilfebedarfs

Der häufig gestörte Tag-Nacht-Rhythmus bei Demenzkranken führt zur Frage der Berücksichtigung des nächtlichen Hilfebedarfs, der regelmäßig jede Nacht anfallen und voraussichtlich auf Dauer bestehen muss. Nächtlicher Hilfebedarf ist ausnahmsweise auch dann anzunehmen, wenn in den letzten vier Wochen einmal oder höchstens zweimal in der Woche nachts konkret keine Hilfe anfiel. Vom Gutachter werden dabei z. B. nächtliches Rufen, Unruhezustände und/oder Herumgeistern nur dann berücksichtigt, wenn die Pflegeperson selbst aufstehen muss, um den Kranken wieder ins Bett zu bringen, wenn sie beim richtigen Hinlegen hilft, die Bettdecke aufschlägt, ggf. die Inkontinenzeinlage wechselt oder das Bett wegen Einnässens frisch bezieht. Angerechnet wird auch das nächtliche Führen auf die Toilette.

Für die Einstufung ist maßgeblich, ob der Pflegebedarf folgenden durchschnittlichen Mindestaufwand pro Tag erreicht:

Stufe 1	90 Minuten
Stufe 2	3 Stunden
Stufe 3	5 Stunden

Der pflegerische Aufwand in den Bereichen Körperpflege, Ernährung und Mobilität muss dabei mindestens betragen:

mehr als 45 Minuten	1-mal täglich
mindestens 2 Stunden	3-mal täglich
mindestens 4 Stunden	rund um die Uhr, davon 3-mal regelmäßig auch mehrfach nachts

Gutachterliche Aussagen zu Prognose, Therapie, Rehabilitation und pflegeunterstützenden Maßnahmen

Die Aufgabe des MDK beschränkt sich nicht darauf, der Pflegekasse eine Pflegestufe vorzuschlagen. Er ist auch verpflichtet, im Gutachten als Empfehlung an die Pflegekasse Aussagen zur therapeutischen und pflegerischen Versorgung, zu Rehabilitation und Prognose zu machen. Da es sich bei den meisten Demenzformen um progrediente Verlaufsformen der Erkrankung handelt, wird dieser Tatsache auch bei der Begutachtung Rechnung getragen (Prognose und Termin des Wiederholungsgutachtens).

Die ergänzende Begutachtung im Rahmen des Pflegeleistungsergänzungsgesetzes

Am 1.1.2002 ist das Pflegeleistungsergänzungsgesetz in Kraft getreten. Nach § 45a SGB XI wird Pflegebedürftigen in häuslicher Pflege, die mindestens in Pflegestufe I eingestuft sind, dann eine leistungsrechtliche Privilegierung zuteil (z. B. werden für die Pflegepersonen zusätzliche Möglichkeiten zur Entlastung geschaffen und für die Pflegebedürftigen aktivierende und qualitätsgesicherte Betreuungsangebote zur Verfügung gestellt), wenn bei ihnen ein erheblicher Bedarf an allgemeiner Beaufsichtigung und Betreuung gegeben ist. Es handelt sich dabei um Menschen mit demenzbedingten Fähigkeitsstörungen, mit geistigen Behinderungen oder psychischen Erkrankungen, die häufig einen Hilfe- und Betreuungsbedarf haben, der über den Hilfebedarf bei den regelmäßig wiederkehrenden Verrichtungen im Ablauf des täglichen Lebens nach § 14 Abs. 4 SGB XI hinausgeht.

Anspruchsberechtigt sind Pflegebedürftige der Pflegestufen 1, 2 und 3 mit einem auf Dauer bestehenden erheblichen Bedarf an allgemeiner Beaufsichtigung und Betreuung. Dies betrifft Menschen mit demenzbedingten Fähigkeitsstörungen, mit geistigen Behinderungen oder psychischen Erkrankungen. Analog zur Definition der Feststellung der Pflegebedürftigkeit im SGB XI wird auch für die Bestimmung des erheblichen Bedarfs an allgemeiner Beaufsichtigung und Betreuung nicht auf bestimmte Diagnosen abgestellt, sondern auf den tatsächlichen Hilfebedarf, der durch bestimmte Fähigkeitsstörungen ausgelöst wird, die zu Einschränkungen in der Alltagskompetenz führen. Der zeitliche Umfang dieses Bedarfs ist dabei unerheblich. Grundlage für die Feststellung eines erheblichen Bedarfs an allgemeiner Beaufsichtigung und Betreuung wegen erheblicher Einschränkung in der Alltagskompetenz sind allein die in § 45a Abs. 2 SGB XI genannten Kriterien.

Das Begutachtungsverfahren zur Feststellung dieses Personenkreises umfasst zwei Teile:

1. Screening (Filter)
2. Assessment (Feststellung)

Es baut auf der Begutachtung nach §§ 14 und 15 SGB XI auf.

Das Screening

Das Screening hat für den Gutachter eine Filterfunktion, indem er die Angaben „Nervensystem/Psyche" (Ziffer 3.4 des Gutachtenformulars) auswertet, um festzustellen, ob ein Assessmentverfahren durchzuführen ist (Gutachtenformular, Tab. **1**). Ein Assessment ist nur dann durchzuführen, wenn das Screening positiv ist. Das ist der Fall, wenn

- mindestens eine Auffälligkeit abgebildet ist, die ursächlich auf demenzbedingte Fähigkeitsstörungen, geistige Behinderung oder psychische Erkrankungen zurückzuführen ist und
- hieraus ein regelmäßiger und dauerhafter (voraussichtlich mindestens sechs Monate) Beaufsichtigungs- und Betreuungsbedarf resultiert.

Regelmäßig bedeutet, dass grundsätzlich ein täglicher Beaufsichtigungs- und Betreuungsbedarf besteht.

Werden im Screening Punkte als auffällig dokumentiert, die keinen Beaufsichtigungs- und Betreuungsbedarf erfordern und daher kein Assessment auslösen, muss dies vom Gutachter begründet werden.

Das Assessment

Bei positivem Screening und wenn nicht von vornherein ausgeschlossen ist, dass Pflegebedürftigkeit im Sinne des SGB XI vorliegt, bewertet der Gutachter mit dem Assessment, ob die Einschränkung der Alltagskompetenz auf Dauer erheblich ist. Dazu werden krankheits- oder behinderungsbedingte kognitive Störungen (Wahrnehmen und Denken) sowie Störungen des Affekts und des Verhaltens erfasst (Tab. **2**).

Ein Assessment-Merkmal dokumentiert der Gutachter dann mit „ja", wenn aufgrund der im Einzelnen aufgeführten Störung

a) ein Beaufsichtigungs- und Betreuungsbedarf,
b) auf Dauer (voraussichtlich mindestens sechs Monate) und
c) regelmäßig besteht.

Der tägliche Beaufsichtigungs- und Betreuungsbedarf kann sich unterschiedlich darstellen. So kann bei bestimmten Krankheitsbildern in Abhängigkeit von der Tagesform zeitweilig eine Beaufsichtigung ausreichen oder aber auch eine intensive Betreuung erforderlich sein.

Der Gutachter muss die einzelnen Punkte beobachten oder fremdanamnestisch, in der Regel von der Pflegeperson, erfragen und gutachterlich bewerten, um sie eindeutig entweder mit „ja" oder „nein" zu beantworten.

Das Assessment erfasst die 13 gesetzlich in § 45 a Abs. 2 SGB XI festgeschriebenen Merkmale. Da eine abschließende und vollständige Aufzählung aller Situationen, in denen sich psychopathologische Störungen manifestieren, nicht möglich ist, sind die Beispiele auch nicht abschließend.

Die Darstellung der Prüfkriterien des Gutachtens verdeutlicht die Neuerungen in der Begutachtung des Pflegeleistungsergänzungsgesetz.

Tab. 1 Gutachterformular zur Feststellung, ob ein Assessmentverfahren durchzuführen ist

____
Name des Versicherten

Verfahren zur Feststellung von Personen mit erheblich eingeschränkter Alltagskompetenz

Screening (aus Punkt 3.4 des Gutachtenformulars)

	auffällig	unauffällig
• Orientierung	☐	☐
• Antrieb/Beschäftigung	☐	☐
• Stimmung	☐	☐
• Gedächtnis	☐	☐
• Tag-Nacht-Rhythmus	☐	☐
• Wahrnehmung und Denken	☐	☐
• Kommunikation/Sprache	☐	☐
• Situatives Anpassen	☐	☐
• Soziale Bereiche des Lebens wahrnehmen	☐	☐

Resultiert aus mindestens einer der in der o. g. Tabelle festgestellten Auffälligkeiten regelmäßig und auf Dauer ein Beaufsichtigungs- und Betreuungsbedarf?

☐ Ja

☐ Nein

Wenn „nein“ Begründung:

____

____

____

Tab. 2 Assessment-Formular

____

Name des Versicherten

Verfahren zur Feststellung von Personen mit erheblich eingeschränkter Alltagskompetenz

Assessment

Für die Bewertung, ob die Einschränkung der Alltagskompetenz auf Dauer erheblich ist, sind folgende Schädigungen und Fähigkeitsstörungen maßgebend:

		Ja	Nein
1.	**Unkontrolliertes Verlassen des Wohnbereichs (Weglauftendenz)** Der Pflegebedürftige verlässt seinen beaufsichtigten und geschützten Bereich ungezielt und ohne Absprache und gefährdet so seine oder die Sicherheit anderer.	☐	☐
2.	**Verkennen oder Verursachen gefährdender Situationen** Der Pflegebedürftige gefährdet z. B. durch Eingriffe in den Straßenverkehr wie unkontrolliertes Laufen auf der Straße, Anhalten von Autos oder Radfahrern sich selbst oder andere oder er verlässt die Wohnung in unangemessener Kleidung und gefährdet sich dadurch selbst (Unterkühlung).	☐	☐
3.	**Unsachgemäßer Umgang mit gefährlichen Gegenständen oder potenziell gefährdenden Substanzen** Der Pflegebedürftige trocknet z. B. Wäsche im Backofen, stellt Herdplatten unkontrolliert an ohne diese benutzen zu können, benutzt Heißwasserboiler ohne Wasser, dreht Gasanschlüsse unkontrolliert auf, putzt mit kochendem Wasser Zähne, geht unangemessen um mit offenem Feuer in der Wohnung, geht unangemessen mit Medikamenten um (nimmt z. B. Zäpfchen oral ein) oder isst verdorbene Lebensmittel.	☐	☐
4.	**Tätlich oder verbal aggressives Verhalten in Verkennung der Situation** Der Pflegebedürftige schlägt, tritt, beißt, kratzt, kneift, bespuckt, stößt z. B. andere, bewirft sie mit Gegenständen, zerstört eigenes oder fremdes Eigentum, dringt in fremde Räume ein, verletzt sich selbst oder beschimpft oder beschuldigt andere ohne Grund.	☐	☐
5.	**Im situativen Kontext inadäquates Verhalten** Der Pflegebedürftige uriniert oder kotet z. B. in die Wohnräume (ohne kausalen Zusammenhang mit Harn- oder Stuhlinkontinenz), er hat einen starken Betätigungs- und Bewegungsdrang (z. B. Zerpflücken von Inkontinenzeinlagen, ständiges An- und Ausziehen, Nesteln, Zupfen, waschende Bewegungen), verschmiert Essen, isst Kot oder verschmiert diesen, er belästigt andere Personen sexuell, z. B. durch exhibitionistische Tendenzen; er versteckt/verlegt oder sammelt Gegenstände auch aus fremdem Eigentum (z. B. benutzte Unterwäsche, Essensreste, Geld), schreit oder ruft permanent ohne ersichtlichen Grund.	☐	☐

Tab. 2 Assessment-Formular (Fortsetzung)

		Ja	Nein
6.	**Unfähigkeit, die eigenen körperlichen und seelischen Gefühle oder Bedürfnisse wahrzunehmen** Der Pflegebedürftige isst oder trinkt z. B. aufgrund mangelndem Hunger- und Durstgefühl nicht ausreichend oder übermäßig, nimmt aufgrund mangelndem Schmerzempfinden Verletzungen nicht wahr, sucht die Toilette nur dann auf, wenn er ausdrücklich dazu aufgefordert wird oder kann Schmerzen nicht äußern oder nicht lokalisieren.	☐	☐
7.	**Unfähigkeit zu einer erforderlichen Kooperation bei therapeutischen oder schützenden Maßnahmen als Folge einer therapieresistenten Depression oder Angststörung** Der Pflegebedürftige verbringt z. B. den ganzen Tag apathisch im Bett, er verlässt den Platz, an den er z. B. morgens durch die Pflegeperson hingesetzt wird, nicht aus eigenem Antrieb wieder, lässt sich nicht aktivieren, verweigert die Nahrung. Die Therapieresistenz einer Depression oder Angststörung muss nervenärztlich/psychiatrisch gesichert sein.	☐	☐
8.	**Störungen der höheren Hirnfunktionen (Beeinträchtigungen des Gedächtnisses, herabgesetztes Urteilsvermögen), die zu Problemen bei der Bewältigung von sozialen Alltagsleistungen geführt haben** Der Pflegebedürftige erkennt z. B. vertraute Personen (Kinder, Ehemann/-frau, Pflegeperson) nicht wieder, kann mit (Wechsel-)Geld nicht mehr umgehen, kann sich nicht mehr artikulieren und ist dadurch in seinen Alltagsleistungen eingeschränkt, findet sein Zimmer in der Wohnung oder den Weg zurück zu seiner Wohnung nicht mehr oder kann Termine und Verabredungen nicht mehr einhalten, da er nicht mehr in der Lage ist, sich an kurzfristig zurückliegende Ereignisse/Absprachen zu erinnern.	☐	☐
9.	**Störung des Tag-Nacht-Rhythmus** Der Pflegebedürftige ist z. B. nachts stark unruhig und verwirrt, verbunden mit Zunahme inadäquater Verhaltensweisen, weckt nachts Angehörige und verlangt Hilfeleistungen (z. B. Frühstück) (Umkehr bzw. Aufhebung des Tag-Nacht-Rhythmus).	☐	☐
10.	**Unfähigkeit, eigenständig den Tagesablauf zu planen und zu strukturieren** Der Pflegebedürftige kann z. B. eine regelmäßige und seiner Biografie angemessene Körperpflege, Ernährung oder Mobilität nicht mehr planen und durchführen oder kann aufgrund zeitlicher und örtlicher Desorientierung keine Aktivitäten mehr planen und durchführen.	☐	☐

Tab. **2** Assessment-Formular (Fortsetzung)

		Ja	Nein
11.	**Verkennen von Alltagssituationen und inadäquates Reagieren in Alltagssituationen** Der Pflegebedürftige hat z. B. Angst vor seinem eigenen Spiegelbild, fühlt sich von Personen aus dem Fernsehen verfolgt oder bestohlen, hält Personenfotos für fremde Personen in seiner Wohnung, verweigert aufgrund von Vergiftungswahn Essen oder riecht/schmeckt Gift im Essen; glaubt, dass fremde Personen auf der Straße ein Komplott gegen ihn schmieden; schimpft oder redet mit Nichtanwesenden oder nimmt optische oder akustische Halluzinationen wahr. Das Verkennen von Alltagssituationen und inadäquates Reagieren in Alltagssituationen muss die Folge von mangelndem Krankheitsgefühl, fehlender Krankheitseinsicht, therapieresistentem Wahnerleben und therapieresistenten Halluzinationen sein, welche nervenärztlich/psychiatrisch gesichert sind	☐	☐
12.	**Ausgeprägtes labiles oder unkontrolliert emotionales Verhalten** Der Pflegebedürftige weint z. B. häufig situationsunangemessen, unmotiviert und plötzlich oder zeigt Distanzlosigkeit, Euphorie, Reizbarkeit oder unangemessenes Misstrauen in einem Ausmaß, das den Umgang mit ihm erheblich erschwert.	☐	☐
13.	**Zeitlich überwiegend Niedergeschlagenheit, Verzagtheit, Hilflosigkeit oder Hoffnungslosigkeit aufgrund einer therapieresistenten Depression** Der Pflegebedürftige „jammert" und klagt z. B. ständig, beklagt ständig die Sinnlosigkeit seines Lebens oder Tuns. Die Therapieresistenz einer Depression muss nervenärztlich/psychiatrisch gesichert sein.	☐	☐

„ja" in den Bereichen 1 bis 9 — **Anzahl** ≤

„ja" in den Bereichen 10 bis 13 — **Anzahl** ≤

Die Alltagskompetenz ist erheblich eingeschränkt, wenn in wenigstens 2 Bereichen, davon mindestens einmal aus einem der Bereiche 1 bis 9, dauerhafte und regelmäßige Schädigungen und Fähigkeitsstörungen festgestellt werden.

Ergebnis:	Ja	Nein
Die Alltagskompetenz des Antragstellers im Sinne § 45a SGB XI ist erheblich eingeschränkt Wenn „nein" Begründung: __________ __________ __________	☐	☐

Zusammenfassung

Bei der Begutachtung der Pflegebedürftigkeit wurde auch schon bisher der spezifische Hilfebedarf gerontopsychiatrisch beeinträchtigter Versicherter bei den gesetzlich definierten Verrichtungen gemäß § 14 Abs. 4 SGB XI durch den MDK berücksichtigt.

Das am 1. Januar 2002 in das Pflegeversicherungsgesetz aufgenommene Screening- und Assessmentverfahren zur Bestimmung von Personen mit eingeschränkter Alltagskompetenz ermöglicht es, den leistungsberechtigten Personenkreis für zusätzliche Betreuungsleistungen zu identifizieren. Nach ersten Rückmeldungen aus den MDK liegt die Anzahl der Antragssteller jedoch unter den Erwartungen. Erklären lässt sich dies dadurch, dass einerseits das Leistungsangebot für zusätzliche Betreuungsleistungen in den Regionen noch nicht vorhanden ist und andererseits, dass die Versicherten über die neue – wenn auch eingeschränkte Leistung – noch nicht ausreichend informiert sind. Den Betroffenen ist die Antragstellung zu empfehlen.

Literatur

[1] BSG-Urteil B 3P 12/97

[2] BSG-Urteile B 3P 11/97 und B 3P 2/98/R

[3] Höft B. Soziale Pflegeversicherung wird dem Hilfebedarf geronto-psychiatrisch Pflegebedürftiger nicht gerecht. In: Die BKK 2000; 4: 163 – 166

[4] Richtlinien der Spitzenverbände der Pflegekassen zur Begutachtung von Pflegebedürftigkeit nach dem XI. Buch des Sozialgesetzbuches (Begutachtungsrichtlinien – Bri) vom 21.3.1997 in der Fassung vom 22.8.2001

[5] Semsch-Poppe B, Tuschen P. Begutachtung der Pflegebedürftigkeit (nach SGB XI) bei Demenzerkrankungen. In: Steppe H, Ulmer E, Saller R, Tuschen P, Weinand B (Hrsg). Pflegebegutachtung – besser als ihr Ruf? Frankfurt am Main 1998

[6] Wagner A, Lürken L. Pflegebericht des Medizinischen Dienstes. Berichtszeitraum 1998. Zu beziehen bei MDS 45114 Essen

[7] Gutzmann H, Metzler P, Schmidt K-H. Werden psychische Erkrankungen in der Vorgabe von Pflegestufen nach dem Pflegeversicherungsgesetz hinreichend berücksichtigt? In: Zeitschrift für Gerontologie und Geriatrie 2000; 33: 488

7 Hilfen für Angehörige

Sabine Tschainer

Die Situation versorgender und pflegender Angehöriger von demenzerkrankten Menschen ist in den letzten Jahren auch in Deutschland zunehmend in das Blickfeld der fachlichen und sozialpolitischen Öffentlichkeit gerückt.

Tatsächlich werden etwa 80% der Pflegebedürftigen zu Hause versorgt (über 70% von nur einer Hauptpflegeperson). Diese sind zu 75% über 50 Jahre alt und 10% von ihnen über 75 Jahre [3]. Von den Hauptpflegepersonen sind 83% Frauen, die in den meisten Fällen mit dem Pflegebedürftigen in einem Haushalt leben. In der Regel sind dies Ehefrauen, Töchter oder Schwiegertöchter. Die Hauptpflegepersonen stehen den Pflegebedürftigen in den allermeisten Fällen (79%) rund um die Uhr zur Verfügung [8]. Die Familien tragen damit nach wie vor die Hauptlast der Versorgung demenzerkrankter Menschen in Deutschland.

In jüngster Zeit wird diese Wahrnehmung der anteilsmäßig überwiegend durch Angehörige geleisteten Versorgung der Demenzkranken durch das Pflege-Leistungs-Ergänzungsgesetz [2] gewürdigt.

Belastungen der Angehörigen von Demenzkranken

Eine Demenzerkrankung mit ihrer häufigsten Form, der Alzheimer-Krankheit, betrifft immer auch die Familien, insbesondere die betreuenden und später pflegenden Angehörigen. Viele erleben den langen, oft jahrelangen Abschied von einer geliebten Person als besonders schmerzhaft und Kräfte raubend. Spezifisch für die Situation der Angehörigen von Demenzkranken ist, dass es ihnen oftmals sehr schwer fällt, einerseits die Tatsache der (an sich somatisch „unsichtbaren") Erkrankung ihres Familienmitglieds zu akzeptieren als auch andererseits überhaupt Hilfen anzunehmen [9].

Untersuchungen belegen, dass Pflegepersonen von Demenzkranken sich insgesamt stärker belastet fühlen und die Pflegesituation negativer bewerten als Pflegepersonen von nicht Dementen [5].

Die alltäglichen Belastungen betreuender und pflegender Angehöriger von demenzkranken Partnerinnen und Partnern, Eltern, Freunden oder Verwandten sind zahlreich, vielfältig und komplex [1].

Prinzipiell muss zwischen „objektiven" und „subjektiven" Belastungen unterschieden werden. Unter objektiver Belastung ist eine solche Belastung zu verstehen, die sich direkt aus der Pflege und den zusätzlichen Aufgaben und Rollen ergibt, z. B. die gestörte Nachtruhe. Unter subjektiver Belastung ist dagegen das jeweilige Belastungsempfinden der Angehörigen zu verstehen, wie bedrückend wird z. B. die gestörte Nachtruhe erlebt.

Neben der Einteilung in „objektiv" und „subjektiv" lassen sich folgende Belastungs-Kategorien aufstellen: körperliche (z. B. ständige Müdigkeit), psychische (z. B. die veränderte Persönlichkeit des Erkrankten, der Verlust des vertrauten Partners, Schuldgefühle), soziale (z. B. Isolation und Vereinsamung), zeitliche Belastungen (z. B. das ständige Anwesend-Sein-Müssen) sowie strukturelle Belastungen (z. B. bauliche Voraussetzungen in der Wohnung) [7].

Fast immer treten viele Belastungen nebeneinander auf, die sich häufig gegenseitig bedingen bzw. kumulieren.

Die Folgen dieser Palette von Belastungen sind ebenfalls vielfältig. Körperliche Beschwerden und psychosomatische Erkrankungen sind ebenso zu nennen wie das erhöhte Risiko, psychisch zu erkranken. Besonders depressive Störungen treten häufig auf. Eine Untersuchung von 510 pflegenden Angehörigen von Alzheimer-Kranken ergab, dass sie eine Hochrisikogruppe für die Einnahme von Psychopharmaka sind, in der Hauptsache aufgrund von Schlafstörungen, Nervosität und Erschöpfung [6]. Auch körperliche Symptome und psychosomatische Erkrankungen wie Herzbeschwerden, Magenbeschwerden, Gliederschmerzen sind häufig die Folge dieser belastenden Pflegesituation [4]. Reaktionen auf die Überforderungen der pflegenden Angehörigen können im Burn-out-Syndrom sowie in physischer oder psychischer Gewalt gegenüber den Erkrankten münden.

Entlastungsangebote für Angehörige von Demenzkranken – Bestand und Bedarf

Wie können pflegende Angehörige bei dieser Vielzahl von Belastungen, bei der alltäglichen Überforderung Entlastung finden?

Um der individuellen Situation gerecht werden zu können und in der bestehenden Konfusion der jeweiligen Betroffenheit, Überforderung und Trauer professionell hilfreich den Angehörigen zur Seite stehen zu können, müssen die verschiedenen Belastungen erkannt und entsprechend ihrer jeweiligen Priorität adäquate, individuell angepasste Entlastungsmöglichkeiten gesucht werden.

Weit verbreitet sind inzwischen ambulante Dienste, Tagespflege und Kurzzeitpflegeeinrichtungen, wobei letztere eine besondere Rolle bezüglich der zeitlichen Entlastung spielen, ambulante Dienste hingegen insbesondere bei der körperlichen. (Die Frage der Qualifikation der Mitarbeiter/-innen in Pflege- und Leitungsebene für den Umgang mit Demenzkranken sowie die Eignung der jeweiligen teilstationären bzw. stationären Einrichtungen für Demenzkranke ist bedauerlicherweise noch nicht immer flächendeckend zufriedenstellend gelöst.)

Das Vorhandensein z. B. einer Tagespflege wird nicht immer dazu führen, dass pflegende Angehörige dieses Angebot auch in Anspruch nehmen. Beispielhaft für die Schwierigkeiten der Angehörigen, Hilfen von außen anzunehmen, ist die Aussage einer Ehefrau, dass sie ihren Mann nicht ohne Gewissensbisse in der Tagespflege abgeben könne. Nach Erfahrungen von in der Angehörigenarbeit tätigen Fachleuten benötigen – auch gerade die Angehörigen von Demenzkranken – viel Zeit und ein „Versuchsfeld", um die Betreuung ihrer Kranken in die Hände Dritter abgeben zu können. Für viele ist dies ein mühsamer und auch schmerzhafter Lernprozess, in dem u. a. die Erfahrung „Ich bin ersetzbar" ausgehalten werden muss. Daneben spielen aber auch soziale und individuelle Normen und Werte wie „Abschieben tut man nicht" oder „Wir haben es uns doch versprochen, immer füreinander da zu sein" eine wichtige Rolle und können nur langsam im eben erwähnten Prozess verändert werden. Ein Ziel dieses Prozesses wird auch sein, akzeptieren zu können, dass die Kranken loszulassen und die Fürsorge für sie einmal abzugeben, auch dazu dient, die eigenen Kräfte zu regenerieren.

Eine unabdingbare Brückenfunktion für viele der Pflegenden können dabei so genannte niederschwellige Angebote einnehmen. Darunter sind Möglichkeiten zu verstehen, die den Angehörigen stundenweise Entlastung, kurzfristige und flexible Abwesenheit von ihren Erkrankten ermöglichen. Zu diesem niederschwelligen Entlastungsbereich sind Betreuungsgruppen für die Demenzkranken sowie die Möglichkeit zur stundenweisen häuslichen Entlastung durch geschulte Laienhelfer/innen (sog. HelferInnenkreise) zu zählen.

Leider mangelt es – trotz vorhandener Einrichtungen und Ansätze – in Deutschland nach wie vor an solchen geeigneten Angeboten für die spezielle Gruppe der Demenzkranken und für ihre Angehörigen.

Bei Vorhandensein der so genannten niederschwelligen Angebote wurden sehr positive Erfahrungen gemacht; so haben Angehörige oft den HelferInnenkreis oder die Betreuungsgruppe als Einstiegshilfe für die Inanspruchnahme weitergehender institutioneller Hilfen genutzt. Diese niederschwelligen Angebote sollten dringend bundesweit ausgebaut werden. (Das eingangs erwähnte Pflege-Leistungs-Ergänzungsgesetz schafft diesbezüglich – bei aller berechtigten Kritik – erstmalig gesetzlich verankerte Bedingungen zur Schaffung adäquater Angebote.)

Zu ebenfalls dringend auszubauenden Angeboten für Angehörige von Demenzkranken sind Beratungsstellen mit dem Angebot von Einzel- und Familienberatungen, Hausbesuchen und Gesprächsgruppen zu zählen.

Die professionelle Begleitung der Angehörigen im erwähnten, häufig mühsamen und langwierigen Lernprozess, der eben von manchen auch nicht erfolgreich gegangen oder beendet werden kann, kann durch fachliches Wissen um die hier skizzierten wesentlichen Grundsätze erheblich erleichtert werden. Eine entsprechende Qualifizierung der Mitarbeiter/-innen ist somit unabdingbar.

Neben dem Ausbau der niederschwelligen Entlastungsangebote, der Beratungs- und Gruppenangebote sowie der weiteren Verbesserung der demenzbezogenen Qualifizierung aller Mitarbeiter/Innen ist als vierter Baustein die Einrichtung von koordinierenden Stellen von hoher Bedeutung.

Koordinatorenstellen sollen keine Konkurrenz zu den bestehenden Einrichtungen der Altenhilfe und der psychiatrischen Versorgung darstellen. Ihre Anbindung kann an vorhandene Institutionen, wie z. B. Beratungsstellen der Altenhilfe für Angehörige und/oder Senioren, Sozialpsychiatrische Dienste, Gedächtnissprechstunden oder Memory-Kliniken erfolgen. Dabei kommt der neutralen Ausrichtung ihrer Tätigkeit hohe Bedeutung zu. Unabdingbar wird sowohl in der konzeptionellen Ausrichtung als auch in der praktischen Umsetzung eine nachhaltige gegenseitige Kooperation mit den niedergelassenen Hausärzten sowie den kassenärztlichen Vereinigungen sein.

Ziele der Arbeit von gerontopsychiatrischen Koordinatoren und Koordinatorinnen sind einerseits die Verbesserung des Zusammenwirkens der einzelnen Versorgungsbausteine für die Betroffenen sowie andererseits Einzelfallarbeit im Sinne des konkreten Case Managements, damit die Angehörigen und Betroffenen von den vorhandenen Versorgungsbausteinen profitieren, indem sie die Angebote wahrnehmen können. In diesem Sinne kann „gerontopsychiatrische Koordination" auch als zielgerichtete und bedürfnisorientierte Zusammenführung von Leistungsanbietern und -nutzern verstanden werden, indem beide Teile durch Information und Koordination enger miteinander verbunden werden, um eine bedarfsgerechte, schnelle und effektive Hilfe zu gewährleisten. Ein Finanzierungsvorschlag beinhaltet beispielsweise das Rahmenkonzept „Weiterentwicklung der gerontopsychiatrischen Versorgung in Bayern" des Verbandes der Bayerischen Bezirke aus dem Jahre 1998 in Form einer Mischfinanzierung durch den Bezirk (Hauptanteil), Kommune/Landkreis sowie jeweiliger Träger. (Das Konzept wird in Bayern z. B. in Mittelfranken umgesetzt.)

Professionelle Arbeit für pflegende Angehörige – auch hinsichtlich der Schaffung adäquater Angebote – bedeutet somit immer, die Ressourcen der Angehörigen einzubeziehen. Sie sind lebenserfahrene Menschen mit individuell eingeübten Problemlösungsstrategien, die ihren bisherigen Lebensweg mit den implizierten Aufgaben und Krisen mit ihren eigenen Bewältigungsmechanismen gemeistert haben. Für die Arbeit mit Angehörigen von Demenzkranken, für Entlastungsanbieter, heißt dies, die Lösungen, Strategien und Wege der Angehörigen zu respektieren. Pflegende Angehörige sind Fachleute in eigener Sache.

Zusammenfassung

Die Hauptlast der Versorgung von Demenzkranken in Deutschland tragen nach wie vor die Familien. Angehörige von Demenzkranken sind vielfältig belastet. Sie erleben die Betreuungs- und Versorgungssituation zumeist als schwieriger als die Angehörigen von körperlich Pflegebedürftigen. Empirische Erfahrungen belegen, dass sie die Annahme von Hilfen und Entlastungsangeboten häufig nur in einem längeren Prozess erlernen können. Unabdingbar ist deshalb die Schaffung von adäquaten Versorgungsangeboten und eine entsprechende Qualifizierung der in diesem Bereich professionell Tätigen.

Literatur

[1] Adler C, Gunzelmann T, Machold C, Schumacher J, Wilz G. Belastungserleben pflegender Angehöriger von Demenzpatienten. Zeitschrift für Gerontologie 1996; 1: 143 – 149

[2] Deutscher Bundestag (14. Wahlperiode). Gesetzentwurf der Fraktionen der SPD und BÜNDNIS 90/DIE GRÜNEN: Entwurf eines Gesetzes zur Ergänzung der Leistungen bei häuslicher Pflege von Pflegebedürftigen mit erheblichem allgemeinen Betreuungsbedarf (Pflegeleistungs-Ergänzungsgesetz-PflEG). Berlin: Deutscher Bundestag (14. Wahlperiode), Drucksache 14/6949.24.09.2001

[3] Dirksen WIL, Matip EM, Schulz CH. Wege aus dem Labyrinth der Demenz: Projekte zur Beratung und Unterstützung von Familien mit Demenzkranken: Ein Praxishandbuch für Profis. [Bundesarbeitsgemeinschaft Alten- und Angehörigenberatung (BAGA) e.V. in Kooperation mit der Alexianer-Krankenhaus GmbH, Münster. (Hrsg.)] Münster: Alexianer-Krankenhaus GmbH; 1999: 21

[4] Gräßel E. Macht häusliche Pflege krank? Untersuchung zu belastungsverursachenden Faktoren und ihre Auswirkungen auf pflegende Angehörige. Häusliche Pflege 1994; 5: 299

[5] Gräßel E. Belastung und gesundheitliche Situation der Pflegenden: Querschnittuntersuchung zur häuslichen Pflege bei chronischem Hilfs- oder Pflegebedarf im Alter. [Deutsche Hochschulschriften 1134] Egelsbach, Frankfurt a.M., Washington: Hänsel-Hohemhausen; 1997; 46 – 47

[6] Haupt, M. Die Einbeziehung von Angehörigen in die Betreuung von Demenzkranken. Home Care 1995; 2: 10

[7] Pilgrim KO, Tschainer SA. „Angebunden rund um die Uhr": Probleme pflegender Angehöriger von Demenzkranken und ihre Entlastung durch die Angehörigenberatung e.V. Nürnberg. Nürnberg:

Eigenverlag Angehörigenberatung e.V.; 1999, 2. Aufl.; 5 – 12

[8] Tesch-Römer C. Mehrgenerationen-Familien zwischen Solidarität und Ambivalenz. Informationsdienst Altersfragen 2000; 5/6: 2

[9] Tschainer S. Ein Schritt in die richtige Richtung: Zur geplanten Weiterentwicklung der sozialen Pflegeversicherung. Forum für Gesundheitspolitik 2001; 7: 30

8 Forschung: Ätiologie und Therapie

Richard Dodel

Ätiologie und Therapie

Die exakten Mechanismen, die zur Alzheimer-Krankheit führen, sind trotz intensiver Forschung weiterhin unklar. Im Vordergrund der neuropathologischen Veränderungen der Alzheimer-Krankheit stehen: 1. der Verlust von Synapsen, 2. der Nervenzellverlust vornehmlich im Kortex, Hippocampus und der Amygdala, 3. die Ablagerung von extrazellulärem β-Amyloid (Plaques) und 4. das Auftreten von neurofibrillären Veränderungen.

Die beiden letzteren morphologischen Merkmale stehen im Mittelpunkt der Ursachenforschung und trennen die Forscher in zwei Lager, die Anhänger der „Tau-Hypothese" und der „Amyloid-Hypothese". Diese beiden Hypothesen sollen in Kürze dargestellt werden.

In den neurofibrillären Veränderungen („tangles") finden sich intrazelluläre „Ausfällungen", die in einer für die Alzheimer-Krankheit typischen Art und Weise im Gehirn verteilt sind. Ultrastrukturell bestehen die neurofibrillären Veränderungen aus paarig angeordneten helikalen Filamenten und geraden Filamenten. Beide Filamenttypen bestehen aus übermäßig phosphoryliertem oder abnorm phosphoryliertem Tau-Protein. Tau gehört zu der Gruppe der Microtubulus-assoziierten Proteine, deren primäre Funktion in der Stabilisierung der Mikrostruktur der Stützproteine in den Nervenzellausläufern („Mikrotubuli") liegt. Durch die unphysiologische Phosphorylierung löst sich das an die Mikrotubuli angelagerte Tau-Protein von den Mikrotubuli und es bilden sich die paarigen Filamente, die in den neurofibrillären Veränderungen als „Ausfällungen" nachgewiesen werden können. Als Folge gehen die Nervenzellen zugrunde. Wie in verschiedenen Untersuchungen nachgewiesen werden konnte, besteht ein enger Zusammenhang zwischen dem Auftreten und der Lokalisation der neurofibrillären Veränderungen und der Ausprägung der Alzheimer-Krankheit.

Kürzlich konnte nachgewiesen werden, dass einige seltene Demenzformen durch Mutationen im Tau-Gen bedingt sind, wie z. B. die FTDP-17 (*f*ronto-*t*emporale *D*emenz und *P*arkinsonismus assoziiert mit Chromosom *17*). Alle bisher bekannten Gendefekte liegen in der Domäne des Proteins, die an die Microtubuli bindet, was die Vermutung bestärkt, dass hier der Schlüssel für die veränderte Funktion des Tau-Proteins liegt. Weitere Erkrankungen sind mit Veränderungen im Tau-Protein in Zusammenhang gebracht worden und werden nun als „Tauopathien" (z. B. progressive supranukleäre Blickparese) bezeichnet.

Nach der zweiten Hypothese steht ein kleines Peptid, das sog. β-Amyloid, das den Hauptbestandteil der Plaques darstellt, im Mittelpunkt des Interesses (Abb. **1**). Amyloid-Plaques sind sphärische, multizelluläre Verdichtungsherde, die häufig einen zentralen Amyloid-Kern aufweisen. Sie bestehen aus geschwollenen prä- und postsynaptischen Endigungen von untergegangenen Nervenfaserfortsätzen, abnormen Synapsen, Mikroglia, Astrozyten, Makrophagen, Proteinen. Die Hauptkomponente der Plaque ist ein Peptid, das aus 39 – 43 Aminosäuren besteht und β-Amyloid genannt wird. Es entsteht durch enzymatische Spaltung eines wesentlich größeren Proteins, dem Amyloid Precursor Protein (APP), das von einem Gen auf dem langen Arm von Chromosom 21 kodiert wird. Drei Enzyme, die als Sekretasen (α-, β-, γ- Sekretase) benannt wurden und zur Spaltung des APP führen, sind bisher nachgewiesen worden. Nach Spaltung durch die β- und γ-Sekretase entsteht β-Amyloid (Abb. **2**). Dieses β-Amyloid lagert sich zusammen und formt sich im Gehirn zu Plaques. Welche Mechanismen durch die β-Amyloid-Ablagerung angestoßen werden, die schließlich zum Nervenzelltod führen, ist noch unklar. Hier werden toxische, metabolische oder pro-apoptotische Mechanismen diskutiert.

Die „Amyloid-Kaskaden-Hypothese" wird durch eine Vielzahl von Befunden gestützt, dass z. B. Mutationen im APP-Gen zu familiären Formen der Alzheimer-Krankheit führen. Deshalb zielen derzeit die meisten therapeutischen Forschungsansätze auf eine Beeinflussung der Amyloid-Kaskade hin.

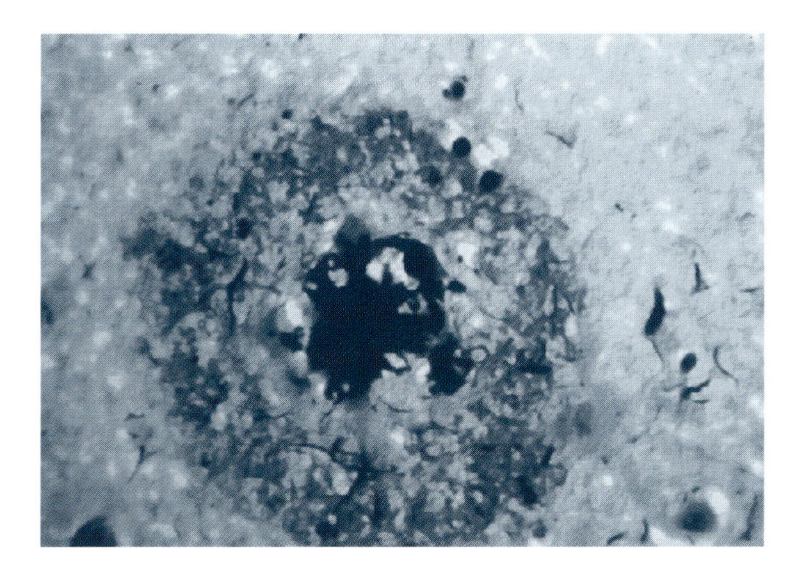

Abb. **1** Hochauflösende Fotografie einer Amyloid-Ablagerung eines Patienten mit Alzheimer-Krankheit, welche die klassischen neuropathologischen Veränderungen der Erkrankung zeigt.

Zum gegenwärtigen Zeitpunkt kann noch nicht entschieden werden, ob die beschriebenen Veränderungen im Tau-Protein oder die Ablagerung des β-Amyloids die primären Veränderungen darstellen, die schließlich die Alzheimer-Krankheit bedingen.

Experimentelle Therapieansätze

Eine Vielzahl von experimentellen Ansätzen werden in prä-klinischen und klinischen Studien untersucht (Tab. **1**). Die derzeit vielversprechendsten Ansätze zielen auf die Beeinflussung der Amyloid-Kaskade (z. B. Verhinderung der Aggregation des β-Amyloids, Verstoffwechslung des APP und des β-Amyloids, verminderte Toxizität von β-Amyloid).

Tab. **1** Experimentelle Therapieansätze in der Behandlung der Alzheimer-Krankheit

β-Amyloid	Sekretasen Immunisierung Cholesterin-modifizierende Substanzen Plaque Hemmung Verstoffwechslung
Tau-Protein	Phosphorylierung
Mitochondriale Dysfunktion	Inhibitoren der freien Radikale
Immunmodulation	Antiinflammatorische Substanzen Steroide
Apoptose	Hemmer der apoptotischen Kaskade
Defizite	Hormone trophische Faktoren Neurotransmitter

Sekretase-Inhibitoren

Ausgehend von den in Abb. **2** dargestellten Enzymen, die aus dem APP das β-Amyloid „herausschneiden“, ergeben sich zwei verschiedene Strategien, um die Bildung von β-Amyloid zu vermindern: 1. Inhibitoren der β- und γ-Sekretase und 2. Substanzen, die eine vermehrte Aktivität der α-Sekretase induzieren. Insbesondere die γ-Sekretase ist Ziel verschiedener Forschungsprogramme in der Pharmaindustrie. Kürzlich wurden von verschiedenen pharmazeutischen Unternehmen Substanzen vorgestellt, die zu einer ausgeprägten Hemmung der γ-Sekretase führen. Die Substanz DAPT führte zu einer 30–50%igen Reduktion des β-Amyloids in den untersuchten Hirnregionen in einem transgenen Mausmodell („PDAPP-Maus“), bei der aufgrund einer Genmutation im APP-Gen (APP^{V717F}) eine ausgeprägte Plaque-Ablagerung im Gehirn der Mäuse resultiert. Weitere Substanzen sind bereits in der klinischen Testung bei Patienten mit Alzheimer Krankheit.

Abschließend muss erwähnt werden, dass neue Ergebnisse gezeigt haben, dass Sekretasen auch mit einem wichtigen Signalübertragungs-Rezeptor („Notch“) interagieren können, das

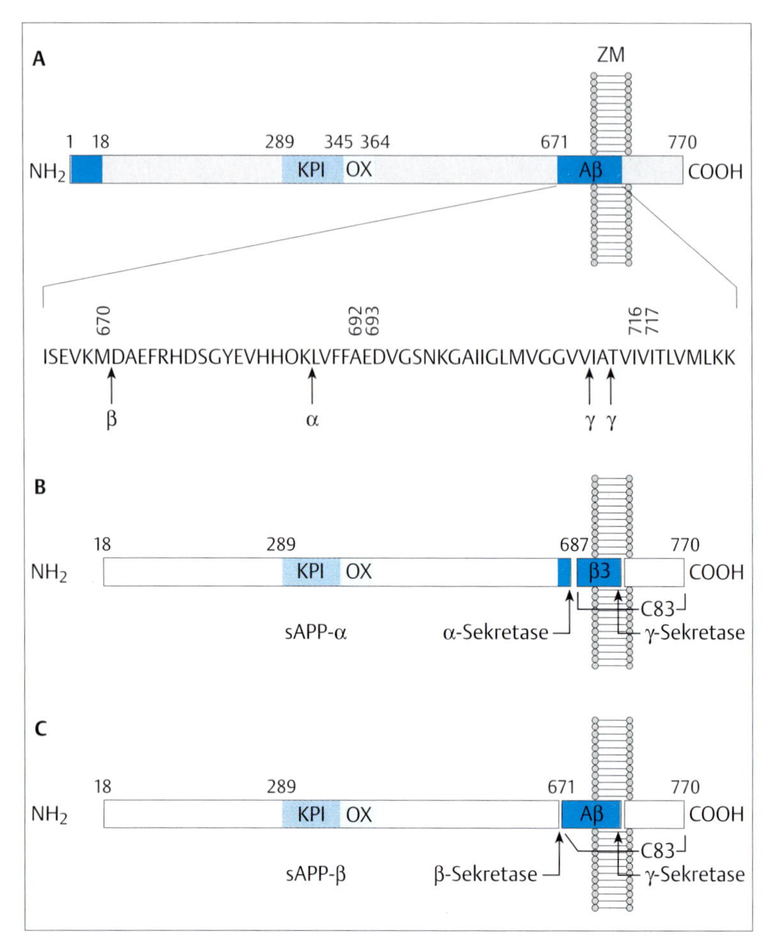

Abb. **2** Schaubild des Amyloid-Precursor-Protein (APP) und seiner wichtigsten metabolischen Abkömmlinge.

A. Dargestellt ist die längste der bekannten APP-Formen (APP770). Ein 17-Aminosäuren langes Signalpeptid ist am N-terminalen Ende (links im Bild) vorhanden. Die Aβ-Region ist blau angefärbt. Die Wild-typ-Sequenz des Aβ ist als Einzelbuchstaben-Code angegeben und blau unterlegt. Die Zahlen über der Sequenz geben die bisher bekannten APP-Mutationsstellen an, die zur Alzheimer-Krankheit oder zur Erkrankung der „hereditary cerebral hemorrhage" führen. Die Schnittstellen der verschiedenen Sekretasen (α-, β-, γ-Sekretasen) sind angeführt.

B. Im oberen Bild werden die Produkte nach enzymatischer Spaltung durch α-Sekretase gezeigt. Es entsteht lösliches APP-α und ein C83-Bruchstück, welches durch γ-Sekretase nochmals zu einem kleineren Protein (p3) gespalten werden kann. Aβ wird nicht gebildet.

Im unteren Bild werden die Produkte nach enzymatischer Spaltung durch β-Sekretase dargestellt. Es entsteht sAPP-β und ein C99-Fragment, welches durch γ-Sekretase zu Aβ gespalten werden kann.

ZM: Zellmembran; KPI: Kunitz ähnlicher Proteinase-Inhibitor; OX: OX-2 Antigen-Domäne dann wiederum bei zu starker Hemmung der Sekretase zu unerwünschten Effekten führen würde. Hier sind weitergehende Kenntnisse aus der Grundlagen- und klinischen Forschung dringend notwendig, um die Sicherheit dieser Medikamente zu gewährleisten.

Cholesterin-modifizierende Substanzen

Verschiedene Erkenntnisse weisen auf einen Zusammenhang zwischen Cholesterin und der Alzheimer-Krankheit hin. 1. Patienten mit einer Genveränderung (Polymorphismus) im Apolipoprotein E-Gen (APOE 4) tragen ein höheres Risiko, an AD zu erkranken, als Personen, die diesen Polymorphismus nicht besitzen. 2. In tierexperimentellen Versuchen konnte an einem transgenen Mausmodell der Amyloidablagerung gezeigt werden, dass das künstliche Fehlen des Apolipoprotein E zu einer deutlichen Abnahme der Amyloidablagerung bei diesen Tieren führt. 3. Cholesterin und der LDL-Rezeptor scheinen eine wichtige Rolle im Stoffwechsel des β-Amyloid zu spielen. 4. Die Behandlung mit Statinen (Cholesterin-senkende Medikamente; sog. HMG-CoA-Reduktase-Hemmer) führt nach Ergebnissen aus retrospektiven Untersuchungen zu einem verringerten Erkrankungsrisiko.

Derzeit wird die Wirkung der Statine in prospektiven klinischen Studien untersucht. Eine abschließende Beurteilung ist zum gegenwärtigen Zeitpunkt noch nicht möglich, da die zur Verfügung stehenden Studien nicht ausreichen.

Immunisierung gegen β-Amyloid

Kürzlich konnte im Tiermodell gezeigt werden, dass eine aktive Immunisierung mit β-Amyloid ($A\beta_{1-42}$) zu einer signifikanten Abnahme der Amyloid-Plaque-Bildung und Astrogliose bei jungen Mäusen führte und bei älteren Mäusen die Plaque-Menge verringerte. In weiteren Versuchen wurde der Amyloid-Antikörper-Komplex von Mikrogliazellen aufgenommen und verstoffwechselt. Auch die Gabe von Antikörpern gegen β-Amyloid (passive Immunisierung) führte zu einer deutlichen Abnahme der Amyloid-Bildung in den Gehirnen von transgenen Tieren. Neben der Abnahme der Plaque-Bildung konnte nach aktiver und passiver Immunisierung ebenfalls eine deutliche Besserung in verschiedenen Verhaltenstests bei den transgenen Tieren festgestellt werden. Dies war auch zutreffend, wenn Tiere erst nach Ausbildung der Amyloidplaques immunisiert wurden. Wie die Abnahme der Plaque-Ablagerung in Anwesenheit der zirkulierenden Antikörper stattfindet, wird derzeit noch rege erforscht. Zwei Hypothesen existieren hierzu:

1. Die Antikörper treten in das ZNS über und führen dort zu einer Bindung des β-Amyloids an die Antikörper und zum lokalen Abbau des Aβ-Antikörper-Komplexes.
2. Das β-Amyloid wird über einen Transportmechanismus vom ZNS in das Blut gebracht. Im Blut bindet es dann an die zirkulierenden Antikörper und wird dort verstoffwechselt. Kürzlich publizierte Studien lassen letzteren Mechanismus als wahrscheinlicher erscheinen.

Diese sehr ermutigenden tierexperimentellen Ergebnisse wurden rasch in eine klinische Studie übersetzt. Ende 2001 wurde mit einer aktiven Immunisierungsstudie bei AD-Patienten mit dem Stoff AN1792 ($A\beta_{1-42}$) begonnen, nachdem an einem Kontrollkollektiv mit jungen Patienten zuvor bereits eine Verträglichkeitsstudie durchgeführt worden war. Im Frühjahr 2002 sind in dieser Studie aber bei einer Reihe von Patienten schwere Nebenwirkungen (Enzephalitis) aufgetreten, so dass die Studie ausgesetzt werden musste. Derzeit sind keine Daten veröffentlicht worden, so dass offen bleibt, ob die Immunisierung zu einer Besserung bei den Patienten geführt hat.

Fazit

Trotz dieser ernüchternden Ergebnisse der aktiven Immunisierungsstudie mit AN1792, kann aufgrund der dargestellten Therapieansätze erwartet werden, dass in den nächsten 10 Jahren mit einer effektiveren Therapie gerechnet werden kann als die zurzeit zur Verfügung stehenden Therapien zur Behandlung der Gedächtniseinbußen bei der Alzheimer-Krankheit. Da sich die Alzheimer-Krankheit als eine Folge von komplexen pathologischen Ereignissen im Laufe von Jahren oder Jahrzehnten entwickelt, bleibt die Frage nach dem Beginn einer möglichen „neuroprotektiven" Therapie. Diese sollte bereits bei Personen zum Einsatz kommen, die sich im sehr frühen Stadium der Erkrankung befinden bzw. als Risikopersonen einzustufen sind. Leider stehen noch keine sicheren „Marker" für die Alzheimer-Krankheit zur Verfügung, die die sichere Identifikation zulassen würden. Die Zukunft der

Therapieforschung bei der Alzheimer-Krankheit, will sie erfolgreich sein, muss deshalb auf drei Pfeilern stehen: 1. die Testung der bereits bestehenden Therapieansätze in vorklinischen und klinischen Studien, 2. Entwicklung weiterer neuer Therapieansätze auf der Basis der Erforschung der biologischen Grundlagen der Krankheit, 3. die Erforschung von „Markern", die eine frühe Identifikation der Erkrankung ermöglichen.

Dies wird in Deutschland und weltweit zum gegenwärtigen Zeitpunkt mit intensivem Aufwand untersucht, so dass der zuvor beschriebene Zeitrahmen von etwa 10 Jahren, bis eine adäquate Therapie für die Alzheimer-Krankheit zur Verfügung steht, als sinnvoll erachtet werden kann.

9 Lehre, Weiter- und Fortbildung

9.1 Medizinische Aus-, Weiter- und Fortbildung

Martin Haupt

Einleitung

Die Alzheimer-Krankheit ist die mit Abstand häufigste Form einer Demenzerkrankung. Demenzprozesse mittleren und höheren Lebensalters haben heute eine ähnlich hohe Prävalenz wie andere Volkskrankheiten, etwa Diabetes, die koronare Herzkrankheit oder die Depression. Da Demenzprozesse sehr eng mit dem Alter verknüpft sind, werden sie in den kommenden Jahren und Jahrzehnten deutlich häufiger auftreten.

In der Medizin sind Demenzprozesse nicht einem Fachgebiet allein zuzuordnen. Während beispielsweise affektive Erkrankungen typischerweise zur Psychiatrie gehören, Herz-Kreislauf-Erkrankungen zur Inneren Medizin oder Schlaganfall und Parkinson zur Neurologie, betrifft das Wissen über die Diagnose und Therapie der Demenzen die drei genannten medizinischen Fachgebiete nahezu gleichermaßen und berührt im Hinblick auf ihre somatischen Folgeerscheinungen und Komplikationen zudem weitere Gebiete, wie die Chirurgie. In Bezug auf die im Krankheitsverlauf auftretenden psychosozialen Komplikationen gewinnen die Demenzprozesse wichtige Bedeutung für das Gesundheitssystem und betreffen eine Reihe von nicht-ärztlichen Berufszweigen, etwa die unterschiedlichen Organisationsformen der Pflege, die Sozialarbeit oder auch die Physio- und Ergotherapie. Daher kann Aus-, Weiter- und Fortbildung im Bereich der Medizin nur dann den Anforderungen kompetent gerecht werden, wenn sie sich sowohl auf die interdisziplinären Aspekte innerhalb der Medizin erstreckt als auch die komplementären, für das Feld der Demenzversorgung relevanten Berufsbereiche mit einbezieht.

Die Berücksichtigung der Demenz in der medizinischen Aus-, Fort- und Weiterbildung

Aus-, Weiter- und Fortbildung in der Medizin beziehen sich auf die wichtigsten formalisierten Bausteine zur berufsrelevanten Aneignung von Wissen und Kompetenz. Die Ausbildung betrifft hierbei die Vermittlung von berufsbezogenem Wissen und Fähigkeiten im Rahmen des Studiengangs der Humanmedizin an der Universität. Vorlesungen, Seminare und praktische Übungen sind die wichtigsten Bestandteile dieser Ausbildung. Sie ist primär nicht auf Spezialwissen angelegt, sondern auf die Vermittlung von Wissen über das gesamte Gebiet der Medizin. Der Baustein der Weiterbildung hingegen bezieht sich auf die Vermittlung von Spezialwissen innerhalb eines bestimmten Fachgebiets der Medizin, etwa der Inneren Medizin, der Neurologie oder der Psychiatrie. Die abgeschlossene Weiterbildung führt gleichzeitig nach erfolgreich bestandener Prüfung zur Fachgebietsanerkennung. Fortbildung meint indes die berufsbegleitende Aufrechterhaltung aktuellen Wissens für den ausgebildeten Arzt und Facharzt nach abgeschlossenem Examen durch die in der Regel noch immer nicht verpflichtende Teilnahme an ausgewählten Vortrags- und Kongressveranstaltungen oder Praxisseminaren im Verlauf der Berufsausübung.

Ausbildung

Bei genauerer Durchsicht vorhandener Lehrbücher für die Ausbildung von Medizinstudenten fällt für den Zeitraum der 80er und 90er Jahre auf, dass das neuropsychiatrische Gebiet der Demenzerkrankungen nur geringe Beachtung fand. Beispielsweise beschäftigt sich das 395-seitige Lehrbuch „Psychiatrie" von R. Tölle, 8. Auflage im Springer Verlag von 1988, nur auf 2 Seiten speziell mit der Alzheimer-Krankheit und mit der vaskulären Demenz auf 4 Seiten. Rund zehn Jahre später handelt K. Poeck in seinem 523-seitigen Lehrbuch der Neurologie das Gebiet der vaskulären und degenerativen Demenzen auf einem Umfang von 10 Seiten ab. Hierbei werden Alzheimer-Krankheit, vaskuläre Demenz und Pick-Atrophie ebenbürtig behandelt. Demgegenüber werden in dem 571-seitigen Lehrbuch der Psychiatrie für Studenten von H.-J. Möller, G. Laux und A. Deister in der Dualen

Reihe im Thieme Verlag die organisch bedingten psychischen Störungen in einem fast 60-seitigen Abschnitt erläutert, in dem den Demenzprozessen der größte Raum gegeben wird. Die Darstellung der Demenzen findet, wie hier beispielhaft genannt, in neueren medizinischen Lehrbüchern für Studenten der Humanmedizin eine zunehmend stärkere Berücksichtigung, auch wenn sich dies natürlich nicht allein an der Zahl der dem Thema gewidmeten Seiten eines Lehrbuches ablesen lässt. Allerdings kann hieraus nicht abgeleitet werden, ob und inwieweit das Thema der Demenzen auch in praktischen Seminaren oder Vorlesungen behandelt wird. Nach der Erfahrung hängt die Gestaltung einer Vorlesungs- oder Seminarreihe nicht zuletzt von den inhaltlichen Forschungsschwerpunkten des jeweiligen Lehrstuhls einer Universität ab. Es ist in der Regel der Eigeninitiative der Medizinstudenten überlassen, inwieweit sie sich in speziell angebotenen Lehrveranstaltungen mit der Demenzthematik auseinandersetzen.

Weiterbildung

Für den in der Weiterbildung zum Facharzt für Psychiatrie oder Neurologie tätigen Mediziner ist die Beschäftigung mit den Demenzerkrankungen ein notwendiger und in der Regel ausreichend berücksichtigter Baustein zur Erlangung der Fachgebietsanerkennung. Die Aneignung von Kenntnissen zur Diagnostik und Therapie, zur Ätiologie und Prognose von Demenzprozessen, insbesondere der Alzheimer-Krankheit, ist mittlerweile in den Weiterbildungsrichtlinien der Landesärztekammern festgehalten. Die kürzlich erschienenen oder noch im Druck befindlichen Facharztlehrbücher widmen sich in aktueller und ausführlicher Weise den Demenzerkrankungen und ermöglichen dem in Weiterbildung stehenden Arzt damit zumindest auf dem Weg der Lektüre einen angemessenen Einblick in das Gebiet der Demenz (z. B. für die Psychiatrie: H.-J. Möller, G. Laux, H.-P. Kapfhammer 2000 [3], W. Gaebel und F. Müller-Spahn 2002 [2]). Demgegenüber ist die Vermittlung von medizinischem Wissen über die Demenzen im Bereich des Arztes für Allgemeinmedizin und für Innere Medizin weniger klar festgelegt. Dies gilt ebenso für den so genannten praktischen Arzt. Gemessen an der herausragenden Rolle der Ärzte dieser Fachgebiete für die Primärversorgung von Patienten mit Demenzerkrankungen ist die gegenwärtige Weiterbildung nicht ausreichend, um in angemessener Weise Wissen und Kompetenz für Diagnose und Therapie zu vermitteln. Es verwundert daher auch nicht, dass im niedergelassenen Bereich nahezu 50 % der leichtgradigen Demenzen nicht zutreffend erkannt werden [1].

Fortbildung

Zur Verbesserung der Früherkennung und adäquaten Behandlung von Demenzerkrankungen, insbesondere der Alzheimer-Krankheit, können vor allem die von Ärztekammern, Standesgesellschaften und auch von der pharmazeutischen Industrie angebotenen Fortbildungsveranstaltungen beitragen. Die Möglichkeiten zur Optimierung des Wissens der primärversorgenden Ärzte und der Fachärzte durch derartige Fortbildungsveranstaltungen hängen aber von verschiedenen, sehr unterschiedlich zu beeinflussenden Faktoren ab. Hierzu gehören unter anderen die individuelle Situation des Arztes, etwa seine berufliche Belastung oder die Gründe für seinen Entschluss zur Teilnahme, ferner die erfolgreiche Bewerbung der Veranstaltung, etwa die Angemessenheit der Thematik oder die Erreichbarkeit des Veranstaltungsortes, oder auch die Häufigkeit von derartigen Veranstaltungen in der jeweiligen Region. Ein wichtiger Schritt für die Implementierung von aktuellem medizinischen Wissen in die praktische Tätigkeit des niedergelassenen Arztes ist in der Einführung des CME (Certification for Medical Education)-Ratings („Freiwilliger Fortbildungsnachweis") von Veranstaltungen durch die zuständige Landesärztekammer zu sehen. Hiermit erfolgt eine Qualitätsbewertung von medizinischen Fortbildungsveranstaltungen, die je nach Anspruch, Inhalt und Dauer mit einer bestimmten CME-Punktzahl versehen werden. Noch ist es allerdings nicht Pflicht für niedergelassene oder Klinikärzte, in einem definierten Zeitraum eine bestimmte CME-Punktzahl in ihrem jeweiligen Fachgebiet bei der zuständigen Ärztekammer vorzuweisen.

Selbst wenn es aber zu einer derartigen Verpflichtung zur Fortbildung kommen sollte, wäre es dem praktisch tätigen Arzt nach wie vor überlassen, sich die ihn am stärksten interessierenden Themen auszuwählen und andere Themengebiete unberücksichtigt zu lassen.

Nach eigenen Recherchen des Autors für den Zuständigkeitsbereich der Ärztekammer Nordrhein hat aber in den zurückliegenden Jahren die Behandlung des Themas Demenzen im Rahmen von Fortbildungsveranstaltungen deutlich zugenommen. Initiatoren dieser Veranstaltungen sind in der Regel Kreise niedergelassener Ärzte in Städten und Gemeinden oder größere Versorgungskrankenhäuser und Universitätskliniken. Dabei stehen die beiden häufigsten Demenzerkrankungen, und zwar die Alzheimer-Krankheit und die zerebrovaskuläre Krankheit, im Mittelpunkt der Betrachtung. Bedauerlicherweise waren auf Nachfrage bei der Ärztekammer Nordrhein keine Verzeichnisse verfügbar, die eine statistisch aufbereitete Übersicht über derartige Veranstaltungen in der Region enthielten (persönl. Mitteilung der Akademie der Ärztekammer Nordrhein).

Desiderate für die Zukunft

Die Demenzerkrankungen spielen im Gegensatz zu ihrer wachsenden Bedeutung für die medizinische Versorgung der Bevölkerung eine in der Aus-, Weiter- und Fortbildung der Medizin noch zu geringe Rolle. Vor allem wäre bereits in der Ausbildung von Studenten der Medizin eine häufigere Behandlung des Themas im Rahmen von Pflichtveranstaltungen wünschenswert als auch eine engere Kooperation der hierbei einzubeziehenden medizinischen Fachgebiete, vor allem der Psychiatrie, Neurologie und Inneren Medizin sowie der Allgemeinmedizin. Die Weiterbildung in bestimmten Fachgebieten der Medizin hat für die Psychiatrie und Neurologie, was die inhaltliche Behandlung der Demenzerkrankungen anbetrifft, an Bedeutung gewonnen. Eine Fortführung dieser Entwicklung ist erforderlich. Schwer abschätzbar ist hingegen die Beschäftigung mit dem Thema der Demenzen in der Weiterbildung des Allgemeinarztes, praktischen Arztes und des Internisten. Die Tatsache, dass in der Praxis des primärversorgenden Arztes eine beträchtliche Zahl von Demenzkranken unentdeckt und damit unbehandelt bleibt, weist auf einen erheblichen Nachholbedarf dieser medizinischen Fachgebietsgruppen in der Aneignung von Kenntnissen im Bereich der Demenzen hin. Zudem wäre im Bereich der medizinischen Fortbildung die Anrechnung von vergebenen CME-Punkten nur dann in vollem Umfang zu gestatten, wenn der sich fortbildende Arzt nachweisen kann, dass er vor allem kontinuierlich auf den Gebieten der großen Volkskrankheiten Wissen erwirbt und nicht allein bei Krankheiten nach persönlicher Wahl. Darüber hinaus würde man sich auf dem Gebiet der medizinischen Fortbildung eine stärkere Kooperation von ärztlichen und nicht ärztlichen Berufsgruppen wünschen, um zu gewährleisten, dass Ärzte immer kompetenter zur Erstellung und Implementierung eines Gesamtbehandlungsplanes für den Demenzkranken in der Lage sind. Dies würde bedeuten, dass die Verwirklichung eines stadien- und bedarfsgerechten Gesamtbehandlungsplans nur dann gelingen kann, wenn die ärztliche Behandlung mit den Maßnahmen im sozialpädagogischen und pflegerischen Bereich abgestimmt wird, wenn die Angebote der ambulanten, teilstationären und stationären Versorgungseinrichtungen berücksichtigt und zudem die Unterstützungsmöglichkeiten der Alzheimer Gesellschaften mit einbezogen würden.

Literatur

[1] Bickel H. Epidemiologie psychischer Erkrankungen im Alter. In: Förstl H (Hrsg). Lehrbuch der Gerontopsychiatrie. Stuttgart: Enke, 1997: 1 – 16

[2] Gaebel W, Müller-Spahn F. Diagnostik und Therapie psychischer Störungen. Stuttgart: Kohlhammer, 2002 (im Druck)

[3] Möller H-J, Laux G, Kapfhammer H-P. Psychiatrie und Psychotherapie. Berlin, Heidelberg, New York: Springer, 2000

9.2 Aus- und Fortbildung nicht-ärztlicher Berufsgruppen

Cornelia Reinwarth und Beate Niehoff

Die auf die Gesellschaft zukommenden Aufgaben der Gesundheitsversorgung der Bevölkerung, die von einem Anstieg der Lebenserwartung, der Zunahme der Hochbetagten, einem Anstieg der Multimorbidität der Erkrankten, die von der Entwicklung in Wissenschaft und Technologie und den veränderten Versorgungsstrategien geprägt sein werden, haben Auswirkungen auf die Bildung im gesamten Gesundheitsbereich.

Das wirtschaftlich angespannte Gesundheits- und Sozialsystem, die daraus resultierenden Folgen, wie Verlagerung von stationärer zu teilstationärer und ambulanter Versorgung und Leistungsbeschränkung, sowie die noch weit verbreitete Tabuisierung von Demenzerkrankungen, werden die Aus-, Fort- und Weiterbildung aller betroffenen Berufsgruppen prägen. Durch bewusste Einbeziehung Angehöriger in die Versorgung der Erkrankten werden Aufgaben wie die Beratung von Betroffenen und Angehörigen zu veränderten Berufsbildern führen.

Auch in der Fort- und Weiterbildung spielen Qualitätsstandards und individuelle Betreuungs- und Versorgungskonzepte eine wichtige Rolle. Entsprechende Veränderungen fordern von den Experten in den Gesundheitsberufen ein hohes Qualifikationsniveau.

In Zukunft werden die Demenzerkrankungen und deren Folgen eine Sonderstellung in der Gesundheitsversorgung einnehmen. In der Stellungnahme der Bundesregierung zum Bericht der Sachverständigenkommission „Alter und Gesundheit" (Dritter Bericht zur Lage der älteren Generation in der Bundesrepublik Deutschland) unterstützt die Bundesregierung die Experten hinsichtlich der Sensibilität für die Entwicklung von Demenzen. „Demenzen sind heute einer der wichtigsten Gründe für die Entstehung von Pflegebedürftigkeit. Präventionsmaßnahmen sind nur sehr begrenzt und wenig gezielt einsetzbar, eine ursächliche Behandlung oder Heilung ist vielfach nicht möglich. Gerade Letzteres trägt wesentlich zur Dimension des Versorgungsproblems bei. Die Sachverständigenkommission hat der Zunahme von Demenzerkrankten daher zu Recht besondere Aufmerksamkeit gewidmet. Sie fordert eine größere öffentliche Sensibilität für Demenzerkrankungen und ihre Erscheinungsformen in allen Aktivitäten der Altenhilfe" [10]. Auch im 4. Altenbericht macht die Bundesregierung deutlich, welches Gewicht sie der Demenzproblematik beimisst.

Die derzeitige Situation der Aus-, Fort- und Weiterbildung in der Pflege (Alten- und Krankenpflege), die im Wesentlichen die Demenzpatienten versorgt und betreut, wird exemplarisch für die nicht ärztlichen Berufsgruppen dargestellt.

Die Pflege in der Psychiatrie, Gerontopsychiatrie und Geriatrie fordert die Pflegenden in besonderem Maße. Neben der in diesen Bereichen auftretenden hohen physischen Belastung kommt eine zum Teil extreme psychische Forderung der Pflegenden hinzu.

In der geriatrischen Pflege berichten Pflegende, dass es „besonders mit solchen Patienten Schwierigkeiten gibt, die gefährdet sind, sich zu verirren, die Orientierung zu verlieren, die nicht auf die Station zurückkehren wollen oder die einfach vergessen, wohin sie gehen wollten … Von den Geriatrieschwestern und -pflegern werden als weitere schwer zu pflegende Gruppe jene Patienten genannt, mit denen keine Kommunikation mehr möglich ist. Ebenso werden Patienten mit psychiatrischen Störungen als belastend in der Pflege empfunden" [8].

So reagierte z. B. das Hamburger Sozial- und Bildungswerk auf aktuelle Mängel in der Versorgung von gerontopsychiatrisch Erkrankten mit der Einführung einer Weiterbildung zur staatlich anerkannten Pflegefachkraft in der Gerontopsychiatrie. „Den an der Versorgung beteiligten Einrichtungen mangelt es an Strategien und Konzepten, um die Betroffenen bedürfnis- und fachgerecht pflegen zu können. Außerdem werden bislang nur unzureichend Instrumente und Indikatoren – wie z. B. die des Dementia Care Mappings – zur Entwicklung und Evaluation der Betreuung psychiatrisch erkrankter älterer Menschen angewandt. Den Mitarbeitern der unterschiedlichen Systeme fehlen meist fachliche und zeitliche Ressourcen, um die Versorgungsqualität zu verbessern. Ebenfalls lässt sich feststellen, dass die meisten Pflegekräfte überwiegend somatisch orientiert ausgebildet worden sind und somit nur bedingt in der Lage sind, psychische Probleme zu erkennen oder entsprechende Maßnahmen einzuleiten" [7].

Diesen Defiziten in der Bewältigung des Berufsalltags muss sich die Aus- und kontinuierliche Fort- und Weiterbildung in den Gesundheitseinrichtungen stellen. Gezielte Bildungsmaßnahmen können die Pflegenden im Umgang mit dement Erkrankten und ihren Angehörigen unterstützen, Konfliktsituationen besser zu bewältigen und Missverständnisse zu beseitigen.

Ausbildungssituation in der Alten- und Krankenpflege in Deutschland

Es gibt derzeit keine homogene Alten- und Krankenpflegeausbildung. Die Unterschiede in der Ausbildung betreffen die Ausbildungssysteme, Trägerschaften der Ausbildungsstätten und landesspezifische Zuständigkeiten von Ministerien.

Die Ausbildung nimmt im deutschen Bildungswesen eine Sonderstellung ein. Die Berufsausbildung ist weder eine Ausbildung im Sinne des dualen Systems noch eine Berufsausbildung an einer Berufsfachschule nach Landesschulgesetzgebung. Die Ausbildung in der Krankenpflege wird durch das Berufsgesetz (Krankenpflegegesetz) und die dazugehörigen Ausbildungs- und Prüfungsverordnungen geregelt. Die Ausbildung in der Altenpflege (Altenpflegegesetz) soll durch das Berufsgesetz für die Altenpflege vom 17. November 2000 geregelt werden. Dieses Gesetz ist leider noch immer nicht in Kraft getreten.

Durch das Altenpflegegesetz, sowie die dazugehörige Ausbildungs- und Prüfungsverordnung wäre erstmals die Zulassung und Ausbildung zu den Altenpflegeberufen bundeseinheitlich geregelt. Die Ausbildung soll danach drei Jahre dauern und mindestens 2100 Stunden theoretischen und praktischen Unterricht und 2500 Stunden praktische Ausbildung umfassen. Das Gesetz regelt auch die Ausbildung in der Altenpflegehilfe. Diese soll mindestens 12 Monate erfordern (mit 600 Stunden theoretischem und praktischem Unterricht und 900 Stunden praktischer Ausbildung) [3].

Dieses Gesetz, das in Anlehnung an die Struktur des Krankenpflegegesetzes erarbeitet wurde – auch um eine spätere Zusammenführung der Pflegeausbildung innerhalb eines gesetzlichen Rahmens zu erleichtern – wäre die Voraussetzung für eine qualitätsprüfbare Ausbildung.

Das Gesetz über die Berufe in der Krankenpflege (Krankenpflegegesetz) vom 4. Juni 1985 sowie die entsprechende Ausbildungs- und Prüfungsverordnung regelt die Ausbildung in den Krankenpflegeberufen (Krankenschwester/Krankenpfleger, Kinderkrankenschwester/Kinderkrankenpfleger, Krankenpflegehelferin/Krankenpflegehelfer). Die Ausbildung in der Krankenpflege umfasst mindestens 1600 Stunden theoretischen und praktischen Unterricht und 3000 Stunden praktische Ausbildung.

Innerhalb der 1600 Stunden wird eine allgemeine fachbezogene Differenzierung mit entsprechender Stundenverteilung vorgegeben.

Es werden 360 Stunden allgemeine und spezielle Krankheitslehre einschließlich Vorsorge, Diagnostik, Therapie und Epidemiologie – für den Bereich Psychiatrie lediglich Hirnorganische Erkrankungen als Schwerpunkt und der Bereich Alterskrankheiten allgemein – vermittelt.

Die geforderten 3000 Stunden praktischer Ausbildung sehen 400 Stunden in der Psychiatrie, Kinderkrankenpflege und Kinderheilkunde sowie in der Gemeindekrankenpflege (Hauskrankenpflege) oder in entsprechenden Einrichtungen des Gesundheitswesens vor.

In diesen 400 Stunden könnten die Auszubildenden Erfahrungen in der Pflege von Demenzpatienten sammeln. Es liegt aber im Ermessen der Krankenpflegeschulen, wie sie entsprechend der Bedeutung der einzelnen Bereiche und der organisatorischen Möglichkeiten die Verteilung berücksichtigen.

Die einjährige Ausbildung in der Krankenpflegehilfe umfasst mindestens 500 Stunden theoretischen und praktischen Unterricht, sowie 1100 Stunden praktische Ausbildung [4].

Ausbildungsinhalte und -umfang, bezogen auf alte Menschen und Demenzerkrankungen, sind weder in der Kranken- noch in der jetzigen Altenpflegeausbildung ausreichend. Defizite der Krankenpflegeausbildung liegen in der sozialen Kompetenz sowie in der psychologischen Betreuung und Pflege; in der Altenpflegeausbildung gibt es Defizite im Fachwissen, z. B. in der Krankheitslehre.

Um den künftigen Anforderungen Rechnung

zu tragen, wird sich die heutige Ausbildung in den Pflegeberufen verändern müssen. Forderungen und Konzepte der Berufsverbände liegen seit vielen Jahren vor. Dies betrifft nicht nur die Verlagerung von Bildungsorten, sondern auch das Erarbeiten neuer inhaltlicher Konzepte, die sich neben den Veränderungen in Diagnostik und Therapie v. a. im Bereich der sozialen Kompetenzen den heutigen Anforderungen anpassen müssen. Hier kann nur durch eine Veränderung der heutigen Ausbildung in der Pflege gegengesteuert werden.

So ist eine Debatte über die Anhebung der Krankenpflegeausbildung auf Fachhochschulniveau in Gang gesetzt worden. Auslöser für diese Diskussion in Deutschland ist die Vorgabe der Europäischen Gemeinschaft zur Krankenpflegeausbildung. Der „Status der Pflegeausbildung ist nach europäischen Vorgaben hochwertiger als in Deutschland ... Sollte sich der Gesetzgeber nicht zu einer derartigen Gesetzgebung entschließen können, wird die deutsche Krankenpflegeausbildung, gemessen an europäischen, gemeinschaftsrechtlichen Qualifikationsstandards, im Vergleich lediglich eine zweitrangige, das heißt, eine auf unterem Niveau der gemeinschaftsrechtlichen Qualifikationsstufung qualifizierende Krankenpflegeausbildung bleiben" [1].

Die Öffnung des europäischen Arbeitsmarktes fordert aber flexible und nach einheitlichen Normen ausgebildete Pflegekräfte.

An den Fachhochschulen ist verständlicherweise das Interesse geweckt worden, entsprechende Studiengänge zu etablieren. „Die Versorgung der Pflegebedürftigen mit ausgebildeten Pflegekräften in den verschiedenen Ländern und Regionen Europas ist, wie auch das Stellenangebot auf dem Arbeitsmarkt, sehr unterschiedlich. Tatsache ist, dass keines der Mitgliedsländer der Ansicht ist, über ausreichende hoch qualifizierte Pflegekräfte zu verfügen, um die vorhandenen Stellen im Krankenhaus und in der Gemeindepflege zu besetzen. Die Allgemeine Richtlinie für die Krankenpflegeausbildung für Allgemeine Pflegekräfte gibt Informationen über den Umfang der Berufsausbildung und ihre praktischen Fähigkeiten. Allerdings müssen die Arbeitgeber sicher sein, dass die neue ausländische Pflegekraft die entsprechenden Kenntnisse mitbringt" [9].

Ein Zeichen für die Qualitätssteigerung in der Pflege ist die Akademisierung. Derzeit gibt es bundesweit ungefähr 50 Pflegemanagement-, Pflegepädagogik- und Pflegexpertenstudiengänge. Des Weiteren schreitet die Etablierung der Pflegewissenschaft fort. Erste Pflegeforschungsinstitute sind bereits entstanden. Dieser Entwicklung stehen andererseits Trends der Deprofessionalisierung entgegen. In ambulanten Pflegeeinrichtungen sind zahlreiche nicht oder gering qualifizierte Pflegekräfte tätig, in der stationären Altenhilfe werden zu einem hohen Anteil gering qualifizierte Pflegekräfte eingesetzt und das Nettoeinkommen der Pflegekräfte sinkt tendenziell. Für Nachwuchskräfte wird die Tätigkeit in der Pflege nicht attraktiv. Andere Berufe entdecken neue Einsatzmöglichkeiten in Einrichtungen der Gesundheitsversorgung. Somit werden den Pflegeberufen zahlreiche interessante Aufgaben entzogen [5].

Fort- und Weiterbildung in den nicht-ärztlichen Berufsgruppen

Betriebliche Fort- und Weiterbildung gehört zum Berufsleben. Die Veränderungen in Technologie und Gesellschaft fordern eine ständige Weiterentwicklung und „lebenslanges Lernen". Das Qualifikationsniveau aller Mitarbeiter entscheidet über die Innovationsfähigkeit der Einrichtung.

„Fortbildung dient – vereinfacht – dazu zusätzliche Kenntnisse zu erwerben bzw. Wissen zu aktualisieren, um ständig wechselnde Arbeitsanforderungen meistern zu können.

Mit dem Begriff Weiterbildung verbindet man im Krankenhaus Maßnahmen, die in eine höhere Qualifikation münden. Dies kann die Weiterbildung zur Stationsleitung sein, die Weiterbildung zur/zum Fachkrankenschwester/-pfleger ..." [6].

Die Länder erlassen für ihre Weiterbildungen Weiterbildungsgesetze mit entsprechenden Weiterbildungs- und Prüfungsordnungen, die die speziellen Fachweiterbildungen regeln. Die für diese Thematik infrage kommenden Weiterbildungen sind Rehabilitation/Langzeitpflege, Psychiatrie, sowie die Gerontopsychiatrie. Diese Weiterbildungen sollen die Mitarbeiter befähigen, Mitverantwortung bei der Versorgung von psychisch Kranken zu übernehmen. Dazu gehören auch die Planung und Leitung von Selbsthilfegruppen, die Unterstützung in Krisensituationen und die Verständigung im therapeutischen Team. Weiterhin gibt die Deutsche Krankenhaus Gesellschaft Empfehlungen für die Regulation von Weiterbildungen heraus.

In einem von der Robert Bosch Stiftung unterstützten Projekt wurden Fachweiterbildungen in der Psychiatrie und sozialpsychiatrische Zusatzqualifikationen untersucht und Konsequenzen für die weitere Bildungsarbeit gezogen.

Unter dem Gesichtspunkt der Verlagerung von psychiatrischen Pflegeleistungen aus dem stationären in ambulante und ambulant-komplementäre Einrichtungen untersuchte die Projektgruppe in zwei städtischen (Berlin und München) und zwei ländlichen Gebieten (Regierungsbezirke Detmold und Dresden), wie Praxis und Ausbildung der Pflegekräfte harmonieren, und deckte Defizite in der Weiterbildung auf.

Konsequenzen für die Qualifizierung sind eine kontinuierliche Fortbildung (lebenslanges Lernen), Überarbeitung der Bildungsinhalte (wie z. B. Case Management, Gesprächsführung), verstärkte Einbeziehung der gemeindepsychiatrischen Einrichtungen in den Lehrplan und als Praxisstellen, Berücksichtigung neuer Lehr- und Lernformen im Unterricht, Förderung von Eigeninitiative und Selbständigkeit der Teilnehmer und Erprobung neuer Kooperationsformen zwischen Weiterbildungsträgern und Praxiseinrichtungen, möglicherweise auch zu Fachhochschulen [2].

Durch die enorme Zunahme pflegetheoretischen Wissens in den letzten zehn Jahren hat sich ein großes Theorie-Praxis-Gefälle entwickelt. Gesetzliche Regelungen, z. B. das Pflegeversicherungsgesetz, legen hingegen fest, dass die praktische Pflege den jeweils aktuellen pflegewissenschaftlichen Erkenntnissen folgen muss. Fort- und Weiterbildungen dienen der Beseitigung solcher Defizite, die durch eine Erstausbildung nicht ausreichend erfasst wurden, und müssen sich dieser Herausforderung mit aktuellem Programm stellen. Erfolg haben Fort- und Weiterbildung jedoch nur dann, wenn sie von den Mitarbeitern auch angenommen und umgesetzt werden, damit sich patientenorientierte, bereichsübergreifende und auf Teamarbeit ausgerichtete Strukturen durchsetzen können.

Fazit

Die Versorgung von Demenzpatienten stellt eine gesellschaftliche Herausforderung dar. Die Veränderungen im Gesundheitssystem verschieben bereits jetzt die beruflichen Anforderungen an die Mitarbeiter. Diese Umgestaltungen haben und werden sich auf den Bildungsbereich weiter auswirken. Vor allem in den pflegerischen Berufen werden Kompetenzen erwartet, die durch die Ausbildung nicht immer erreicht werden. Neue berufliche Praxisfelder erschließen sich gerade in der Pflege alter Menschen und im Speziellen in der Betreuung von Demenzerkrankten. Hier gibt es bereits jetzt eine Verschiebung des Praxisfeldes vom stationären in den teilstationären und ambulanten Bereich.

Das neue Altenpflegegesetz wird zu einer qualitätsprüfbaren Ausbildung in Deutschland führen. Die Veränderungen in der Erstausbildung der Altenpflege und eventuell anstehende Neuerungen in der Krankenpflegeausbildung werden den neuen Anforderungen besser gerecht. Auch werden sie direkte Auswirkungen auf die Fort- und Weiterbildung haben. Es ist zu hoffen, dass die Neuregelungen nun schnell in Kraft treten.

Derzeit sind Aus-, Fort- und Weiterbildung innerhalb der nicht ärztlichen Berufsgruppen nicht genügend auf die zu erwartenden Folgen der demografischen Entwicklungen vorbereitet.

Die hierzu bereits bestehenden Studiengänge an Fachhochschulen und Universitäten setzen eine Akademisierung in der Pflege auch in Deutschland in Gang und werden damit den Herausforderungen besser gerecht.

Literatur

[1] Bisler, W. Pflegeausbildung in Deutschland: Unterwegs nach Europa? Heilberufe 2002; 4: 15

[2] Hoffmann K, Gassmann M, Marschall W. Pflegekräfte in Gemeindepsychiatrischen Einrichtungen. Pflege Aktuell 2001; 3: 140 – 143

[3] Klie T, Stascheit U (Hrsg). Gesetze für Pflegeberufe. Frankfurt am Main: Hochschulverlag, 2001: 43 – 58

[4] Klie T, Stascheit U (Hrsg). Gesetze für Pflegeberufe. Frankfurt am Main: Hochschulverlag, 2001: 347 – 365

[5] Moers M. Neue Aufgaben und Berufsprofile der Pflege. In: Kriesel P, Krüger H, Piechotta G (Hrsg). Pflege lehren – Pflege managen. Frankfurt am Main: Mabuse, 2001: 44 – 47

[6] Picado M, Unkelbach O. Innerbetriebliche Fortbildung in der Pflege. Bern: Hans Huber, 2001: 16

[7] Stiller-Harms C. Weiterbildung zur Pflegefachkraft in der Gerontopsychiatrie: Ein Curriculum im Zeichen der Begegnung von Mensch zu Mensch. Pflegezeitschrift 2002; 5: 369

[8] von Klitzing W, von Klitzing K. Psychische Belastungen in der Krankenpflege. Göttingen: Vandenhoeck und Ruprecht, 1995: 108 – 109

[9] Wendt L. M. Krankenpflegeausbildung in Europa. Stuttgart: Kohlhammer, 1995: 162

[10] Stellungnahme der Bundesregierung zum Bericht der Sachverständigenkommission „Alter und Gesellschaft" – Dritter Bericht zur Lage der älteren Generation in der Bundesrepublik Deutschland (Dritter Altenbericht). http://www. bmfsfj.de/downloads/Stellungnahe-Altenbericht. doc: 19

10 Anforderungen an eine adäquate Alzheimer-Versorgung in Deutschland

10.1 Voraussetzungen aus Sicht der Vertragsärzte

Manfred Richter-Reichhelm

In jeder Studie, jeder Broschüre, jedem Artikel über Demenz wird darauf hingewiesen, dass die Versorgung und Früherkennung demenzieller Erkankungen unbedingt verbessert werden muss.

Allzu schnell landet der Schwarze Peter bei den Hausärzten. Diese seien es doch, die ihre Patienten häufig jahrelang kennen und eigentlich in der Lage sein müssten, demenzielle Veränderungen festzustellen. Sicher ist es richtig, dass gerade in der hausärztlichen Versorgung mehr Aufmerksamkeit als bisher auf Demenzerkrankungen gelegt werden muss. Aber dazu bedarf es auch der Unterstützung durch die Patienten selbst, die im Frühstadium sehr wohl in der Lage sind, Symptome zu beschreiben und ihren Arzt darauf anzusprechen. Das unterbleibt offensichtlich in einigen Fällen, einerseits aus Unkenntnis, andererseits aus falsch verstandener Scham. Hier hilft vor allem eine verbesserte, flächendeckende Aufklärung über Demenz, deren frühe Symptome und eine klare gesellschaftliche Anerkennung als Krankheit, die behandlungsbedürftig ist. Auch die Angehörigen von gefährdeten Patienten sollten ggf. mit dem Hausarzt die Möglichkeit demenzieller Veränderungen besprechen; denn diese sind die ersten, die sie bemerken und häufig genug sehr darunter leiden.

Selbstverständlich bleibt es auch die Pflicht des Hausarztes, auf solche Veränderungen zu achten, sich regelmäßig mit diesen Fragen zu beschäftigen und über entsprechende Fortbildungen seine Kenntnisse auf den aktuellen Stand zu bringen. Angesichts der epidemiologischen Daten [1], die eine starke Zunahme der Demenz erwarten lassen, wird sich auch die Notwendigkeit ergeben, dass weitaus mehr Ärzte eine geriatrische oder gerontopsychiatrische Weiterbildung absolvieren, um diesen wachsenden Bedarf zu decken. Diese Fachrichtungen fehlen vor allem in der vertragsärztlichen Versorgung bisher fast völlig. Die Versorgung der ca. einer Million Demenzkranken in Deutschland wird überwiegend von Hausärzten gewährleistet. Sie stellen (inkl. der Hausarztinternisten) ca. 90 % aller versorgenden Ärzte, die restliche Versorgung wird von Neurologen und Psychiatern übernommen.

Der Weg zur Verbesserung der Versorgungslage aus der Sicht der KBV ist zunächst, Früherkennung durch bessere Aus- und Weiterbildung sowie bessere Aufklärung der Bevölkerung stärker zu implementieren. Damit alleine ist es natürlich nicht getan: Die Rahmenbedingungen, unter denen der niedergelassene Allgemeinmediziner, der Geriater oder Neurologe arbeitet, sind auch, vielleicht sogar gerade im Hinblick auf die Demenzbehandlung mehr als restriktiv.

Wir wissen, dass mit modernen Medikamenten eine substanzielle Verbesserung des Zustandes der Betroffenen erreicht werden kann; wir wissen, dass durch eine rechtzeitige und adäquate Behandlung die Lebensqualität steigt und eine stationäre Unterbringung in Pflegeheimen häufig um Jahre hinausgezögert werden kann. Der Arzneiverordnungsreport 2001 [2] stellt indes für das Jahr 2000 gegenüber 1999 erneut einen Rückgang um 18,4 % bei den Verordnungen bzw. 17 % bei den Umsätzen von Antidementiva fest. Die höchsten Rückgänge verzeichnen dabei allerdings Präparate mit teilweise nicht belegter Wirkung. Nur der Einsatz der in den Therapieempfehlung der Arzneimittelkommission der Deutschen Ärzteschaft [3] als „gut belegt" eingestuften Cholinesterasehemmer erhöhte sich um 18,3 %. Die Cholinesterasehemmer haben aber trotz dieses Anstiegs nur einen Anteil von 2,5 % an den Gesamtverordnungen bei Antidementiva. Über 50 % der Verordnungen für Demenzpatienten entfallen auf Psychopharmaka, Neuroleptika und Tranquilizer.

Dies legt den Schluss nahe, dass bis heute weniger die Bekämpfung der Krankheitsursache als vielmehr die Bekämpfung der oft sehr problematischen Symptome im Vordergrund der Behandlung stehen. Dies gilt vorrangig im stationären Bereich, wo diese Medikamente im Vergleich zur ambulanten Versorgung überproportional oft eingesetzt werden. Insgesamt lässt sich jedoch feststellen, dass angesichts der steigenden Inzidenz Demenzerkrankte medikamentös unterversorgt sind.

Die Unterversorgung, die auch im ambulanten Bereich durchaus nachzuweisen ist, ist aus Sicht der KBV eine direkte Folge der restriktiven Ausgabenpolitik, vor allem im Arzneimittelbereich. Der Hauptanteil der Verordnungen liegt dabei eindeutig bei den Hausärzten: Sie verordnen insgesamt ca. 80% aller Medikamente bei den Betroffenen, was angesichts der Altersstruktur dieser Patienten auch nahe liegt. Gerade diese Arztgruppe ist aber durch die Ausgabenbegrenzung extrem belastet. Wenn die Unterversorgung bei der medikamentösen Therapie abgebaut werden soll, müssen dafür mehr Mittel zur Verfügung gestellt werden. Diese können in der Folge durch die verzögerte Krankheitsprogredienz, den längeren Verbleib in der ambulanten Versorgung und die Verminderung der volkswirtschaftlichen Lasten insgesamt mehr als kompensiert werden.

Neben dem Problem der adäquaten medikamentösen Behandlung von Demenzerkrankungen stellt sich auch immer mehr das Problem der nicht medikamentösen: zerebrales Training, Bewegungstherapie und Psychotherapie gehören ebenfalls zum Spektrum der Behandlung.

Der Hausarzt als primärer Ansprechpartner bei Demenzerkrankungen hat zunächst die Diagnose zu stellen. Dazu bedarf es einer exakten Anamnese, auch der Fremdanamnese. Besondere Dokumentationsbogen, die auf die Besonderheiten der Demenz ausgerichtet sind, sollten in jeder hausärztlichen Praxis vorhanden sein. Leider ist es so, dass viele psychometrische Tests, die genaue Ergebnisse liefern, ausgesprochen aufwändig und teuer sind. Mit der Weiterentwicklung dieser Verfahren und einer besseren Ausbildung der Hausärzte könnte eine deutlich verbesserte ambulante Versorgung erreicht werden. Dabei sollte der Hausarzt auch eine genaue Einschätzung der Überweisungsnotwendigkeiten zum Neurologen vornehmen. Zahlen des Zentralinstituts für die kassenärztliche Versorgung (ZI) belegen für das Jahr 2001 [4], dass 2,1% der bei Nervenärzten versorgten Patienten unter Alzheimer leiden, 1,8% unter nicht näher bezeichneter Demenz und 1,6% unter vaskulärer Demenz. Auch hier ist mit einer steigenden Tendenz zu rechnen.

Ebenso wichtig wie die medizinische Behandlung des Patienten selbst ist in der ambulanten Versorgung die Beratung, Unterstützung und Motivation der Angehörigen. Wenn es gelingen soll, demenzerkrankte Patienten länger als bisher mit einer guten Behandlung und guter Pflege in der ambulanten Versorgung zu halten, fällt auch dem Hausarzt dabei eine Schlüsselrolle zu. Gerade bei der Beantragung von Leistungen der Pflegeversicherung, die ja bis heute die Demenzerkrankten weniger berücksichtigt, ist es von eminenter Wichtigkeit, Gutachten und Bescheinigungen aussagefähig zu begründen. Hausbesuche und – wenn nötig und möglich – die spätere Weiterbetreuung des Patienten im Pflegeheim sollten dabei nicht die Ausnahme sein. Auch hierfür müssen geeignete Rahmenbedingungen geschaffen werden, damit eine Heimaufnahme nicht einer Ruhigstellung gleichkommt.

Die Schritte, die für eine Verbesserung der Versorgungssituation nun energisch vorangetrieben werden müssen, sind für die KBV folgende:

1. Obwohl die Bedeutung dieser Erkrankungen für die Bevölkerung zunehmend erkannt wird, sind die politischen Prioritäten derzeit andere. Demenz steht als Krankheit für die politisch forcierten Disease-Management-Programme nicht auf der Tagesordnung. Das Thema Demenz muss daher auch in der Politik und der Öffentlichkeit mehr Aufmerksamkeit als bisher erfahren, um eine Verbesserung der wissenschaftlichen, systemischen und versorgungsbezogenen Rahmenbedingungen zu erreichen.
2. Die Erarbeitung, Konsentierung und Implementierung einer nationalen konsentierten Leitlinie für Alzheimer und andere Demenzerkrankungen auf der Grundlage schon existierender Vorgaben ist voranzutreiben.
3. Ärztliche Aus- und Weiterbildung muss stärker als bisher auf geriatrische Erkrankungen insgesamt und damit auch auf Demenz ausgerichtet werden.
4. Kosten-Nutzen-Analysen müssen erstellt werden, damit das kurzfristige Ausgabendenken nicht den Einsatz der zur Verfügung stehenden oder in Entwicklung befindlichen modernen Therapien erschwert oder gar verhindert.
5. Flankierend müssen die sozialen, pflegerischen und gesellschaftspolitischen Rahmenbedingungen stärker auf Demenz ausgerichtet werden.

Gerade im diffizilen Bereich der Demenzerkrankungen werden dem Arzt viel Können, Wissen und ein großes Einfühlungsvermögen abverlangt, wenn eine Behandlung erfolgreich sein soll und zum Ziel hat, den Patienten möglichst lange in seiner gewohnten Umgebung zu halten. Das hat mit der Würde des Menschen zu tun, mit ärztlichem Gewissen und ethischen Fragen. Ökonomie darf dabei die Medizin und ethische Fragen nicht überlagern, auch wenn sie immer und überall mindestens implizit, meist aber explizit eine Rolle spielt.

Literatur

[1] Förstl (Hrsg) et al. Alzheimer Demenz. Grundlagen, Klinik, Therapie. Heidelberg: Springer 1999

[2] Schwabe U, Paffrath D (Hrsg). Arzneiverordnungs-Report 2001. Heidelberg: Springer 2001: 151 – 162

[3] Arzneimittelkommission der Deutschen Ärzteschaft, www.akdae.de/Therapieempfehlungen/Demenz

[4] ZI-ADT-PANEL Brandenburg und Nordrhein, Patienten-/Praxenstichprobe, Zentralinstitut für die kassenärztliche Versorgung, Köln

10.2 Voraussetzungen aus Sicht der Gesetzlichen Krankenversicherung (GKV)

Wolfgang Ingenhag

Knapper werdende finanzielle Ressourcen bestimmen heute die gesundheitspolitische Diskussion und dabei insbesondere die Auseinandersetzung über die finanzielle Leistungsfähigkeit und solidarische Finanzierung der gesetzlichen Krankenversicherung. Der medizinische Fortschritt und die demographische Entwicklung mit einer kontinuierlichen relativen und absoluten Zunahme älterer Menschen werden diese Situation eher verschärfen.

Die Alzheimer-Krankheit kann jeden treffen. Ab dem 60. Lebensjahr steigt die Prävalenz rasch an. Von den in Deutschland gegenwärtig lebenden Demenzkranken (ca. 1 Mio) sind etwa zwei Drittel von der Alzheimer-Krankheit betroffen.

Die Zahl nimmt ständig weiter zu. In weniger als 30 Jahren soll sich die Zahl der Erkrankten bereits verdoppeln. Die Erkrankung führt nach mehrjährigem Verlauf zu einer Demenz mit schwerster Invalidität und u. U. zu einer Pflegebedürftigkeit rund um die Uhr. Sie ist nicht heilbar, aber auch per se nicht lebensbedrohend, Patienten können unter optimalen Pflegebedingungen viele Jahre überleben.

Eine kausale Therapie steht bislang nicht zur Verfügung, ebenso fehlen eindeutige Früherkennungsparameter.

Da eine kausale Therapie der Hauptursachen für Demenzkrankheiten noch nicht möglich ist, steht zwangsläufig die palliative Behandlung der Erkrankten mit Linderung der Symptome und einer Verzögerung der Progredienz im Zentrum der medizinisch-pflegerischen Prozeduren. Darüber hinaus ist eine möglichst lange Selbständigkeit der Erkrankten bei allen Verrichtungen des täglichen Lebens anzustreben, welche konsekutiv eine Entlastung der Betreuenden – Pflegeberufe und Angehörige – zur Folge hat.

Infolge der demographischen Entwicklung wird deutlich, dass die Demenzerkrankung zu einer der großen Herausforderungen für Krankenkassen, Ärzte, Pflegeeinrichtungen und andere Dienstleister wird.

Früherkennung und frühzeitige Behandlung

Die Aussichten einer Behandlung mit pragmatischen Maßnahmen wie Bewegungs- und Gedächtnistraining in Tagesstätten oder ähnlichen Einrichtungen und praktischen Alltagshilfen sind besser, wenn möglichst in frühen Erkrankungsstadien – auch wenn es bereits zu gravierenden Leistungseinbußen gekommen ist – therapiert wird.

Wird die Therapie erst relativ spät begonnen, können die restlichen funktionstüchtigen Nervenzellen der Patienten nicht mehr so gefordert und damit genutzt werden, wie es unter einer frühzeitigen Behandlung möglich gewesen wäre. Die Kenntnis der wichtigen Warnzeichen für die drohende Entwicklung einer Demenz ist daher eine entscheidende Forderung und sowohl für medizinische Berufe als auch Familienangehörige gleichermaßen von Bedeutung, weil nur eine frühe Diagnose und der frühzeitige Einsatz eines therapeutischen Konzepts dem Patienten noch eine Chance bieten, eigenverantwortlich mit seiner Erkrankung umzugehen. So selbstverständlich diese Forderung klingt, die Alzheimer-Demenz wird durchschnittlich erst im vierten Krankheitsjahr entdeckt.

Hinauszögern der Pflegebedürftigkeit als Behandlungsziel

Demenzerkrankungen sind die Hauptursache für Schwerpflegebedürftigkeit. Der Erhalt einer vorübergehenden Selbständigkeit verringert nicht nur die psychische Belastung der Pflegenden, sondern reduziert auch die Kosten der Gesamtbehandlung. Auf der Basis diverser Modellrechnungen ergeben sich bei adäquater Therapie Einsparvolumina in Milliardenhöhe, wenn die volkswirtschaftlichen Kosten der Versorgung von Demenzerkrankungen aus dem Vergleich von Patienten mit und ohne Therapie berechnet werden. Hochrechnungen für das Jahr 2010 veranschlagen Einspareffekte auf mehr als 3,1 Mrd. Euro.

Derzeit werden ca. 85 % der Demenzpatienten von ihren Angehörigen gepflegt. In etwa gleichem Prozentsatz sind es die Hausärzte, die für die medizinische Versorgung dieser Patienten zuständig sind. Chancen für eine Früherkennung sind deshalb als eher günstig zu bezeichnen, weil Patienten und Angehörige vielfach den gleichen Arzt konsultieren und diesem das Umfeld des Patienten dadurch gut bekannt ist.

Da die Mehrheit der Bevölkerung existenziell auf die sozialstaatlichen Sicherungen angewiesen ist und deshalb ihren Abbau ablehnt und weil Volumen und Struktur der Morbiditätsentwicklung sowie Effektivität der Medizin kaum präzisiert werden können, sind nicht nur unter der politischen Vorgabe einer wie auch immer zu erreichenden Beitragssatzstabilität die Gestaltungsräume für den „großen Wurf" in der GKV eher begrenzt. Dennoch muss es dabei bleiben, dass die soziale Krankenversicherung bezüglich Verlässlichkeit und Leistungsfähigkeit über alle Lebensabschnitte hohe Priorität hat [1].

Das Gesundheitswesen muss sich dem demografischen Wandel nicht nur im Sinne veränderter Anforderungen anpassen; die Leistungen, die es anbietet, haben ihrerseits direkte Auswirkungen auf die Lebenserwartung und zukünftige Altersstruktur der Bevölkerung (z. B. durch interventionelle Kardiologie, diverse Strategien in der Onkologie, Transplantationschirurgie etc.).

Ein Mehr an Leistungen bei der Gesundheitsversorgung kann allerdings nicht gleichbedeutend sein mit Beitragssatzerhöhungen.

Qualifikation der Leistungserbringer

Die deutsche Ärzteschaft hat bezüglich der ärztlichen Kompetenz die Defizite wohl erkannt. In ihrem gesundheitspolitischen Programm forderte sie bereits 1994 auf dem 97. Deutschen Ärztetag deshalb auch, dass angehende Ärzte in die Lage versetzt werden müssen, biologische, psychische, personale und soziale Begebenheiten von älteren Menschen regelmäßig in die Diagnostik und Therapie einzubeziehen.

Nicht nur Fachärzten muss in der Fort- und Weiterbildung geriatrische Kompetenz vermittelt werden. Vor allem Hausärzte benötigen diese, weil ihnen die Koordinierung in der Betreuung zufällt aufgrund ihrer Kenntnisse der Lebenssituation, der gesundheitlichen Vorgeschichte und der Risikofaktoren älterer Patienten. Die Grundlagen hierzu müssen im Studium vermittelt und insbesondere in der allgemeinmedizinischen Weiterbildung vertieft werden. Die Gesetzliche Krankenversicherung (GKV) unterstützt und fördert weiterhin mit erheblichen finanziellen Mitteln die Ausbildung zum Allgemeinmedizinier in stationären Einrichtungen und Praxen niedergelassener Ärzte. Nach allgemein zugänglichen Berechnungen sollen über 80 % der Patienten mit Hirnleistungsstörungen im Alter von 65 Jahren und darüber noch zu Hause leben. Hieraus ergeben sich das besondere Betreuungsprofil des behandelnden Hausarztes und seine Kenntnis der Schnittstellen zu Versorgungsbereichen außerhalb der hausärztlichen Versorgung.

Ähnliches gilt erst recht für die Ausbildung der Pflegeberufe und die Situation in den Alten- und Pflegeheimen, wo die Curricula einerseits und die Umsetzung andererseits kontinuierlich den steigenden Erkenntnissen und Anforderungen anzupassen sind.

In der Praxis wird jedoch beobachtet, dass immer mehr Pflegebedürftige verwahrlosen und in kurzen Abständen zur „Generalüberholung" und Wiedererlangung der „Heimreife" stationär eingewiesen werden. Die sich hieraus summierenden Kosten für Transporte zwischen Pflegeeinrichtungen und (überflüssiger) Krankenhausbehandlung könnten langfristig sogar die Festanstellung von ärztlichem Personal im Heimbereich erzwingen. Überhaupt kann bei nunmehr absolut sinkenden Versichertenzahlen eine weitere Zunahme der Arztzahlen nur dem pflegerischen Bereich zugute kommen.

Möglichkeiten einer Behandlung mit Arzneimitteln

Die gesetzlichen Krankenkassen sind mit verantwortlich dafür, dass die erbrachten Leistungen den medizinischen Fortschritt berücksichtigen (§ 2 SGB V).

Ein grundsätzliches Problem bei der Beurteilung von Arzneimitteln zur Behandlung der Alzheimer-Krankheit sind allerdings fehlende allgemein akzeptierte Kriterien zum Nachweis der therapeutischen Wirksamkeit.

In der Richtlinie der europäischen Gemeinschaft werden als Hauptziele der Behandlung der Alzheimer-Krankheit erstens eine symptomatische Besserung, zweitens eine Progressionsverzögerung der Symptome und drittens eine Primärprävention der Krankheit im präsymptomatischen Stadium genannt.

Keine Untersuchung hat bisher gezeigt, dass nicht pharmakologische Interventionen einen Einfluss auf den Verlauf der Symptomatik haben.

Inzwischen gibt es offensichtlich in der modernen Demenzforschung einige Ansätze, durch frühzeitige Behandlung die Progression der Demenz zu verlangsamen und damit den Pflegezeitpunkt oder den Übergang in eine schwere und damit teure Pflegestufe hinauszuschieben. In Deutschland konzentriert sich die Arzneitherapie bislang auf Medikamente, welche eher unspezifische Effekte auf die Durchblutung und den Hirnstoffwechsel haben. Im Arzneiverordnungs-Report 2001 werden für die moderneren Antidementiva (vom Typ Cholinesterase-Hemmer) zunehmend steigende – bei allerdings insgesamt niedrigerer Verschreibungsrate – Verordnungen verzeichnet [2].

Wenn der Medizin allerdings ein begrenztes Armentarium von mit Wirksamkeitsnachweis belegten Medikamenten zur Verfügung steht, dann ist dieser Aspekt bei Verhandlungen über Budgets und Richtgrößen zu beachten, um auch dem Verordner im Sinne des Leistungsanspruchs des Versicherten eine evidenzbasierte Verschreibung zuzusichern.

Aktion Brainstorming zur Aufklärung

Anders als in Aktionen wie bei der aktuellen Aktion zur Früherkennung des Dickdarmkrebses, bei der die Botschaft weitestgehend vorurteilsfrei akzeptiert wird, ist die Bereitschaft der Bevölkerung gering und die Angst verständlich, sich rechtzeitig mit dem Thema einer schleichenden Zerstörung des Gehirns auseinander zu setzen.

Flehende Appelle einer extrem belasteten Pflegeversicherung alleine wären wenig wirksam wie auch eine als Warnung getarnte Aufzählung bereits an Alzheimer erkrankten Zelebritäten. Eine intelligente und auf Langzeiteffekte ausgelegte Aufklärungskampagne zur Tabubrechung und -überwindung ist eine unabdingbare Voraussetzung und gesamtgesellschaftliche Aufgabe. Der Bundeszentrale für gesundheitliche Aufklärung (BzgA) fällt hier eine wichtige Funktion zu.

Darüber hinaus sind Möglichkeiten und Methoden des Disease-Managements auszuloten. Scham und Stigmatisierungsangst behindern die Einschreibebereitschaft von Versicherten. Die Vorteile liegen dennoch in der Durchführung komplexerer Versorgungsregime mit besser gesteuerten Therapieabläufen und Ergebniskontrollen.

Suche nach neuen Lebensformen älterer Menschen

Die Veränderung der Lebenssituation und -einstellung älterer Menschen, z. B. durch die Zunahme von Single-Haushalten, kinderlose Ehen etc., bedingt eine weitere Herausforderung an die Gesellschaft. Es ist zu erwarten, dass bei einem immer größer werdenden Teil der älteren Bevölkerung die Versorgungsstrukturen durch Angehörige wegen Fehlens dieser engen Vertrauten nicht mehr greifen und diese folglich für die Pflege nicht zur Verfügung stehen (Wegbrechen von Strukturen). Da Pflegeeinrichtungen in dieser Zahl kompensatorisch nicht aufgebaut werden können und gemeinnützige Träger (hunderttausende von Heimplätzen) dafür nicht auszumachen sind, müssen mehr und neue Formen des Zusammenlebens zwischen den Generationen und Möglichkeiten von betreuten Wohneinrichtungen erprobt werden zur Abwehr von Monotonie, Stabilisierung der Autonomie und Wiedererlangung einer Lebensperspektive. Die Besonderheiten von altersgerechten Wohnungen sind dazu eine Grundvoraussetzung. Durch diese (und auch arbeitsmarktpolitische) Maßnahmen wird z. B. in Schweden einer „Verheimung" der Gesellschaft wirksam begegnet.

Koordination und Zusammenführung von Kranken- und Pflegeversicherung

Koordination von Krankenversicherung und Pflegeversicherung bzw. Abgrenzungen und Abstimmungsschwierigkeiten zwischen der gesetzlichen Krankenversicherung und der gesetzlichen Pflegeversicherung sind ein Problem in der Versorgung älterer Menschen und erfordern ein Überdenken dieser nicht nur von Versicherten als künstlich empfundenen Trennung. Beide Bereiche der Versicherung sind so aufeinander abzustimmen, dass die Versorgungsqualität im Vordergrund steht und zur Realisierung von positiven Ergebnissen mit Einsparungen in der einen Versicherung Mehrausgaben in dem anderen Versicherungsschenkel nicht nur möglich sind, sondern auch zwingend erfolgen. Wenn medikamentöse Behandlungsstrategien einerseits und deren frühzeitiger Einsatz andererseits die Verschiebung des Vollbildes der Alzheimer-Erkrankung um einige Jahre hinauszögern können, dann muss nach dem Prinzip kommunizierender Röhren ein Gleichgewicht zwischen beiden Versicherungsformen herstellbar sein.

Ein Transfer von Ressourcen zwischen GPV und GKV muss verstärkt ermöglicht werden, wie es im Bereich der integrierten Versorgung schon im Ansatz möglich ist.

Ein Nebeneinander zweier Versicherungszweige aus einem „Haus" erschwert vordergründig das Management des Versorgungsablaufs pflegebedürftiger, multimorbider Menschen (Schnittstellenproblematik, Aufmachen von Verschiebebahnhöfen, Hilfsmittelverschwendung), ist aber so lange politisch unverzichtbar, wie die Pflege nicht zum Wettbewerbsfeld der Krankenkassen werden soll.

Allerdings werden die steigenden Leistungsansprüche von Menschen mit Behinderungen oder Pflegebedürftigkeit zwangsläufig Auswirkungen auf die weitere Gestaltung der Sozialgesetzbücher VI (Rente), IX (Rehabilitation) und XI (Pflegeversicherung) haben müssen.

Die für die Gesundheitspolitik zweifellos herausfordernde demographische Entwicklung verpflichtet die gesetzliche Krankenversicherung, der Vorstellung entgegen zu treten, Alter und Demenz seien schicksalhafte Endpunkte des Lebens eines Menschen ohne Chance auf Veränderungen.

Literatur

[1] Schönbach K-H, Burger St. Verlässlichkeit auf Dauer sichern – Reformperspektiven der GKV unter veränderten sozio-ökonomischen Bedingungen. Die BKK 2000; 333 – 340

[2] Schwabe U, Paffrath D (Hrsg). Arzneiverordnungs-Report 2001. Berlin, Heidelberg: Springer, 2001

10.3 Voraussetzungen aus Sicht des Verbandes Forschender Arzneimittelhersteller (VFA)

Ulrich Vorderwülbecke

Defizitäre Arzneimittelversorgung in der Alzheimer-Therapie

In der Gesundheitspolitik kristallisiert sich immer häufiger ein Dilemma heraus: Einerseits wird in der Öffentlichkeit der herausragende Stellenwert einer qualitativ hochwertigen Gesundheitsversorgung beschworen und die besondere Bedeutung des medizinischen Fortschritts betont. Andererseits wird zunehmend auf Versorgungsdefizite aufmerksam gemacht, die nicht zuletzt durch die Budgetierung der Arzneimittelausgaben in der gesetzlichen Krankenversicherung mit verursacht worden sind. So hat sich auch der Sachverständigenrat der Konzertierten Aktion im Gesundheitswesen dieser Thematik angenommen und ein Gutachten zur Über-, Unter- und Fehlversorgung vorgelegt.

Die suboptimale Versorgungslage ist mitnichten allein Inhalt politischer oder akademischer Diskussionen. Das Unbehagen macht sich vor allem in der breiten Bevölkerung bemerkbar und spiegelt sich von dort aus in den politischen Raum. Der Bürger erlebt eine Leistungseinschränkung oder erspürt doch zumindest vage eine stille Rationierung. Als Patient hat er das Gefühl, dass ihm etwas vorenthalten wird. Der Arzt hält sich bewusst oder unbewusst beim Einsatz der vorhandenen Therapiemöglichkeiten zurück. Diese unbefriedigende Situation mündet in eine Kritik am deutschen Gesundheitssystem, dessen Zukunftstauglichkeit mehr und mehr in Frage gestellt wird.

Auf dem Arzneimittelsektor sieht sich die pharmazeutische Industrie in Deutschland mit einer Vielzahl von Reglementierungen konfrontiert. Die Restriktionen wirken sich namentlich gegenüber innovativen Präparaten aus, obwohl es gerade die Innovationen sind, die den therapeutischen Fortschritt tragen und deshalb von Arzt und Patient nachgesucht werden. So hemmten in der Vergangenheit die Arzneimittelbudgets den Einsatz von Innovationen. Den gleichen Effekt drohen aktuell Zielvereinbarungen zwischen Ärzten und Krankenkassen auszulösen, die auf das Erreichen von Wirtschaftlichkeitszielen ausgerichtet sind und Versorgungsziele allenfalls im Hintergrund stehen lassen. Für die Zukunft wird von interessierter Seite die Einführung einer so genannten Vierten Hürde propagiert, die über die drei Zulassungsanforderungen – Wirksamkeit, Qualität, Unbedenklichkeit – hinaus einen diffus definierten therapeutischen Nutzen prüfen und dadurch eine Marktzutrittsschranke errichten will, die speziell auf neue Arzneimittel abzielt.

Dieses wenig innovationsfreundliche Umfeld in Deutschland hat dazu geführt, dass der deutsche Arzneimittelmarkt im Vergleich zu anderen großen Industriestaaten unterdurchschnittlich wächst und der Marktanteil der Innovationen relativ gering ist. In anderen Ländern ist die Arzneimittelversorgung also moderner und fortschrittlicher. Dieser therapeutische Rückstand beruht zu einem erheblichen Teil darauf, dass die Gesundheitspolitik in Deutschland – und damit auch die Arzneimittelversorgung – seit geraumer Zeit unter der Dominanz der Kostendämpfung steht.

Die von finanziellen Kriterien überlagerte Gesundheitspolitik trifft Patienten, Ärzte und Arzneimittelhersteller. Mit enormen kosten- und zeitaufwändigen Forschungsanstrengungen schaffen Pharma-Unternehmen Innovationen und bieten sie am Markt an. Das Angebot moderner, leistungsfähiger Präparate wird jedoch nur unzureichend angenommen und genutzt, weil regulatorische Schranken im Weg sind. Darunter leiden alle Beteiligten: Dem Patienten werden therapeutische Möglichkeiten vorenthalten. Der Arzt kann nicht das Präparat einsetzen, das er im Behandlungsfall für das Beste hält. Durch Verlagerungseffekte in andere teurere Leistungsbereiche wird das Gesundheitssystem finanziell unnötig belastet. Die Arzneimittelhersteller sehen die Forschung und Entwicklung und als deren Ergebnis die innovativen Präparate gering geschätzt, wenn sie am Markt nicht akzeptiert werden können, und müssen dann tendenziell die Forschungsanstrengungen als solche hinterfragen, was in letzter Konsequenz den Abschied vom therapeutischen Fortschritt bedeuten würde.

Die kritische Versorgungssituation zeigt sich eindringlich bei der Behandlung von Patienten mit Alzheimer-Krankheit. Seit wenigen Jahren stehen Präparate der neuen Wirkstoffgruppe der Acetylcholinesterasehemmer zur Verfügung. Sie bieten einen Lichtblick in der Therapie der bedrückenden Alzheimer-Erkrankung, indem sie bei leichten bis mittelschweren Krankheitsverläufen die Symptomprogression für ein Jahr aufhalten oder verlangsamen können. Dies hilft den Patienten – ebenso dem familiären Umfeld – wesentlich bei der Bewältigung des Alltags und bedeutet einen – wenn auch natürlich nur relativen – Gewinn an Lebensqualität. Auch aus ökonomischer Sicht ist die Behandlung mit einem modernen Acetylcholinesterasehemmer von Vorteil. Die Angehörigen des Alzheimer-Patienten werden finanziell erheblich geringer belastet, weil sie sich weniger intensiv um den Kranken kümmern müssen, und die Einweisung in ein (kostspieliges) Pflegeheim lässt sich hinauszögern.

Die gesamte volkswirtschaftliche Dimension tritt zu Tage, wenn man sich vor Augen hält, dass die Zahl der Demenzkranken in Deutschland auf rund 1 Million Menschen geschätzt wird, von denen etwa zwei Drittel an Morbus Alzheimer leiden. Gerade angesichts der demografischen Entwicklung und der alternden Bevölkerung spricht man von einer der großen Volkskrankheiten des 21. Jahrhunderts.

Über die finanziellen Aspekte ragt die ethische Komponente hinaus. Sie gebietet es, Alzheimer-Erkrankten, solange es geht, eine menschenwürdige, selbstständige und bewusste Lebensführung zu ermöglichen. Wenn sich dazu eine Chance bietet, ist sie zu nutzen. Die Acetylcholinesterasehemmer stellen einen spürbaren Therapiefortschritt dar. Er sollte allen Patienten zugute kommen und nicht vorzugsweise – wie in der Vergangenheit zu beobachten – nur den Privatversicherten. Auch die Menschen in der gesetzlichen Krankenversicherung haben ein Anrecht darauf, dass die Leistungen, wie § 2 Abs. 1 Sozialgesetzbuch Band V es formuliert, dem allgemein anerkannten Stand der medizinischen Erkenntnisse entsprechen und den medizinischen Fortschritt berücksichtigen.

Dazu ist es erforderlich, dass die Therapie der Alzheimer-Krankheit mit modernen Acetylcholinesterasehemmern allgemeine Akzeptanz und Eingang in den Behandlungsalltag findet. Der Einsatz dieser Präparate erweist sich als sinnvoll, zumal keine anderen ähnlich wirksamen Arzneimittel zur Verfügung stehen und es daher keine überzeugende medikamentöse Alternative gibt. Nicht ohne Grund empfehlen Fachgesellschaften die Verordnung von Acetylcholinesterasehemmern, die Arzneimittelkommission der Deutschen Ärzteschaft spricht vom Mittel der ersten Wahl und auch das britische National Institute for Clinical Excellence (NICE) äußert sich günstig.

Für die Ärzte, die zwar generell eine positive Grundeinstellung zu Acetylcholinesterasehemmern haben, diese Haltung in der täglichen Praxis aber weniger umsetzen, kommt es darauf an, die innovative Alzheimer-Therapie ohne finanzielle Restriktionen und wirtschaftlichen Druck – aufgrund von Richtgrößen, Zielvereinbarungen oder anderen kostendämpfenden Instrumenten – durchführen zu können. Nur so ist es möglich, dem Patienten die notwendige Hilfe zu gewähren.

In der medikamentösen Alzheimer-Therapie ist ein medizinischer Fortschritt sichtbar. Forschende Arzneimittelhersteller haben ihn in Gestalt von modernen Acetylcholinesterasehemmern geschaffen. Zum Vorteil von Patient, Arzt und Gesundheitssystem ist er aufzugreifen und zu nutzen.

10.4 Voraussetzungen aus der Sicht des Patienten

Heike von Lützau-Hohlbein

Nach Aussage der Wissenschaftler können Alzheimer-Patienten in nächster Zukunft nicht auf eine Heilung ihrer Krankheit hoffen. Realistische Therapieziele sind kurz- bis mittelfristig die Stabilisierung der Leistungsfähigkeit und die Verzögerung des Krankheitsfortschritts über das hinaus, was heute schon erreichbar ist. So müssen die über 1 Million Kranken in Deutschland das Augenmerk darauf richten, das Leben mit der Alzheimer-Krankheit für sich und ihre Familien erträglich zu gestalten.

Eine adäquate Versorgung beginnt mit einer möglichst eindeutigen Diagnose. Der Patient hat einen ethischen und moralischen Anspruch auf die besten zur Verfügung stehenden Medikamente. Außerdem sollte der Patient die für ihn passenden nicht medikamentösen Therapien, die Betreuungsmöglichkeiten und die entsprechende Pflege beanspruchen können.

Der Anspruch auf eine ausreichende Bezahlung und Erstattung einer solchen Versorgung ist eine offene Frage, da die heutigen Mittel der Kranken- wie der Pflegekassen dazu in keiner Weise ausreichen. In beängstigender Weise wird die Versorgung von Alzheimer-Kranken in zunehmendem Maße als Einsparpotential von den Krankenkassen angesehen.

Die Sicht des Patienten

Die Sicht des Patienten hat zwei Seiten, da der Patient nur am Beginn der Alzheimer-Krankheit in der Lage ist, seine Situation realistisch einzuschätzen. Realitätsverlust ist ein Symptom der Krankheit, der Patient verliert die Fähigkeit, seine eigene Situation realistisch einzuschätzen.

In der frühen Phase erfährt der Patient schmerzlich, wie sich mehr und mehr Defizite herausbilden. Mehr oder weniger bewusst versucht er, sich mit den Defiziten zu arrangieren. Später werden diese Defizite verschleiert, sie werden verdrängt und kompensiert, nicht nur vor sich selbst, sondern auch vor der Außenwelt.

Ganz individuell sollten aber die erhaltenen Fähigkeiten gestärkt werden. Sie bringen dem Patienten Freude und Anerkennung und lindern die schmerzhaften Verluste. Der Patient wird gesteigert empfänglich für emotionale Signale – eine Veränderung, die häufig auch von den Angehörigen erst akzeptiert und geübt werden muss.

Eine möglichst gesicherte frühe Diagnose kann dem Patienten und seiner Familie helfen, sich auf die Situation einzustellen. Für viele Patienten ist die Diagnose wie eine Befreiung aus der Ungewissheit, denn nun kann die Krankheit benannt werden. Auf der anderen Seite ist zu berücksichtigen, dass die Alzheimer-Krankheit auch heute noch mit einem großen Tabu belegt ist und Angst hervorruft. Deshalb ist ein sehr sensibles Vorgehen bei der Besprechung der Diagnose mit dem Patienten und seinen Angehörigen wichtig.

Ist der Patient in der Lage, seine Diagnose anzunehmen, kann er sich bewusst mit seinen Wünschen und Erwartungen für die Zukunft auseinander setzen. In vielen Fällen ist eine Beratung über die Regelung der persönlichen Angelegenheiten anzuraten. Aufgrund des Alters des Erkrankten (der größte Risikofaktor für Alzheimer ist das Alter!) stehen jetzt die Fragen zur Beantwortung an, die man ganz natürlich im Normalfall vor sich herschiebt. Nun wird man durch die Erkrankung zu Entscheidungen gezwungen. Die finanzielle Versorgung muss geklärt werden. Möglicherweise sind Erbangelegenheiten zu regeln.

In den meisten Fällen unterbleiben diese bewussten Entscheidungen des Erkrankten, sei es aus Unkenntnis, aus Angst oder auch wegen zu später Diagnose. Es obliegt dann den Angehörigen oder Betreuern, in den späteren Phasen der Krankheit Regelungen im Sinne des Patienten zu finden. In jedem Fall bedeutet die Krankheit eine starke, auch emotionale Belastung für die Familie, der nicht jede Familie gewachsen ist.

Bei einem bewussten und aufgeklärten Umgang mit der Krankheit kann der Erkrankte diesen Problemen vorbeugen, indem er eine Patientenverfügung aufsetzt. Er legt fest, wie er medizinisch versorgt werden möchte und wie seine Pflege aussehen soll. Darüber hinaus kann er in einer Vorsorgevollmacht den oder die Betreuer seiner Wahl und die Art der Betreuung festlegen.

In den späteren Phasen ist dann der Begleiter/Betreuer/Pfleger gefragt, die Anforderungen an eine adäquate Versorgung zu definieren. Im Mittelpunkt der Überlegungen muss immer die Würde und das Wohlbefinden des Patienten stehen. Alzheimer-Kranke dürfen nicht wie Kinder behandelt werden, auch wenn sie hilfsbedürftig wie Kinder werden. Sie haben ein zum Teil langes beschwerliches Leben geführt und müssen mit ihrer ganzen Biografie wahrgenommen werden. Geduld und Einfühlungsvermögen sind die wichtigsten Anforderungen an eine menschliche würdevolle Begleitung von Alzheimer-Kranken. Das Eingehen auf die krankheitsbedingten Verhaltensveränderungen erfordert ein hohes Maß an Sensibilität und Ausbildung. Zum Beispiel hat Unruhe des Patienten meist etwas mit „Nicht-Wohlfühlen" zu tun, zur Beruhigung ist ein Eingehen auf das Unwohlsein durch mehr und besser geschultes Betreuungspersonal unerlässlich. Ein anderes Beispiel: „Umherwandernde" Patienten sollten die Möglichkeit haben, sich so zu bewegen, wie es ihnen gefällt. Es müssen die Rahmenbedingungen dafür geschaffen werden, sei es durch Begleitung beim Spazierengehen, sei es durch technische Hilfsmittel, bei deren Einsatz die ethischen Aspekte zu berücksichtigen sind. Durch geeignete Architektur kann in stationären Einrichtungen die Problematik positiv beeinflusst werden.

Information über die Alzheimer-Krankheit

Um eine bessere Gesamtversorgung der Alzheimer-Kranken zu erreichen, muss gegen die Tabuisierung gekämpft werden. In erster Linie gilt es, das Wissen über die Alzheimer-Krankheit zu verbessern. Es muss immer wieder darauf hingewiesen werden, dass das Alter nach heutigen Erkenntnissen der größte Risikofaktor für Alzheimer ist, aber dass altersbedingte Vergesslichkeit nicht gleich Alzheimer ist.

Es muss jedem Menschen in unserer Gesellschaft deutlich sein, dass eine über das akzeptable Maß hinausreichende Vergesslichkeit einer medizinischen Diagnose bedarf. Eine gründliche ärztliche Untersuchung ist notwendig, um andere Krankheiten auszuschließen. Die Symptome wie auch der Verlauf der Krankheit müssen in ihren verschiedenen Facetten in das Gesundheitsbewusstsein der Gesellschaft eindringen. Es muss deutlich gemacht werden, welche Therapien es gibt, medikamentöse und nicht-medikamentöse. Die Möglichkeiten der Rehabilitation sind aus der Sicht der Ärzte wie auch der Pflege darzustellen.

Die verschiedenen ambulanten und (teil-)stationären Versorgungsformen müssen in ihren Vor- und Nachteilen viel stärker öffentlich diskutiert werden. Alternative Versorgungsformen dürfen kein Randthema sein, ambulante Wohngruppen wie auch Wohngruppenkonzepte in stationären Einrichtungen müssen als selbstverständlicher Bestandteil verstanden werden. Randbedingungen wie Kosten müssen dabei eine Rolle spielen, dürfen aber kein Ausschlusskriterium sein.

Das Wissen über die Alzheimer-Krankheit darf kein Expertenwissen bleiben, es muss in der Gesellschaft präsent sein, wie z. B. die Therapiemöglichkeiten bei der Behandlung von Krebskranken, Parkinson oder Schlaganfall-Patienten.

Für die Patienten wie auch für die Angehörigen ist es wichtig, dass verlässliche transparente Informationen über die Krankheit und ihre Therapie- und Versorgungsmöglichkeiten verbreitet werden. Die Presse ist aufgefordert, gesichertes Wissen sachlich und verantwortungsbewusst zu verteilen. Durch den starken emotionalen Aspekt, der mit dieser Krankheit einhergeht, wirkt jede Information, die verfrühte und übertriebene Hoffnung weckt, zusätzlich verunsichernd.

Der Arzt

Die erste Anlaufstelle ist in den meisten Fällen der Hausarzt, der häufig aufgrund von anderen Krankheiten aufgesucht wird. Ihm fällt eine Schlüsselrolle zu. Er muss befähigt und ausgestattet werden, kognitive Leistungsdefizite/beginnende Demenzzustände wahrzunehmen. Er muss sich die (bezahlte) Zeit nehmen können, um aufmerksam auf die Symptome der beginnenden Demenz zu achten. Dazu muss er entsprechend ausgebildet sein. Es muss für ihn ein wirtschaftlicher Anreiz gegeben sein, sich der zeitaufwändigen Erstdiagnose zu widmen. Nach der detaillierten Diagnose durch den Facharzt oder die spezialisierte Klinik fällt ihm die weitere langjährige ärztliche Betreuung zu, die geprägt ist durch die vielen altersbedingt auftretenden Krankheiten, immer gesehen durch die Brille der Alzheimer-Krankheit: Der Patient kann seine Symptome nur unzureichend berichten, kann nicht mehr beschreiben, wann, was wie schmerzt.

Der Arzt darf den Patienten und seine Angehörigen mit der Diagnose „Alzheimer" nicht allein lassen. Er muss auch über die Rehabilitationsmöglichkeiten und nicht medikamentösen Therapien beraten können. Hinweise auf die Beratungsstellen wie Selbsthilfegruppen sind wichtig für den Patienten und die Angehörigen.

Es ist leider festzustellen, dass die meisten Ärzte nicht genügend über die Alzheimer-Krankheit und ihre Therapiemöglichkeiten wissen. Schon in der universitären Ausbildung muss dieser Krankheit der Stellenwert eingeräumt werden, den sie in unserer alternden Gesellschaft hat. Aber auch die Fort- und Weiterbildung nimmt nicht genug Rücksicht auf diese Tatsache.

Beratungs- und Anlaufstellen

Um den Beratungsbedarf vor Ort abzudecken, müssen Koordinierungsstellen ausgebaut oder geschaffen werden, die in der Lage sind, bei beginnenden Krankheitssymptomen aus Sicht der Patienten wie der Angehörigen zu beraten und konkrete Hilfe zu leisten.

Eine wichtige Aufgabe fällt dabei den Alzheimer-Selbsthilfegruppen zu. In ihnen finden die Patienten in frühen Phasen der Krankheit Aufklärung und Ansprechpartner und die pflegenden Angehörigen Beratung und Unterstützung. Die Broschüren wie auch das bundesweite Alzheimer-Telefon (01803 – 171017) sind wichtige Bausteine. Die Selbsthilfegruppen sind aber aufgrund ihrer vorwiegend ehrenamtlichen Tätigkeit nicht in der Lage, darüber hinausgehende Koordinierungsaufgaben zu übernehmen.

Häufig sind notwendige Maßnahmen einzuleiten und zu verfolgen. Die Belange der betroffenen Angehörigen und Freunde und Nachbarn sind für die Maßnahmen zu berücksichtigen. Da gibt es z. B. die berufstätige Tochter, die sich verstärkt um die Mutter kümmern würde, aber nur abends Zeit hat. Da ist der auswärtslebende Sohn, der nur ab und zu auf Besuch kommen kann, oder die Nachbarin, die bereit ist, sich für ein paar Stunden zu engagieren. Bevor die Koordinierungsstellen solche Aufgaben wahrnehmen können, müssen aber die krankheitsbedingt veränderten Verhaltensweisen des Patienten erst einmal von der Umgebung wahrgenommen werden. Denn in den seltensten Fällen sieht der Patient mit beginnenden Symptomen selbst Handlungsbedarf oder gesteht ihn sich ein.

Es gibt einen großen Unterschied zwischen Stadt und ländlichem Umfeld. Im städtischen Bereich sind vielfach heute schon Anlaufstellen vorhanden, während sie im ländlichen Bereich nur unzureichend ausgebaut sind.

Häusliche Versorgung

Aufgrund der Bevölkerungsstruktur ist damit zu rechnen, dass die alten Menschen verstärkt auf sich gestellt sind und nicht mehr auf den Verbund der Familie zurückgreifen können. Für diese Menschen muss ein Netz geschaffen werden, das ganz selbstverständlich in Anspruch genommen werden kann. Es sollte sein wie bei Kindern, für die ein Kindergartenplatz heute als ganz natürlich angesehen wird. Genauso muss eine Versorgung ambulant oder (teil-)stationär eingefordert werden können. Länder wie die Niederlande und Dänemark haben Modelle entwickelt, in denen die alten und auch kranken Menschen in der Nachbarschaft eingebettet leben und nicht ausgegliedert werden.

Nach heutigem Wissen werden zwei Drittel aller Alzheimer-Kranken zu Hause betreut. Das bedeutet eine große Belastung für die betreuenden Familien und Freunde. Um hier zu entlasten, muss das Angebot der niederschwelligen Hilfsangebote ausgebaut werden. Es sind HelferInnenkreise zu schaffen, die Unterstützung im häuslichen Umfeld muss ausgeweitet werden, Betreuungsgruppen sind zu initiieren und auszubauen, die Tagesstätten sind so einzurichten, dass Alzheimer-Kranke dort adäquat betreut werden können.

Für alle niederschwelligen Angebote sind ehrenamtliche Helfer eine wichtige unerlässliche Personalressource. Es ist darauf zu achten, dass die ehrenamtlichen Helfer eine angemessene Ausbildung erhalten, ihnen eine professionelle Anlaufstelle geboten wird und sie fachliche Betreuung erfahren. Aufgrund der Tatsache, dass die meisten Menschen, die sich solchen ehrenamtlichen Aufgaben widmen, zum Teil langjährige Erfahrungen als pflegende Angehörige gesammelt haben, müssen sie als Partner von den hauptamtlich Pflegenden akzeptiert werden, die gegenseitig voneinander lernen können.

In der ambulanten Altershilfe ist festzustellen, dass die demenzgerechte Versorgung nicht immer gewährleistet ist. Es mangelt an Aus- und Weiterbildung.

Auch in diesem Bereich ist zu beklagen, dass die Versorgung und Begleitung der Alzheimer-Kranken von der Pflegeversicherung nur unzureichend berücksichtigt wird, und damit auch in der ambulanten Hilfe zu wenig Unterstützung eingefordert werden kann.

Stationäre Versorgung

Wie in der ambulanten Versorgung zeigt sich auch in der stationären Versorgung, dass die Menschen, die sich hauptberuflich um Alzheimer-Kranke kümmern, in vielen Fällen unzureichend ausgebildet sind. „Sie werden wie die Kinder", ist ein häufig zu hörender Satz. Die Alzheimer-Kranken müssen aber ohne Bevormundung und mit Würde behandelt werden. Sie brauchen Mitmenschen, die mit Geduld und Humor mit ihnen umgehen, die sie liebevoll begleiten, ihnen Zuwendung schenken. Die Kranken müssen in ihren noch vorhandenen Fähigkeiten bestärkt werden, es gilt, diese zu fördern.

Im stationären Bereich leben heute auf den Pflegestationen zwischen 40 und 70% demenzkranke Bewohner. Zeit für die Begleitung ist die wesentliche Forderung, somatische Pflege ist ganz wichtig, aber „satt und sauber" ist entschieden zu wenig. Die Organisation der Pflege ist den Verhaltensweisen der Demenzkranken anzupassen. Z. B. ist bei verändertem Tag-Nacht-Rhythmus für eine ausreichende Nachtbetreuung zu sorgen, die auch Mahlzeiten und Begleitung umfasst.

Viele in der Altenpflege ausgebildete Fachkräfte verlassen den Beruf nach wenigen Jahren. Sich ausgebrannt fühlen ist eine Ursache, die Diskrepanz zwischen der Ausbildung und dem Pflegealltag eine andere, aber auch die Befähigung spielt eine große Rolle. Es gibt heute weder eine Eignungsprüfung für den geronto-psychiatrisch ausgerichteten Altenpflegeberuf noch für die Tätigkeit in der Heimleitung. Nicht jeder, der diesen Beruf ergreift, ist für diesen Beruf geeignet und den Anforderungen gewachsen.

Besonders in der Leitung sind kreative, geschulte und mutige Menschen gefragt, die die Modellprojekte, die zum Teil unterstützt von den Bundes- und Landesministerien entstanden sind, umsetzen (Beispiele: Wohngruppen, Wohnküchen-Konzept). Auch bei den Heimträgern ist ein Umdenken erforderlich. Große krankenhaus-ähnliche stationäre Einrichtungen sind für die Dauerpflege von demenzkranken Patienten ungeeignet. Bestehende Heime sind in ihren internen Strukturen dem heutigen Wissensstand anzupassen.

Politische Voraussetzungen

In Richtung Gesundheitspolitik ist eine dringende Anforderung zu richten: Die Begleitung der Alzheimer-Kranken muss als „Verrichtung" in der Pflegeversicherung Berücksichtigung finden. Die bisherige Ausrichtung auf die somatische Pflegebedürftigkeit wird der Situation der Alzheimer-Kranken in keiner Weise gerecht.

Außerdem muss über eine Koppelung der Leistungen aus der Pflegeversicherung an die Lebenshaltungskosten nachgedacht werden. Seit Einführung der Pflegeversicherung sind die Sätze nicht erhöht worden.

Eine weitere Forderung besteht darin, die Kranken- und Pflegekassen zumindest für die Versorgung von Demenzkranken zusammenzuführen. Nur so kann es gelingen, dass der Patient im Zentrum der Versorgung steht. Es kann nicht die Aufgabe des Patienten sein, sich darum kümmern zu müssen, welche Leistung von welcher Kasse erstattet wird. Es darf nicht sein, dass die Kassen sich über die Zuständigkeit streiten zulasten des Patienten. Im Sinne einer übergreifenden Betrachtung bedeutet sicher eine adäquate Versorgung der Alzheimer-Patienten in den frühen Phasen der Krankheit eine Belastung der Krankenkassen, aber später eine Entlastung der Pflegekassen.

So wie heute Familienpolitiker Kindertagesstätten für alle fordern, Ganztagsbetreuung für die Schulkinder, um der Familiengründung Anreize zu bieten, müssen die Seniorenpolitiker mehr Hilfsangebote und Ganztagsbetreuung für die demenzkranken vorwiegend alten Mitbürger fordern. Vor dem Hintergrund der Lebensplanung der Frauen, die Berufsleben und Familie vereinbaren wollen, ist diese Forderung vergleichbar. Denn auch hier geht es darum, dass vorwiegend Frauen ihre eigene Lebensplanung zurückstellen, um sich manchmal viele Jahre um ihre Alzheimer-kranken Familienangehörigen zu kümmern. Die Hilfsangebote sind unerlässlich, damit die Familien nicht unter der Last der Betreuung zusammenbrechen. Es ist hinlänglich bekannt, dass die pflegenden Angehörigen ein höheres Risiko haben, durch die Belastung krank zu werden, und damit das Gesundheitssystem in verstärktem Maße belasten.

11 Fazit der Herausgeber

Johannes F. Hallauer, Alexander Kurz

Das Syndrom der Demenz ist immer Ausdruck einer Krankheit, nicht die Folge des normalen Alterungsvorgangs. Die meisten Krankheiten, die einer Demenz zu grunde liegen können, sind irreversibel und verlaufen fortschreitend. Über die Häufigkeit von Demenzzuständen in der Bevölkerung liegen zuverlässige Schätzungen vor. Ihnen zufolge sind in Deutschland rund eine Million Menschen von einer Demenz betroffen und jährlich kommen 200 000 neue Krankheitsfälle hinzu. Von ihnen werden 60 – 70 % durch die Alzheimer-Krankheit verursacht.

Im Gegensatz zu zahlreichen anderen Gesundheitsstörungen, die im Alter nicht häufiger auftreten als in früheren Lebensabschnitten, ist die Prävalenz der Demenzzustände in hohem Maße altersabhängig. Sie steigt mit der Zahl der Lebensjahre annähernd exponentiell an. Aus diesem Grund hat die demographische Entwicklung der zunehmenden Veralterung unserer Gesellschaft auf die Häufigkeit von Demenzzuständen so schwerwiegende Auswirkungen. Es ist davon auszugehen, dass sich die Zahl älterer Menschen, die wegen einer Demenz versorgungsbedürftig werden, in den kommenden Jahrzehnten verdoppeln wird. Gegenwärtig erfolgt die Versorgung Demenzkranker überwiegend ambulant durch Angehörige. In Zukunft jedoch wird die Zahl derjenigen Personen, die Pflege leisten können, deutlich abnehmen. Die wichtigsten Gründe dafür sind dramatisch sinkende Kinderzahl, höhere Mobilität, zunehmende Zahl von 1-Personen-Haushalten und vermehrte Erwerbstätigkeit von Frauen. Gesundheits- oder sozialpolitische Antworten auf dieses beängstigende Grundproblem unserer hochentwickelten und überalterten Gesellschaft sind zur Zeit nicht erkennbar. Je länger der Reformstau auf diesem Gebiet anhält, umso schwieriger und teurer werden die notwendigen Lösungen sein. Die Investitionen in geeignete Strukturen müssten sofort beginnen. Alle bisherigen Ansätze gehen von Inter-Generationen-Lösungen aus, d. h. die Jungen zahlen für die Alten und pflegen sie. Solche Strukturen werden in Zukunft weder im erforderlichen Umfang zur Verfügung stehen noch alleine ausreichen. Neue Wege müssen beschritten werden, beispielsweise um das wachsende Potenzial der nicht nur lebenserfahrenen, sondern auch körperlich und geistig rüstigen alten Menschen im Sinne von Intra-Generationen-Lösungen zusätzlich zu erschließen.

In allen Industriegesellschaften zählt die Demenz zu den fünf ökonomisch aufwändigsten Krankheitsgruppen. Die Kosten entstehen im Wesentlichen durch den institutionellen Pflegebedarf, d. h. durch die Versorgung Demenzkranker in Pflegeheimen. Die Aufwendungen für die medizinische Versorgung einschließlich der Medikamente machen nur ein Zehntel der direkten Kosten aus. Es mag paradox klingen, aber dieser Umstand erklärt das geringe Interesse der Gesetzlichen Krankenversicherung an einer Verbesserung der medizinischen Versorgung für Demenzkranke. Obwohl eine Optimierung durch verstärkte Integration und Vernetzung unter Einbeziehung von intermediären Strukturen, Überwindung von Schnittstellenproblemen, effizientere Qualitätskontrolle und breitere Anwendung wirksamer Medikamente sowohl medizinisch als auch ökonomisch zweckmäßig ist und wenngleich bewährte Konzepte dafür vorliegen, scheitern diese Bestrebungen an den starren Versorgungs- und Finanzierungsstrukturen. Es ist schwer einzusehen, weshalb für ein Gesundheitsproblem, das einen so großen Teil der Bevölkerung betrifft und so viele Ressourcen verschlingt, keine Disease-Management-Modelle entwickelt werden. Für deren Ausbleiben könnten mindestens zwei Ursachen verantwortlich sein. Erstens kommen die positiven ökonomischen Auswirkungen eines stringenten Disease-Managements – vor allem durch Verzögerung und Verringerung von Heimunterbringungen – hauptsächlich der Gesetzlichen Pflegeversicherung und nicht der Krankenversicherung zugute. Die unsinnige Trennung von Kranken- und Pflegeversicherung verhindert daher die notwendigen Investitionen einer Optimierung der Patientenversorgung durch die Krankenkassen. Zweitens unterliegt die Demenz im Wettbewerb um die verfügbaren Ressourcen, weil die Betroffenen nicht selbst für ihre Interessen kämpfen können, weil ihre Angehörigen durch die Pflege ausgezehrt sind und weil sich die Interessensvertretung durch Selbsthilfe-Initiativen bisher nicht lautstark genug für die Belange der von ihr repräsentierten Patienten eingesetzt hat. Erst allmählich wächst die Fähigkeit dieser Gruppierungen heran ihr Lobby-Mandat effizient wahrzunehmen. Hinzu kommt die nach wie vor bestehende gesellschaftliche Tabuisierung der Demenz, die zur Nichtbeachtung und Ausgrenzung derjenigen führt, die daran leiden, aber auch derjenigen, die für sie sorgen.

Neben den systembezogenen Defiziten und Reformnotwendigkeiten gibt es auf der Ebene der Versorgung eine ganze Reihe von Verbesserungsmöglichkeiten, die sich kurzfristiger realisieren lassen. Als besonders wichtig erscheint uns die bessere Koordination und Vernetzung zwischen medizinischen, professionell pflegerischen und den durch Angehörige geleisteten Versorgungselementen. Zu diesem Bereich gehört eine qualifiziertere Medikamentenverordnung auf der Grundlage der existierenden Empfehlungen von Fachgesellschaften sowie eine konsequentere (und zu honorierende) Erfolgskontrolle der Behandlung. Dabei wäre eine Vereinheitlichung der Empfehlungen im Sinne einer Behandlungsleitlinie hilfreich. Die gegenwärtig verfügbaren Antidementiva sind wirksam, aber sie werden zu selten eingesetzt. Bewertet man eine Verbesserung oder einen vorübergehenden Stillstand der Krankheitssymptome als einen individuellen Nutzen, so liegt die Wahrscheinlichkeit des Eintretens eines solchen Nutzens mit den heutigen Substanzen bei 50 % und mehr. Die Möglichkeit eines solchen Behandlungserfolgs darf keinem Demenzkranken vorenthalten werden. Großer Nachholbedarf besteht in der Aus-, Weiter- und Fortbildung von Ärzten auf dem Gebiet der Diagnostik von Demenzerkrankungen, beim Einsatz von nicht-medikamentösen Behandlungsmaßnahmen und bei der Koordinierung der Versorgung. Auch die professionellen Pflegekräfte brauchen eine erheblich bessere Vorbereitung auf ihre Aufgaben in der Versorgung von Demenzkranken; darüber hinaus bedürfen sie bei der Durchführung dieser Aufgaben einer wirkungsvollen Begleitung und Unterstützung. Zusätzlich muss der Anteil von fachlich ausgebildetem Personal in Pflegeheimen erhöht werden.

Die Pflege durch Familienangehörige wird trotz der geschilderten gesellschaftlichen Veränderungen auch in Zukunft eine tragende Säule der Versorgung Demenzkranker bleiben. Angesichts der großen Bedeutung dieser informellen Pflege ist es beschämend, wie wenig systematische Unterstützung diejenigen bisher finden, die sich zu Hause um die Patienten kümmern. Schulungsreihen und langfristige Hilfsprogramme zur Anleitung und Entlastung pflegender Angehöriger sind entwickelt und erprobt worden; die breite Anwendung muss jetzt folgen.

12 Sachregister

R

S

T

U

V

W